中國近代中醫藥期刊彙編
第一輯
43

神州醫藥學報

上海辭書出版社

目録

中華民國郵政局特准掛號認爲新聞紙類

每月一册准陽曆十五日發行

神州醫藥學報

第二年第二册

民國三年二月十五出版

本會特別啓事

敬啓者本會自去冬成立大會之後辦事機關咸歸小花園寶安里本會事務所常駐人員辦理此後各處來函及匯寄銀洋等祈直寄本會事務所爲懇以便復函並發給收據且該函若係會中公事封面上祈書明神州醫葯總會公啓字樣切勿用執事人員及非執事人員個人姓名以專責成而免裁答稽遲也

上海英租界小花園西寶安里　神州醫藥總會公佈

本報要緊告白

啓者本報改組以來內容大加整頓消路已達數千份各處有願代派者務祈來函接洽折扣從優

本報啓事

敬啓者本報自第二年一期起因會中經費支拙改爲會內同人集股接辦擬招集壹百股每股大洋拾元本埠認股者已過半數餘股擬向外埠招足以符利益均沾之旨熱心附股者祈來函索閱簡章便知詳細本社事務所亦遷移上海英租界小花園寶安里外埠來函及投稿匯寄銀洋等祈直寄本社事務所以免遺誤若函件中有郵票匯洋等項祈向郵局掛號號費可由報款扣除但五份以上代派處掛號費歸代派人自理不得在報費內扣除特此謹佈

神州醫藥學報目次　第二年第二期

第二年第二期

目次 二

第二年第一期正誤表

頁數	行數	誤	正
目次三	十	學	藥
又	二十六	據	校
論說四	二	管	菅
又	四	扼	梔
又五	二	管	菅
學說二十	五	仙下脫其字	
又二十一	十	守下脫內室兩字	
又	十二	法下脫程字	
又三十四	七	災	炙
又	十三	鳥	烏
通信二	五	住	佳
小說一	四	大	太
又三	三	監	鑒

論說

◎醫學之保守與進化

袁桂生

世或有謂居今日而言保守中醫是爲消極的主義退化之機也或云西藥苟能達非中藥所能及當廢中藥而盡購西藥焉是二說者皆失其情請試粗論之中國醫學經四千餘年之經驗千百名家之發明其所成就亦足以媲美歐西占世界醫學之一席苟能尋其旨趣得其精微何嘗不能救危病而活蒼生固不必妄自菲薄也西醫自前明萬歷時哈斐氏始發明廻血管前清末葉時斐爾歇氏始發明細胞病理學然亦僅可爲研究參考之資若云卽是已足則吾竊未敢信焉何也其治法之謬誤理論之簡單有足以使人懷疑者矣不觀近日新譯之醫學書籍乎其治腦出血也(此譯本之名詞今姑用之其實此名不妥容當詳論)用瀉血法浣腸法及蓖蔴子油大黃浸重炭酸那篤僧謨加爾爾斯泉鹽每見服此藥者十有九死(按此

等治法初僅見諸敎會中之西醫後見日本醫家亦如是及讀新出版之譯本醫書亦仍如是始知其爲不祧之治法然而殺人無算矣）其治肺癆吐血也祇有殺菌之血清注射法及結麗阿曹篤一藥然效者少而死者多其治傷寒熱病也祇有治陽症之方而無治陰症之法其治水腫喉科也亦祇有治實症之方而無治虛症之藥他如婦人血崩疝氣等病迄今尙未有切實之發明由是觀之保守中醫之眞理正以補救西醫之缺陷何得謂爲消極更何得視爲退化也蓋進化與否乃學業上精與未精之問題非可以中西門戶而武斷之也善夫元和林先耕氏之言曰中醫而果能精至骨髓確有勝西醫之處西醫而果能精至骨髓亦有補中醫之處（中略）豈舍中求西遂足以占全球之優勝乎有旨哉日本和田啓十郎亦云西醫之可取者固不少中醫之可存者又實多此二種醫學合併研究之乃得期於完成之域又曰中醫之長處甚多取而研究之則可坐視其滅亡則不可也然則中國醫學之自有其不可磨滅之眞理足以垂萬世而有餘非吾一人之私言矣若夫中西藥物之比較亦實有可尋之端緒今不憚詞費而略陳之一曰發汗藥中醫之發汗藥

有三。一曰熱性發汗藥。如仲景麻黃湯、青龍湯、潔古九味羌活湯之用麻黃桂枝羌活。治傷寒病者是也。二曰涼性發汗藥。如肘后葱豉湯、局方升麻葛根湯、節庵柴葛解肌湯之用豆豉柴胡葛根升麻等。治溫熱病者是也。三曰溫補性發汗藥。如景岳大溫中飲、節庵再造散、東垣麻黃人參芍藥湯。以人參熟地與麻黃羌活並用。治內傷病而兼傷寒者是也。(按近世譯本醫書稱人參爲無用之品其說不確)而求諸西藥則僅有耶僕蘭自加蜜列花接骨木花阿斯必林諸品。以視中醫之燦然大備虛實兼賅者有間矣。二曰退熱藥。中醫之退熱藥有五。一以發汗藥退熱者。如麻黃羌活豆豉柴胡葛根之類。治傷寒溫病者是也。二以下藥退熱者。如仲景承氣湯用大黃芒硝。治熱病之蒸蒸發熱。心煩譫語者是也。三以利尿藥退熱者。如葉天士用防己蠶沙木通薏仁。治尿毒性發熱病者是也。四以養津液藥退熱者。如繆仲醇葛可久用地黃(按中國之地黃與西醫所用之毛地黃其作用大相懸殊)麥冬、丹皮、地骨、青蒿、鴨汁。治癆病之發熱者是也。五以降火解毒藥退熱者。如仲景葛根芩連湯、竹葉石膏湯、劉河間黃連解毒湯、三黃石膏湯之用黃連石膏黃芩知母等藥之治熱病譫語煩躁不安渴飲水者是也。(按內科新說西藥略釋等書均言石膏爲無用之品其實不確小子已實驗多年矣) 而求諸西藥則僅有阿斯必林安知必林安知歇貌林鹽酸規尼涅。(按鹽酸規尼涅爲殺菌止瘧之專品本不當列於退熱藥之內今姑從西醫之例) 撒里斯爾酸及撒里矢爾酸曹達而已以視中醫之因病施治面面俱到者又有間矣三曰下藥中醫之下藥有四一曰下痰飲之藥如仲景十棗湯陳無擇控涎丹之用甘遂大戟芫花等治沉痼之痰飲病者是也二曰熱性下藥如仲景三物白散千金方備急丸紫圓等之用巴豆治寒積冷結胸腹脹痛諸病者是也三曰涼性下藥如仲景大小承氣湯局方涼膈散之用大黃芒硝治熱病者是也四曰下瘀血之藥如仲景桃仁承氣湯下瘀血湯之用大黃水蛭蝱蟲桃仁治各種瘀血病者是也而求諸西藥則亦有大黃巴豆芒硝及瀉葉甘汞蓖麻子油加爾爾斯泉鹽等類顧不分寒熱且並無下瘀血下痰飲之明文不能比中醫之精密矣四曰強壯藥中醫之強壯藥亦有數種一回陽生熱之藥如仲景四逆湯局方保元湯金液丹之用附子肉桂干薑硫黃治陽虛肢冷及亡陽欲脫諸病者是也。（按今之略閱新醫書者皆痛斥中醫陰陽虛實之理爲荒謬絕倫罪大惡極不知此乃天地間之至理人與萬物皆非熱不能生活歐洲博物學家亦謂萬物皆各有其本熱其理極精中國醫書之所稱爲陽氣者卽指人身固有之熱而言西人稱日光爲陽光亦以日光中有熱耳故冬令嚴寒全無衣食則凍死者亦以身中之熱不能敵空氣之寒反爲所奪也此理極明容當取西人發明之熱學力學以暢明吾中醫之至理焉）二扶元氣生津液之藥如仲景四逆加人參湯東垣補中益氣湯丹溪人參膏局方參附湯獨參湯四君子湯之用人參黃蓍白朮治氣虛諸病及汗出不止喘息痰湧元氣欲脫者是也三補腦髓生精血之藥如仲景復脈湯千金鍾乳石散景岳兩儀膏治法彙集靈膏中先生瓊玉膏補肺白芨散局方龜鹿二仙膏之用地黃、阿膠、鍾乳、熟地、枸杞、鹿角膠治亡血失精腦髓空虛及勞損病之肺葉損壞者是也而求諸西藥則僅有還元鐵魚肝油膵液素諸品甚且以治癆之囉哪消食之黃連、橙皮、龍膽草等爲補藥矣豈不謬哉綜此數端則中藥之用豈惟不在西藥之下且可補其未備焉縱有血淸注射法及全身麻醉局所麻醉等藥爲中國所無者。然中醫亦有針灸圍藥及蒸熨薄貼暨各種普通救急之丸劑錠劑。（如耆婆萬病丸紫金錠蟾酥錠蘇合香丸辟瘟丹痧藥之類）與各種外治之法。（按前清同治時錢塘吳尙先專用外治法治病不獨外科病用之而內科病亦用之當時功效甚著後吳氏裒其畢生之經驗著爲一書名曰理瀹駢文全書乃駢體文一篇而以病名藥名方名嵌入其中復加注釋以說明其藥味理論用法此書久已刊行誠中國醫界之別開生面者）則其應用。豈不足與之並峙哉。故謂西人發明之藥。有足以補中藥之不逮者則可。而謂中藥皆不如西藥。是則童穉之言。非吾儕醫學家所能首肯者也。抑尤有進者。中醫之治內科病。其手段大有如西醫之外科家。其先則從而剖割之。其繼則從而縫紮之。故歷觀前人之用藥。有開闔。有操縱。有先開後闔。先縱後操。有先闔後開。先操後縱。亦有始終皆開皆縱皆闔皆操。亦有開中寓闔。闔中寓開。開卽是闔。闔卽是開。而明明開藥也。以闔法行之。闔藥也。以開法運之。其微妙變化。不可方物。如孫武子之用兵。如養由基之射。如公孫大娘之舞劍。如吳道子之寫生。嗚呼。此其所以能傳至今日也。夫吾國之醫學。其高深若是。顧可不思所以保存之而光大之乎且吾嘗考海外之醫學矣雌哪之治瘧也蓖麻油之治痢也鐵酒之治黃疸也哥囉仿之麻醉也挨阿顛之治瘰癧也鴉片酒之止痛也鉛散之止瀉也水蛭之吮血消炎也班蝥之引赤發泡也硝强水之爛肉消毒也亦皆數百年之舊法而今日猶遵守之則西醫之保守為何如哉蓋凡一學問既已發明則卽有固定性而不可移易此勢有必至理有固然者也近十年來吾國朝野上下皆知提倡醫學矣固皆但知取人之長而忘自家之有其特長且并他人之糟粕而亦奉為典謨訓誥矣此豈提倡醫學者所及料哉故略述所知如此以冀吾國民之覺悟焉知我罪我何暇計哉

◎醫藥危言（續一期）

六藥肆之作偽

包識生

奸商作偽天下皆然尤以藥材一行作偽者十居其九今就其最著切之數端論之一曰冒充二曰贗鼎三曰霉腐四曰失性五曰薰硫六曰浸洗七曰火焦八曰錯誤

冐充者。以形似而性非之藥冐充之。如洋朴之充川朴。胡連之充川連。附光之充洋參。石柱之充野山。白泡之充人參。西桂之充安桂。牛膠之充虎鹿膠。牛胆之充牛黃。諸如此類。不下數百種。其形式雖同。而功力大相懸絕。欲期愈病。其可得乎。

贋鼎者。以贋僞之品。假其名以欺人也。如著名之膏丹丸散。無不有贋鼎之品。以假冐之。常有一種奸商。以焦飯和糖。假冐衞生茸坤等丸。售於內地外洋。忍心害理。莫此爲甚。

霉腐者。生藥飲片收藏不愼。立致變壞。香者臭。甜者苦。不但失其治病之能力。而且服之必呈各症之惡現象也。謀利者不顧他人之性命。徒惜一己之金錢。洗而爆之。着以顏色。仍售於藥肆。藥肆貪其値之廉。亦不之校。余每經十六鋪漳泉會館門首。目覩其爆晒天冬、白术、五味、大黃、潞黨、甘草等霉腐之品。聞之刺鼻作嘔。以此臭惡之藥材。強人服食。其不傷生者鮮矣。嗚呼、中國人之性命。嗚呼、奸藥商之良心。若衞生行政及醫藥團體。不出而干涉之。吾中醫中藥。終無保存之一日。

失性者。各種藥品。雖保全不變壞。而累年積月。不能售出。卽失其治疾之本性。且藥肆中猶美其名曰老。以陳年走油肉桂曰老肉桂。十數年變黑之野山參曰老野山。(此風廣東潮汕尤盛)嗚呼。老肉桂老野山者。必經千百年或數十年地土之培養力。其油已足。其味已厚。始可採取。以其老而功力充。若以數年之嫩桂紫參存放十數年。即爲老桂老參。價增數十倍。有是理乎。以此無味失性之參桂。治病有効力耶。悲夫。此皆欺世惑人之作僞心耳。吾醫家不可不糾正焉。

薰硫者。以變壞之藥。薰流以爲美觀。或未變壞之藥。薰之以防其虫蛀。尤以生藥爲甚。但木類薰之。遺害猶輕。若香類草類薰之。則誤人不淺矣。如白芍片、菊花、黃芩等。一經硫薰。其性必變熱。病服之。其症必增。嗚呼。吾醫界日日言研究。吾藥界日日言改良。不知被人暗中賣弄。縱有還魂之方。亦難愈纖介之疾。

浸洗者。初採之藥。殊不美觀。藥肆必浸洗漂刷。以求其悅目。以圖形式上優勝。增高價値也。不知一經浸洗。藥力必減。如市上之附子。經水漂洗十餘次。焙之使乾。試問刨薄如紙。復經漂洗。其性格倘存耶。醫家用附子。猶以三分二分爲量。寧不誤人性命乎。按附子仲景所用。必一枚。(約一兩)必生用。必火炮。以去其毒性。若四逆輩。而用此漂洗附子服之。不但不能回陽。且有姜無附。反促其死耳。

火焦者亦作僞之一種。凡粗惡之品以火焦之。難以辨認。如乳香、沒藥、樹皮、沙土混入居半。以淨者功力更殊。若焦黑之後。優劣不分。用之必無效驗。且經火焦。其油性走失。徒存黑炭而已。更有所謂焦山梔、焦山查、焦神曲等。按山梔清藥也。以火焦之。其性變寒而爲熱。誠可哀也。不知創自何時何人。醫家亦相因習用。誤人不少。

錯誤者無心之作僞也。相似之品。以此作彼。以彼作此。貽害實大。如白薇白前。渾亂不知幾何年矣。近年始有更正之者。柴胡亦名同而性實異。巨勝子本胡麻之別名。蘇杭藥肆。係一種形似牛蒡子之類。不知訛自何時。攷古今藥書。並無此品。悲夫。吾中國人生命之貴賤。誠不及外人一畜也。若通都大邑之藥肆。猶有認眞講究者。至如偏隅僻壤。實令人不堪目睹。望吾醫藥團體及衛生行政機關。一留意可也。

綜觀藥肆種種之作僞。若不速爲改除。醫界雖有若何進步。亦難收其實效也。古語云藥不符方。枉死者多。今日中醫退化之原因。不得不歸咎於藥肆之作僞者。

七醫生之互相妬忌

吾國醫生道德心少而妬忌心多此亦爲腐敗之一原因也如甲醫所治之病未見功效乙醫則必出排擠手段而斥其非且不審其前方是否對症徒以種種破壞之詞恫嚇病家訾人之過耀己之能希圖營業之發達若乙醫治之猶無功效丙醫丁醫亦以乙醫對甲之手段對乙往往一病經十數醫各執一說竟不知其何是何非病家因是傷生者不知凡幾悲夫醫乃仁術何堪演此最不仁之行爲望吾同道自捫良心洗此惡習惟理是斷毋起攻奸庶幾公理得以彰明學術由斯進步

八方術之守祕密

中國醫學漢以前發明神妙之術已達極點如俞跗之湔腸滌胃華陀之刮骨割瘤扁鵲之針倉公之灸伊尹之湯液仲景之藥劑及方士之百日丹鐵布衫離骨散等皆能立起沉疴惜乎傳之後世以爲家傳祕寶不肯宣示於人一旦知者不測絕學立亡近自唐宋迄今單方草藥治病奇效不勝枚舉若能搜羅各種祕方宣諸報紙俾人人知曉學術日精醫藥自然發達矣夫西醫西藥日新月異以其不守祕密也今欲改良醫藥必先破除守祕密之惡習以符交換智識之本旨　（未完）

◎中西藥性論

杜子良

西醫合信氏詆中藥爲淡薄無用。且謂五氣五味五色入胃卽化各走五臟之說純屬空言。是說也。蓋不知中藥之功用。妄加詆毀。又何足怪。夫中藥自神農嘗百草一日而遇七十毒之後。著爲本經。垂訓後世。成效昭著。厥後陶宏景之別錄。晉唐以來。代有所增。自有明及清。而大備。雖牛溲馬勃。猴結羊哀。莫不一一搜羅。載于各家本草之中。其中泛而不切者。固不能免。而效驗彰彰者。實難更僕數也。若概詆爲無用。未免厚誣。夫西藥以霸功取效。大都以金石、銅鐵、鉛汞、硝强、硫强、鹼礬、石粉等類製成藥粉藥水。名之曰鉀養、銅養、鉛養、綠養、輕養、淡養、以及汗藥、吐藥、瀉藥大半。又以大黃、巴豆、蓖麻、鴉片爲之。氣剛性烈。一味攻病。置元氣于不問。取效速。而取禍亦速。嘗見病者痛苦釋後。精神忽離。無故而自斃者甚多。此中亦有定數。非筆舌所能爭也。夫霸功之藥。中國豈少。內經所謂毒藥攻邪。卽張子和汗吐下三法也。中醫知子和之法。而不敢輕用。非畏葸也。爲顧惜元氣也。然有膽識者。間嘗用之。而病家又執。

本草以相繩某藥毒某藥剛某藥傷氣某藥傷陰種種懷疑多方詰難設强用之必遭謗毁坐令智者灰心巧者避謗釀出一種不寒不熱不攻不補之方養癰貽害病久不愈轉就西醫孤注一擲夫西藥之猛之烈十倍于中藥徒以形式精良無從考其性質病家甘心服之而不疑卽病不起亦無從歸咎西醫者若五金硝硫鉛汞大黃巴豆之類中國本草未嘗不載其功用以其毒而猛故用之者罕從不敢輕於一試爲顧惜元氣愼重生命也且中西異稟强弱不同卽合信氏亦嘗有言中土本草所載藥性淡薄者多偶然誤投其害猶緩若番藥各有功力用之得當取效甚速苟或誤施關係匪輕又言華人血不足者居多西人血常有餘無先用收歛之理各國人體質不同治法亦因之小異不可不知足見中西體質互異西醫亦知其未盡合宜而諄諄垂誡奈何華人之無識者反一盲引衆盲至死而不悟良可歎也

◎辯四明醫鐸論中國醫學五行配五臟爲迷信之誤

顏伯卿

閱四明醫鐸有云。中國醫學。被內經五行配五臟之謬說。撲朔迷離。又曰神話。欲革新醫學。必去其迷信。脫宗教之藩。墨守陳編。歷刼不磨。則醫界沈沈。永無革新之一日。(原文)夫中國醫界各有專科。與宗教何干。(未悉某君何所見而云然)雖祝由一科。用祩符呪水。不免迷信。而諸大方家。早論斥之。不俟局外人之喋喋爲也。至若正宗學派。吾道自有薪傳。果能墨守陳篇。潛研經旨。既免畔離之咎。定收考證之功。其次則經驗既多。亦不敢作背聖之言。猶不失中醫之目。不謂況而愈下。更有未窺門徑。輒肆譏評。以內經靈素爲空談。以金匱傷寒爲謬說。此猶躄者怨康莊之不平。坦盲人怪日月無光輝。由是喜新厭故。舍已耘人。借西醫之皮毛。詈古人之成法。吾知明達之士。必不然也。至如解剖化煉。以及製藥驗病各器。此西醫之所長。而中醫之所短。果能獲他山之助。於吾道豈無小補哉。中國固有之傷寒六經傳變。以及七情內傷。婦科之調經。胎前產後。小兒科之瘄痘疳積。瘟疫症之霍亂。溫毒。及風溫。喉痧。濕燥暑熱。中風痰飲等證。吾輩治之之術。莫不以五行生尅爲之標準。夫五行者。五方之代名詞也。內經以人身配天地爲三才。以五臟六腑三焦合十二經。配以五行。亦代名之意。證之西人。地水火風。爲四大。與目頭碼之愛皮西厘以代名者。與中國之用五行十干無少異。泰西星學家云。諸星繞太陽而行。惟木星最大。倍於地球。金星附近月球。則西國亦何嘗不用五行五星之名目乎。蓋五行各具本體五色更屬天然。不待智者而皆知之。而何爲詆之曰撲朔迷離乎。古人用此代名者。使治病認症。易於記數。其中相剋相生。錯綜變化。如金匱云。夫治未病者。見肝之病。知肝傳脾。當先實脾。是防木去剋土之謂也。經云。虛則補其母。實則瀉其子。生生剋剋。今古一轍。參天地陰陽造化之機。治病之道。舍此莫繇。謂是神話。未悉話之何神。若曰宗敎。更屬謊謬而無據。質之吾道同人。以爲然否。

◎論醫藥學業與社會學科之關係（續前七期）

崇肖葵

（一）關係於社會現象　社會者。人類因共同生活而集合之範圍也。人類由共同生活之集合而團結爲社會。至少必在二人以上。充其多數。則殊無限量之可言。積無數社會之交通。而成一國家。久之、國與國又生共同關係。則國與國又成社會矣。社會成於天然。其人類集合範圍無統一的權力。非若國家成於强制而有統一之主權。故社會之範圍愈廣。人民之種類愈雜。强者智者務伸張界畔。而其慾難饜。弱者愚者求保守籓籬。而其力難勝、於是社會間有不平等之現象生焉。然人類之共同生活。不因强弱智愚而或異。社會之現象亦不以强弱智愚而或亂者。蓋人類處於社會。其彼此團結之際。則賴倫理學之道德。以匡正其心地。經濟學之財用。以充足其衣食住三者所需。其服從國家主權之下。則有政治學之機關。以教導之。法律學之規則。以約束之故耳。

抱持社會主義者。知人類爲集合社會之要素。社會猶如形體。倫理經濟猶如神經。故研究經濟學。服膺倫理學。不假國家之政治法律的權力。而自謀人類幸福。冀共同生活。得極端平等。庶社會之人類。可以永久安甯。而社會之現象。不致紊亂秩序也。凡人類進化。則社會文明。人類平等。則社會大同。社會範圍愈廣。人類集合愈衆。職業增加。交通便利。傳染疾病之邪菌。必愈爲繁盛。其公。

衆衞生之法。更當亟亟講求。以保衞人類生命。苟徒注重生計。而研究經濟學。注重心術。而服膺倫理學。不知保衞生命。而講求衞生法。則人類之生計。雖免於困阨。人類之心術。雖免於邪僻。而人類之生命。已陷於危險。社會現象。必受影響。此衞生法所以爲維特社會之要務也。醫藥學業。能發明衞生法。撲滅微生物。保人類生命。謀共同生活。助社會開化。臻世界大同。以鞏固人類幸福。曁維持社會現象之安寧秩序。是社會學科。雖以倫理經濟爲主。而社會之現象。要不能不假醫藥學業爲集合矣。

(二)關係於倫理學　人類集合而爲社會。各憑其心之所安。以善處於各個人間。及各箇人與社會之間。在吾儒謂之道德。倫理學乃研究道德原理之學科也。倫理學係研究道德原理之學科。醫藥學業。亦以扶植道德爲職務。是倫理爲道德之本。醫藥學業爲道德之輔。其相互關係。概可知矣。古人有云。爲人父者。不可不知醫。爲人子者。亦不可不知醫。苟有疾病。委之凡庸。比之不慈不孝。此倫理學對於家庭之間。當知醫藥學業之一證也。近凡災疫流行。慈善家每組織防疫病院傳佈療病方藥以爲施醫施藥之善舉而完美其道德心此又倫理學對於公衆社會當知醫藥學業之一證也再如有人患病其爲傳染疫症有害於公衆衛生則法律必干涉之迫令醫治不得任其人自由其非傳染之症醫治與否法律未嘗干涉之而亦不敢不醫治者怵於倫理之學說也凡服膺倫理學者身體髮膚尚不敢毀傷矧疾病有生命存亡之所係且爲聖人所慎者乎此又倫理學對於個人身體當知醫藥學業之一證也其關係豈不鉅哉

（一）關係於經濟學　經濟二字本經國濟世之意日本則引伸其義爲計算財用之稱其學科有經濟學即近人從西書譯作計學者也顧今時沿用日本名詞於此經濟之名幾於無人不知其即指財用於生計日寬者曰經濟發達於生計日窘者曰經濟困難言及生計則曰經濟問題是經濟學即研究財用之學科矣自表面觀之與醫藥學業似覺毫無關係者然而經濟發達則工商日興工商日興則社會交通便利人類集合繁多而傳染病之輸入亦必日盛故世

界各埠往往有傳染病之蔓延竟非燒燬街屋不可以撲滅者則注重經濟之事業幾爲疫症之禍首矣苟得醫士精研醫藥學之原理使普通人民均具有衞生智識庶傳染病之邪菌可以漸次絕迹不致蔓延社會令經濟上受其影響此醫藥學業關係於經濟者又何如也

人類集合而成社會社會集合而成國家社會生於天然國家立於强制國家冠社會之上人民爲國家分子以土地爲界畔有主權之統一非若社會之集合但成於天然也社會上之與醫藥學業有關係者既如上所言已請進而論國家上與醫藥學業之關係

（一）關係於國家現象　國家以人民爲要素人民以身體爲要素國家之有人民猶如人民之有身體從未聞身體不健康而人民能强壯者亦未聞人民不强壯而國家能富强者醫藥學業對於人民有保衞生命健强身體之能力是亦國家間接之要政矣蓋人類生活之進步也暨社會現象之開化也由强箇人之身體進而强種族由强種族之觀念進而强國家復由强國家之觀念進而

論說

強箇人身體箇人之身體爲組織國家之成分此組成國家分子之人民其身體愈健強則人民總體之國家其勢力亦日臻強盛若國家分子之人民其身體健強者少則實業不能發達生產不能膨脹交通不能便利教育不能普及欲求國家富強不亦難乎故國家之學科以發展國家勢力爲目的更以維持公共生活保衛人民生命爲職務無論何種政治法律莫不於醫藥上有重大之關係焉

試以內務而論衛生方法需醫藥家發明之病症傳染須醫藥家療治之則醫藥學業實占內務行政之一部矣以外務而論赤十字會本醫藥學業因戰事而發生者對於外交上有重大關係則醫藥學業又爲外務機關之一部矣再就裁判而論刑事之執行每以法醫之鑑定若何爲裁判標準則醫藥學業又與法律有重大關係矣推至學校軍隊監獄等對於醫藥上莫不有完全設備精密組織固皆賴醫藥之力然必國家之政治法律有以倡導之也吾中國素有病夫之誚醫藥界無醫國之上醫豈非秉國鈞者漠視醫藥學業之所致哉

(二)關係於政治法律　集社會而成國家。有主權統一之。於是政治學法律學出焉。其對於人民圖謀共同幸福。而施行最良之方法。以達其所希望者。此方法謂之政治。其對於人民維持集合秩序。而施行約束之規則。以示其權力者。此規則謂之法律。政治之意義。所包甚廣。醫藥學亦其中之一物。是故政治家有改良醫藥學之義務。法律之界畔。所包亦廣。醫藥業亦其中之一物。是故法律家有取締醫藥業之特權。

吾國古聖炎黃岐尹。政治家也。炎帝作本草。黃岐闡內經。伊尹著湯液。是以政治學而盡改良醫藥學之義務也。周禮醫師掌於冢宰。國人有疾。令醫師分治之。歲終則稽其事而制其食。十全爲上。十失一次之。十失二三次之。十失四爲下。是以法律學而負取締醫藥業之特權也。斯時名醫迭興。皆能洞見癥結。立起沉疴。降及後世。政治家不知改良醫藥學。法律家不知取締醫藥業。洎范蔚宗作後漢書。列醫藥於方伎之門。宋人注論語。而又目之爲賤役。致令志士裹足不前。於是醫藥學業。竟爲士大夫所齒冷矣。近來東西諸國。重視醫藥學業隱然與吾國古制相同故吾國醫藥學業今遜於古而東西醫藥學業竟能今優於古一則政治家法律家提倡於上醫藥家精研於下一則政治家法律家視醫藥爲小道比於方伎之流不加別白醫藥家又人自爲敎家自爲師但謀衣食不肯精研而已

夫政治家法律家所以必注重醫藥學業者蓋以醫藥學業對於個人能令身體康健對於社會能令秩序安寧對於國家能令民族強壯醫藥學業有進步政治法律亦有進步苟漠視醫藥爲無足重輕之學業雖有良好之政治未足謀人民幸福完美之法律未足保社會安寧則國家富強之目的終不能企及此醫藥學業所以與政治法律有重大之關係焉

吾旣述醫藥學業與社會學科之關係竟吾囘觀吾國醫藥學業古雖神良今則退化處此二十世紀學業競爭世界能免於淘汰尙弗得預知吾囘觀吾國醫藥中人尙醉生夢死逞其自私自利之心不知學問爲何事而西學家早偵其後朘膏吸髓以排除之尙味然若無睹吾書至此吾心戚戚然吾口瘏聲嘶熱血沸湧不能自已

吾將警告醫藥界設長此終古不知集合團體擴充智識以圖進步而與歐西之醫藥學業相爭優勝吾恐將來之衞生行政如學校軍隊監獄裁判等醫藥事務其執事人員均爲涉獵西學者所攫奪求有精通中學者列身其間而不可得矣吾恐將來之醫藥專門學校病院藥房均尊崇西學求若日本維新之初各縣醫藥校均有中醫一科長崎市場之醫藥校爲專研中國醫藥之地中西並重收相輔以行之益而更不可得矣嗚呼吾不敢謂吾國醫藥學業均如我言吾尤不願吾國醫藥學業均如我言

吾甚望吾國醫藥家知今日世界爲學業競爭之世界也知今日中國爲新舊交鬨之中國也歐風美雨虎視鷹瞵天演物爭優勝劣敗勢所必至理有固然邇聞通商各埠東西醫之來華者日衆東西藥之運華者日多教育部所頒醫藥學校規程則專習西學而東西醫藥書籍又充滿肆上當茲時勢若仍存自私自利之心不知結合團體擴充智識以圖存立則吾國數千年來因研究而得之醫藥學粹尙有淪亡之慮豈惟醫藥中人受其排擠已乎且東西各國每藉醫藥勢力擴張囊括雄心其

林立藥房所以攫奪吾人民之財利也藉口防疫所以干涉吾國家之主權也政府冥然於上醫藥家昏然於下則吾中華民國之國體尚受絕大影響豈惟醫藥學業受其淘汰已乎語有之曰欲木之長必先固其根本欲流之遠必先浚其源泉醫藥學業之有進步亦猶是也吾國醫藥家處此學業競爭之世界新舊交鬨之中國當具世界眼光國家觀念萬不容仍存自私自利之心而不知集合團體擴充智識以圖存立也

今者中華民國。政尚共和。以人民爲邦本。以人道爲主義。吾醫藥學業中人。大夢亦醒。約集同人。共圖存立。組織神州醫藥總會。爲集合團體之機關。編輯神州醫藥學報。爲擴充智識之導線。並上書政府。冀其提倡。設立醫院。學校。醫藥、藏書樓。藥品化驗所等種種手續以爲實行研究地步醒！醒!!醒!!!今日眞吾神州醫藥學業振興之時代矣速公爾心速協爾力以突飛於二十世紀而爲醫國之上醫愼勿令中華民國仍有病夫之誚也嗚呼醫藥學業之責任能補造化之不逮醫藥學業之勢力足以左右世界醫藥學業之人物爲社會上最高尚完全之人格吾醫藥界其勉諸。

◎駁漢藥實驗緒言

錢縉甫

民國三年一月五日時報載漢藥實驗緒言。其文大概主張新學說。其中有云。吾國陰陽五行生剋等說。始於唐宋。爲科學未明時一種迷信學說。愚按此論大謬。作者之意。蓋欲廢去陰陽五行不講。殊不知吾國醫學。全憑陰陽五行。若廢之。以爲不足信。是廢中醫也。且五行之說。豈始於唐宋哉。作者直未讀唐宋以前書耳。周書洪範篇。五行爲九疇之一。箕子傳之武王。習之。漢書五行志亦詳載之。作者乃曰始於唐宋。是作者於唐宋以前之事。如夏蟲之語冰矣。且夫陰陽五行等說。實始於河圖洛書。在黃帝時。理蘊漸昭。故內經所言。亦多據此。秦漢以來。道益著矣。吾國醫界人才輩出。名作如林。要其大概。無不本陰陽五行爲標準者。其理不易。其效如神。夫安得謂之迷信歟。且陰陽二字。尤昭昭在人耳目。如天爲陽。地爲陰。晝爲陽。夜爲陰。男爲陽。女爲陰。氣爲陽。血爲陰。皆劃然確然。無絲毫可疑者。而亦曰迷信。是作者猶未知陰陽二字之濫觴。而貿然下筆。喜新厭故。揚西抑中。當今之世。又豈祇作者一人。而予又奚暇置辯乎。嗚呼。

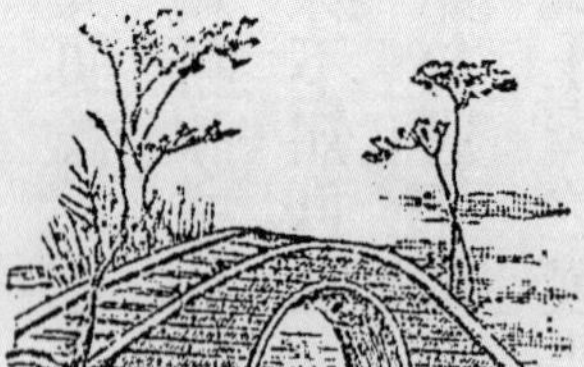

學說

◎胃之解剖生理衛生病理學

記者按袁君此說合解剖生理衛生病理而論照本報編輯例合之不宜分之不成文只得暫停別論合四欄爲一以全其美

說胃　　袁桂生

橫居膈下之内臟。爲容納食物之總器者。其名曰胃。胃之形、紆曲如囊。頭大向左。上連食管。尾小向右下。屬小腸。其體凡分三層。外層爲强韌膜。其上下有養血管四支。分佈小支密纏於内。因胃接血比他臟尤多。中層肌膜。以縱肌、輪肌、斜肌、三纖維縱橫綱羅。内層皺劈粘膜。分亞粘膜。尋常粘膜二種。亞粘膜與肌層間介無數結組織。而粘膜内有吸液管。(一稱胃線)管内分泌一種津液。曰胃液。此胃液中含有百布聖鹽。酸鹽。化鈉鹽。化鉀燐。化合物。水食鹽等成分。專主消化食物。凡食物入胃。先有口腔之器械作用。咀嚼之使與唾液混和。復由化學作用。化其澱粉而爲葡萄糖。又使粉碎之物成一扁圓形食塊。載於舌背。向咽頭腔而壓送之。於是因咽頭周壁之肌肉收縮。遂由舌根而降食管。既入食管。則復由食管壁之肌肉蠕動。自上而下。次第收縮。以送食塊於胃中。胃乃膨大。其胃壁之肌肉。又蠕動以緊閉其幽門部之括約筋。而食物遂在胃中。循環往復。成一種輪廻運動。此際胃壁之伸縮。以搾壓食塊。無異於以兩手自囊外揉碎囊中之物。使與胃液相融。變蛋白質爲百布敦。(百布敦又是一物與百布聖不同乃食物中之蛋白質爲胃液溶解透過胃壁之粘膜而被吸收於血液中之物) 惟澱粉與脂肪。不於此時受變化。約食後五時內外。則幽門之括約筋弛緩。凡滯留於胃中之食物。皆因受胃壁之器械作用。及胃液之化學作用。而成粥狀。謂之胃粥。又謂之糜粥。又謂之乳糜。成此乳糜之時間。大約需一時以至四時。乳糜成後。遂由胃之蠕動。全自胃底。漸出於幽門。至於十二指腸。(小腸之始端) 合膽汁膵液腸液而分化之。故夫齒舌食管、胃腸、膽膵。雖皆名之曰消化器。而胃尤其重要者也。胃無化水之功。亦無出水之路。而茶酒湯水入胃後。少頃卽行攝去者。(西人以水飽飲騾馬少頃宰之胃卽無水) 蓋胃壁有吸液管甚多。能吸攝茶水以入迴管。由迴管過肝入心。使之運行周身。由肺升出為氣。由皮膚之汗管滲出為汗。餘入內腎為溺。與食物之由胃入小腸達大腸者殊途。此今日新說。與素問飲入於胃。游溢精氣。上輸於脾。脾氣散精。上歸於肺。通調水道。下輸膀胱之說相合。蓋飲食雖同入胃。而分化之路不同。故素問又有食入於胃。濁氣歸心。淫精於脈之論。其理亦與新說相合。後世庸工。不察內經之旨。至有妄以大小便分大小腸者。豈不令人噴飯耶。然胃能消化食物。而不能自化其肉者。蓋胃液之力。祗能化死物。而不能化生物。西人有剖割死人時。見胃穿一孔。初疑為致死之由。繼知為死後胃液所化。嘗有某甲。被礮子彈入胃中。幸得不死。惟有孔透出腹外。嘗以軟物護塞之。醫士每於食後。探試其胃。以驗消化。輒見肉食易化。於菜蔬嫩物易化於老物。其尤易者。牛肉瘦豬肉半生熟蛋牛乳麵粉等物。其難化者。果仁花生油膩腌臘等物。不能化者。菜根菓皮菓核骨角毛髮等物。大概肉食煑者易化於烙者。煎者易化於炒者。各物不論五色五味。胃液化後。則統歸一物。無區別矣。醫士又嘗探出胃液。放於器內。以火燒炙。如胃本熱。內以麵飯而勻轉之。漸化為糜粥。內以肥物。漸化為膏油。

內以腌實油膩之物。雖化亦遲。此胃臟解剖學與生理學之大略也。

請再言胃之衛生與病理。胃贓衛生之法。一食物宜擇易消化而潔凈者。二食時宜有定。食後非隔四五小時。不能再進食物。三食物入口。宜咀嚼極細。慢慢嚥之。不可欲速。四油膩煎炒肥甘不化之物。不宜食。五食物不宜過飽。却亦不可忍饑。

余每年所治胃病甚多。統計之。患胃病病者。幾占十之五六。非吞酸嘔吐。即胸悶不舒。推其原因。皆不知衛生之階之厲也。而婦女之患胃病者。則尤占多數。余嘗推求其理。蓋於飲食之外。而得其兩大原因焉。一由於終日家居。無戶外之運動。致消化機能遲鈍。一由姑婦勃谿。家人齟齬。時多抑鬱。致胃臟鬱血。而消化機能阻滯。（昔人有稱爲肝鬱者誤）有此二因。則婦女胃病之多。亦固其所。竊願衛生家有以提倡而改良之。若夫胃氣存亡。關係病人之生死。古人於此嘗三致意。則又診斷學與內科學之精義。非片楮所能詳。因論胃臟。聊爲及之。

◎論胎瘧難愈爲先天之伏氣

杜子良

瘧疾本纏綿難愈之疾。而胎瘧爲尤甚。胎瘧者。非專指嬰孩而言。乃有生以來。初次病瘧。皆謂之胎瘧也。瘧邪不離少陽。亦由欬嗽之不離乎肺經也。瘧邪居半表半裏之間。橫連募原。出與陽爭而惡寒。入與陰爭而發熱。乃伏氣之病也。經曰。夏傷于暑。秋必痎瘧。暑氣當夏令潛伏人身之中。不知不覺。及至秋冬。而爲新邪所引。瘧疾乃成。亦猶伏莽之伏于偏僻之地。伺隙而作也。伏之淺者發之速。伏之深者發之遲。伏于先天者發之尤遲。不能以年月日計也。胎瘧之因。實基于先天之伏氣。非尋常伏氣所可同日而語也。伏之愈久。發之愈遲。發之愈遲。愈之愈難。有遲至二三十年之後而始發者。其故何哉。良由病者之母。或懷胎過夏。暑伏母身。或受孕病瘧。子感母氣。人身稟父母精血以成。有生之初。病根已伏。其理正與曾患楊梅瘡毒之人生兒之後。其兒遲早必發梅毒之情形相同。病氣伏自先天。此胎瘧之所以難愈也。

上海采芝堂

景岳百補全鹿丸

鹿爲仙獸純陽多壽最壯陽道能通督脈其兩茸固大補血腋而一身亦均資利益茲合茸角精腦骨肉皮血配合諸補藥按法虔修爲丸其効更倍凡諸虛百損五勞七傷並能治之老年精衰陽痿亦能壯陽種子婦人子宮寒冷亦能暖宮受孕長精神悅顏色强筋骨益精體壯陽固精育嗣保胎返老還童且久服延年益壽一切功效筆難縷述誠仙家之妙品王道之靈丹也實足珍重茲將服法略詳於左

一治男女傷中勞絕腰痠脊痛耳聾骨痿諸症用陳酒吞服四錢

一治男子精薄腎虛陽痿夢遺小便頻數腰膝疼痛筋痺著痺等症用淡鹽湯吞下四錢

一治婦人子宮寒冷多年不孕及孕而小產帶下經淡諸症用生姜湯加陳酒吞下四錢

竊惟藥材一道乃治病養源之要務須求眞正道地服之始方能奏效本堂主人向在關東採辦人參鹿茸全虎全鹿諸上品自運來申發售經有數十年矣四遠久已馳名本堂于乙未淸和月開設申江英租界以來虎鹿參茸仍係自運其各項丸散膏丹精製飲片花露藥酒諸膠等類務求眞正遵古法製虔誠修合以冀實效非圖厚利略不愧我心云爾

上海英界抛球場朝南石庫門采芝堂謹識

紀事

崐山組織分會之先聲　本會接崐山王葆年君來函內稱崐山分會事務所已擇定西街晨鐘報館暫由鄭瀛伯金純伯二君主任會務一俟擇日開會舉定職員當再報告云

教育部之批示　本會於去臘會同各省醫藥界代表進京向正副總統及各部請願保存中醫中藥茲接葉代表先寄回教育部批示一則節錄如下

余德勳等批云　呈及會章均悉中國醫藥肇自黃農盛於周代扁倉和緩誠能力起沈痾壽人不鮮倘能溝通中西以科學爲本而殫精竭慮推究先哲遺書自當有詣極精微爲醫界生色者該會長等設會研究志切維持用意甚善惟現在世界大同科學日精凡講授專門科學須以最新學說爲衡故此次本部所定醫學專門學校課程借備各種科學原爲解剖化驗非具有完全科學智識無從入手此項規程係由臨時教育會議公同議決並由本部延聘醫學專家詳細討論始行頒布本部

對於醫學只期學術完備求合於世界進化之大勢然後檢疫衞生諸政冀可推行無碍並非於中醫西醫有所歧視也所請另頒中學醫藥專門學校規程之處應毋庸議至所呈設立醫院各節事關內務行政仰候內務部批示可也

又接葉代表來函稱內務部立案一節可望允准惟批示須待正月底云云

新聞

◎各省新聞

江蘇　奇症

松郡集大成刻字鋪某甲。其子約十二三歲。無端得一奇症。每逢小便後。覺尿梗中有一小核。自下上升。其痛非常。極汗淋漓。竟有呼天搶地之苦。便前一無痛楚。小便清而且長。若無病者然。每逢發劇時。玉莖作痒。其痛尤烈。遍請名醫調治。服藥罔效。伊子就診於西醫。使用黃牛陽物。以重醋煎食。食後果安然無恙。豈知僅愈三天。其痛依然如舊。嗣逢路過江湖賣藥。請伊診治。江湖云向有此病。但識者少耳。使食白邊萬年青根。(其根不能多食。多食將來亡精)搗爛蒸熟。佐以陳酒。每服須根二三錢。食至三次。果愈。誠奇症也。故錄之以供醫家研究。

西醫治目兩則

松人張某頭風患眼。其時當未全矇。就診於附近樂思堂中之西醫。醫云。此症之藥水未備。要致信於本國寄來。方可醫治。囑伊緩遲一月。閱月餘去取藥水兩小瓶。瓶口卽以原質玻璃封固。張某欣欣然取之而歸。勝得珍寶。以爲將有瞽反明之妙。卽此一瓶葯水。破口而連點兩目。痛楚非常。陡然喪明。於未點時如在雲霧之中。已點後卽與天日謝絕矣。按中國治法。頭風患眼。甚則難治。須先治頭風。後治其目。審其虛實陰陽。尋其何經致痛。然後製方與服。非點藥所可療。又有泖涇鎭王嫦年逾五旬。兩目昏矇。亦求治於西醫。攷西法治目。往往用了刀邊藥水點目。令瞳神散大。以爲審察詳明。然後施治。詎知王婦瞳神。一散不收。求明反暗。按此症旣不在六氣之中。亦不在七情之內。因氣血方虧。水火將衰之候也。徒然散大其瞳子。甯不悖耶。至於實火眼。虛火眼。被西醫治壞者。指不勝屈。西醫卽目論治。中醫本以五行論目。標本異治。故得效亦不同。

喉症妙藥

松江朱某至杭到南高峯法相寺遊覽。見寺僧有賣金鎖銀開者。(藥名)專治鎖喉風緊喉風之類。朱某買數枚而歸。時値爛喉痧極甚。而朱某鄰居之子女三人。其長則已死於喉痧。餘則相繼而起。正在危劇。朱某卽以金鎖銀開一藥。使其煎湯與服。二子竟轉危爲安。査此藥本草不載。載在本草拾遺。卽藥舖中未備。其性寒涼。據云老竹園中亦有之。此藥足供研究。特錄之。

廣東　警察醫院自製痘苗

廣東省城警察廳佈告。現據警察醫院呈稱。前試驗室自製痘苗發售施種天花不致盛行。辦理已著成效。現將春令。又値天花發現之時。査該室業已裁撤。擬由本院賡續照製。利便人民。挽囘利權。兩有裨益。除批飭照辦外。爲此公佈。如各善堂醫生藥房等需用痘漿。每百枝照舊收囘存本五元。前赴醫院購取可也。此佈。

中醫之大文章

行政公署批。具呈人黎庇留等。呈奉批。據呈該醫生黎庇留等。慮國粹之淪亡。憫生民之夭札。聯合同志。創設醫社。折衷仲聖。罷黜羣言。振起醫風。挽囘國命。本民政長曷勝嘉尙。自神農本草爲藥學之鼻祖。靈素陳義。爲內科之權輿。中國醫學。首於地球。遡歷周秦。名家屢作。仲聖繼起。遂集大成。建安十稔。悲憫等於春秋。撰用古經。精義垂爲家法。醫門之有仲景。卽儒門之有尼山。迨後千金。訂方外台。輯要已爲醫學之一變。幾類漢儒之說經。宋元以後。異說滋張。守眞主寒凉。子和主攻下。東垣重脾胃。丹溪專補陰。又等朱陸異同。各標宗旨。然此菜薺糅雜。猶有片長。至薛立齋張景岳輩出。而斯道益晦。爲禍愈深。鹵莽滅裂。侈號名醫。博大精深。反束高閣。是何異村夫制義。比擬全經。小學塗鴉。亦稱許鄭。嘆醫術之壞。蓋幾同距學之衰矣。醋酸而醯雞集。水苦則蠛蠓生。歐風東漸。西醫奪席。自合信德員之譯論。柯偉良嘉約翰之編書。解剖之理。漸以名家。駛椎之醫。瞠而咋舌。豈知刳剝度五藏。本自漢書。曲折圖膏盲。見諸唐志。亦有古學。匪盡無能。師其所長。是在賢哲。該醫生等旣飽學無餍。同道不孤。當醫術將絕之秋。挽狂瀾旣倒之勢。創凡醫之害正。莫起遊魂。痛舉世之昏迷。若爲啼泣。發奮衞道。陰陽大論之篇。惻隱存心。中外通人之選。一千七百餘年之絕學。賴以昌明。三百九十六法之眞奧。文從茲闡。則武子箸書。無憂家難。叔和治論。亦有奇功矣。登斯民於壽域。示後學以鍼規。於該社有厚望焉。所擬章程。極爲妥協。應准先于立案給與憑照。尚待異日。此批。章程名單存。

◎本埠新聞

南市參業之盈餘

南市各參行上年雖遭亂事冬季生意尚稱發達聞阜昌葆大均多萬餘金其餘久康同昌元昌德潤恒大阜成同昌祥德昌等亦均有盈餘一二千至五六千不等

◎海外新聞

不可思議之F光線

昔與國倫特琴博士。發明X光綫。用之醫術。裨益甚鉅。世界學者。靡不稱爲偉業。乃最近又有意國烏利皮技師。發見光F綫之事。其理之賾。其用之奇。眞有不可思議者。足徵人智之進化。未有涯限。而人類之權威。或將超越於造物也。F光綫能發出一種劇烈之電波。專擊一切火藥彈藥。無論距離之遠近。障礙之多寡。皆能使之爆發無遺。其力極强。莫可阻止。使其用果著。今後各國軍事。必因而大有變遷。影響之大。遠過於飛行機之進步。蓋今日戰爭。全恃火器。而F光綫。則無間在海在陸。凡有火藥存儲之地。悉可舉而燬之。非僅使敵失火器之用。且因火器而使敵自焚。洵破天荒之危險物也。意國政府以此一大發明。關繫軍事。初欲出資買收。嗣以他故未克成議。烏氏乃以售諸英國海軍。英國海軍爰於上月某日。就僕去毛司軍港。祕密試驗。執行試驗者。爲把隆水雷學校無綫電報技師。先於港外泊一窳舊之巡洋艦。名達勃希亞。艦下水底。沈一水雷。次就校中水雷局內。發出F光線。向所埋水雷之處。遙送電波。當時關防嚴密。杜絕參觀。並禁漏洩。故外人莫能知之。惟司托克灣沿岸各界人士。麕集遙鏡而已。當電波既發。艦底水雷。忽感觸F光線而炸。海波斗起。矗立如山。艦體顚盪於水花之中。起落者再。迨復舊位。則腹部洞穿大穴。海水湧入。艦體傾斜。旋由拖船拽艦入港。檢查損害。聞確已證明F光綫具有非常破壞力云。

據發明者烏利皮氏自述。謂一年前偶然試驗普通光線。用電波使之變形。因發明一種機械。能藉電力變化光線。其結果形成一種極短電波。祇及一英寸之千分之十五。此短電波發生時。試驗室中。所有金屬品。悉因之震動作聲。緣是大悟此種電波。必別有奇効。研究久之。竟得發生此F光綫之法。初時以紙包火藥少許。試以F光綫。忽焉炸裂。次將火藥置銅匣中。試之亦然。後取手槍裝入彈藥。三百英尺之外。遙送電波。其火藥亦爆發而射出彈丸。於是F光綫之功用大著。深信此後苟善用F光綫者。必能由極遠距離。使海面軍艦。自行炸燬云。惟其原理及應用。則祕而不宣。按近者法國某博士。方有乳酸菌之發明。推爲長壽不老之靈藥。不圖有此殺人器利之F光線出現。以爲抵制。然則人類苟求永壽。非弭兵絕戰。其道曷由。

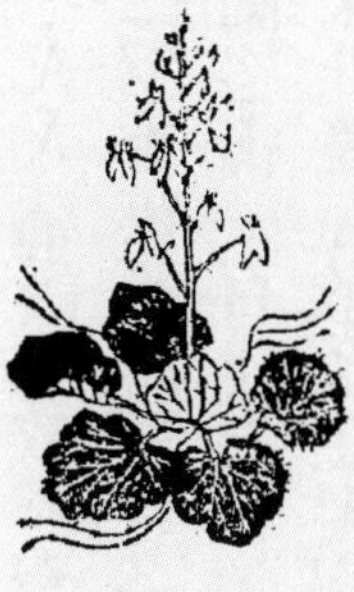

短評

中西並重之部批　本期紀事欄教育部批示驟觀之是乎對於此次請願劈頭打消細味其文是責吾人不應分門別戶另設中醫中藥完全學堂須各採所長中西合辦之意何則按其批首云中國醫藥肇自黃農盛於周代扁倉和緩誠能立起沉痾壽人不鮮是則對於農黃學術深信能壽世壽民不敢視爲謬種流傳之僞說又云倘能媾通中西以科學爲本而殫精竭慮推究先哲遺書自當有詣極精微爲醫界生色者所云媾通中西卽爲中西合辦之明訓一以科學爲本是採西法也一以殫精絕慮推究先哲遺書是硏究中法也若中西並習棄短取長將來吾國醫藥必獨樹一幟爲醫界生色也又云該會長等設會硏究志切維持用意甚善是則對於同人等維持醫藥政府亦稱爲甚善之舉惟世界大同科學日精專門學校當以最新最精學說爲衡不可墨守陳篇貽害社會又云本部所定醫藥專門學校課程偕備各種科學原爲解剖化驗（中略）本部對於醫藥只期學術完備以求世界進化

短評　二

之大勢然後檢疫衛生諸政冀可推行無礙是則解剖化驗對於檢疫衛生行政而設以備收囘治外法權之意若病理生理診斷藥物吾國有所特長者亦可編入講義以補西法之不逮言在文外毫無疑議又云並非對於中醫西醫有所岐視則此一句卽可以證明中西合辦之鐵證教育部對於本會出此一個好題目不知醫藥界同人能做此大文章否請願團諸君三致意焉可也　遠志

醫藥界之腐敗現象　閭閻陋儒剽竊幾個陳方懸牌行醫瞎三話四誑惑鄉愚一病臨診搜索枯腸把記着的藥名湊成藥方人之生命勿顧也然而金錢則到手購取土藥冒名道地更備着幾瓶霸藥稱爲神丹居然號爲藥舖服之有効無効勿顧也然而子利則奇豐　之二者醫藥界腐敗現象之最照灼者也然而中醫中藥陶汰之原因必在乎是　陳皮

問答

劉甫川

本報茲接劉甫川君來函云其子病情離奇敬求同人研究答復茲將原函摘錄云伊子省儂去年四月間往港上省得一奇難症竟醫不能全效卽緣學識未到又無益友互相討論殊爲抱歉現時帶病一年形瘦神疲竟不能受點辛苦稍勞動抑或夜間少睡諸症卽刻發現愚以爲此症必然當時爲疫氣所染方有此奇奇怪怪之症茲錄各症前來請祈參攷幷請擬方寄下一服

貴會學識兼優者濟濟幷祈討論研究一番奇方妙手引領望之

計開各症

◎頭部◎　兩耳前少陽部位有時似痛非痛若麻木面上有時發熱發於下午居多頭暈

◎手部◎　左手盤背有時作冷自指頭至脈門厥甚手腕上下有時亦麻木手背部尤

甚

足◎ 有時兩足重

乳◎ 左乳上下上至肩腕骨下至臁骨下右連心口病一發作卽起痳痺發燒之症

計一身是左半從上半等之病更多

脇◎ 從前脇中有筋亦會發熱之狀今則無矣

心◎ 煩躁如遇夜間少睡煩躁更甚日間時欲寐而不能寐夜間睡醒後週身困倦

骨節痛夜間輒常如是

胃脘◎◎ 亦隨時發熱發燒有如空心飲高粱酒之情狀

小便◎◎ 白而長

太便◎◎ 從前硬堅服桃仁承氣湯十餘劑後便始溏有時仍有堅硬

飲食如常◎◎◎◎ 但從前飲食不敢熱熱食不暢冷食更舒今無此症但惡酸

舌◎ 胎多而澀兼帶些黃

喉間◎◎ 有時氣上壅咳痰不能出

胸膈　胸膈緊症發則然

脈　左沈細右浮大

面色　略靑有時或紅有時而白

噫氣　近時較多

筋　有時而惕無定部位

左手　轉脘處晚間屈放其筋若有動聲此聲自己覺之非人所聽得也

以上各症請祈斟酌參孜從前曾服小柴胡合桂枝湯龍胆瀉肝湯白虎湯加參梔子豉湯二加龍骨湯桂枝茯苓丸桃仁承氣湯服以上諸藥十成之中現減七八成今則二三成竟不能愈此症之根由起於去年四月在香港上省城酷熱得之彼時香港有疫症速回汕頭服佛耳草見効惟頭暈不去至去年十二月初又復大發作綿綿延延以至於今始發症時腹時飢時欲食而口不能食口酸心下似有甜味氣此症服上湯藥已除矣今未除症計開逐款請高明査明斟酌良方寄下一服當必另有大妙方也

問答 四

再錄香港初發此病時遍身癢癢除而諸症卽起矣

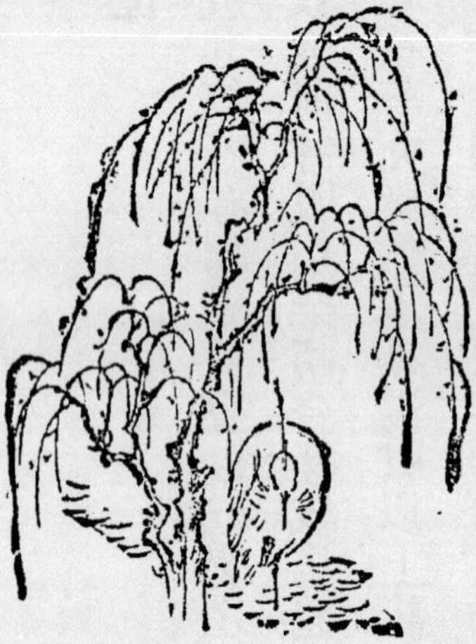

通信

袁桂生啓事

焯資性椎魯學殖荒疎丁此時艱竊不自量妄欲與海內諸賢匡扶絕學故近數年來以文字與當世君子相見非一次矣率荷曲予優容不加譴責私幸何如前神州醫藥學報所登之習醫劄記原爲家弟濟生研究醫學而發亦實鑑於近時流弊祇讀溫病條辨一書而卽治萬病矣故劄記一書實不過私家研究之藁取以覆醬猶嫌不適乃蒙錢君縉甫疊加駁責毋乃太重視鄙人乎錢君所指摘之處焯概不置辨一聽諸公論可矣溫病條辨一書崇奉者固不少而駁斥者亦有人章虛谷駁之於先陸九芝斥之於後章氏所駁祇一兩條陸氏則糾正甚多焯嘗考其書實以葉氏臨證指南之方案爲藍本而摹擬傷寒論之體裁而又屏斥他書不用故承訛襲謬篇中亦殊不乏徐批臨證指南與陸氏世補齋醫書前集言之甚詳取而觀之可以知吾言之非妄矣拙著習醫劄記原欲取其精華刪其謬誤俾足以信今而傳後

通信 二

故劄記中亦多有表揚之處縱有辨正皆出於萬不得已非欲與前人爭名也凡稍通文理者當能辨之焯雖主張保存中醫之學粹而實不主張守舊蓋中醫之長處雖多而短處亦實不免苟欲爭存於今日學術競爭之世界萬不宜抱一經以終古也現在紹興何氏蘇州林氏所著醫書皆有三四十種之多而無名之著作家又所在多有醫學中一切困難之問題當已剖白無遺區區末學何足算哉故焯對於錢君之駁責惟有敬謝之而已恐閱報諸君見焯無一字之答覆誤爲默認故聊述所懷如此大雅君子幸垂察焉　袁焯謹啓

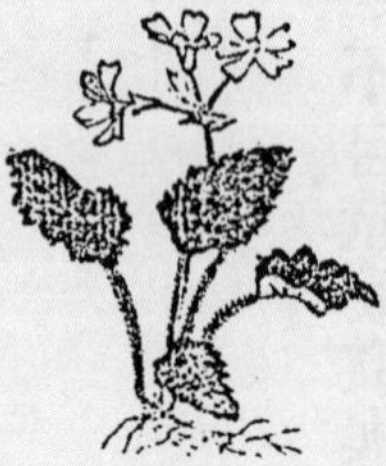

小說

要孩兒調

張淦泉

攷太初黃與岐。著內經。稱良醫。玉函金匱道非細。扁鵲望聞多顯術。華陀剖割號絕技。仲景傷寒論難棄。古今來名賢佳作。我中醫實冠東西。

歎神洲藥最良。綱目中著甚詳。雷公炮製療諸恙。發表攻裏桂麻朴。補血溫中歸芎薑。參苓朮草培土旺。吾中藥龍涎虎骨。勝外洋馬啡雞霜。

教育部中洋風。廢藥醫心服東。居然輕舉來妄動。狂瀾既倒賴砥柱。墜緒能存仰羣公。甘拋國粹心何用。勸大部維持秩序。豈不是福國有功。

吾同胞當講求。速改良可自由。同心協力細研究。一人專制雖很毒。衆志共和烏用愁。合羣抵制堪挽救。四千年流傳醫藥。豈認他一旦罷休。

寶塔詞

傷
歧黃
速改良
前途茫茫
醫藥將滅亡
細閱教育定章
維新無術崇外洋
願同志努力勿徬徨
募集公款踴躍快輸將
各省結團體發奮自可强
緬前途進行忙長足跨諸邦

勸醫生藥鋪四季歌

朱堯臣

春季裏桃花朶朶紅。父子兩個不和同。兒兒歡喜那東西醫藥品。爺爺說道我國的醫藥精華由來重。不比那外國藥品裝璜工。何苦將錢送與他人用。

夏季裏荷花透水鮮。一羣學生去流連。清快仁丹手不帶。腦汁鐵酒唇不沾。只說道這等都是舶來品。我們愛國心如鐵石堅。

秋季裏菊花大如毬。誰家醫士出風頭。剿襲東文謅國手。販運牛髓與魚油。寫的用的祇看外人樣。那曉得從前國粹沉淪盡。暗裏金錢向外流。奉勸醫士早回頭。

冬季裏梅香陣陣飄。挽回利權屬兒曹。化製藥水的公司陸續設。中華的天產土貨不輕拋。好教那藥業從今興旺起。後生還比先生高。

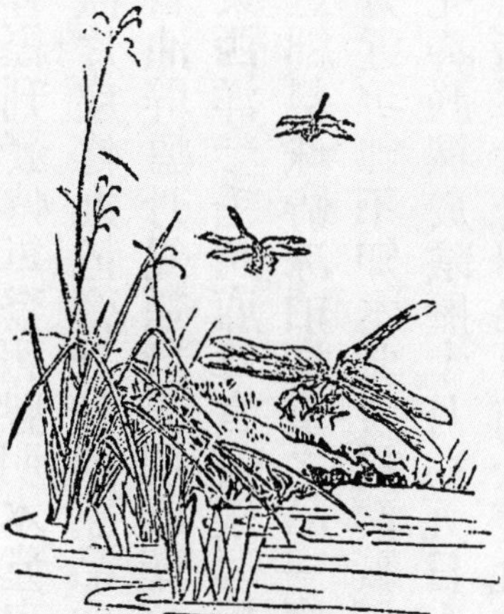

醫話

◎素盦醫話 續第一期

余伯陶

腸結

粵東有一駐防老婦。一日患腹疾。延西醫剖之。以小弓綳其皮。使不能合。乃撥出其腸。見中有一段攣曲如結者。以剪斷其兩頭。復以藥線縫合。仍置故處。隨將創處敷平。不數日。飲食起居如故。怪而問之。曰爾何深信此醫。聽其所爲不之懼、婦曰我十五六歲時。卽得疾。遇西醫以此法治之。後屢發屢割。亦屢愈。曾無所苦。今已十餘次矣。何懼爲。今聞此婦尚健在無恙。此種奇疾。眞所罕聞也。又楊州有人時患喉痛。百醫不效。有醫者。爲用熨斗熾炭烙其舌。始愈。後疾屢作。非此不能愈。最後復患是疾。而前醫不可得。遂死。此病此醫。均可謂雙絕。

祝由科

戶部員外郎周春由鍔言楚人於大樹下覆一缸。謂之社。卽有鬼憑焉。不數年香火遂盛。又云有習祝由科者。多用倒臟法。夜深赴枯廟中倒取神五臟。卽有鬼出而逐之。旋以符咒禁制。鬼遂爲其所用。倒臟至七八次。卽有七八鬼。常常相隨。人有疾者。令鬼治之。卽愈。然爲此者。必先立誓。或廢一官。或絕嗣。或不得善終。止許醉飽。不得取錢。故業此者亦不多也。

蒙古醫生

俞跗能割皮解肌。湔洗腸胃。漱滌五臟。陳珪能刳破腹背。抽割積聚。今其法久不得傳。聞蒙古醫生。尙有能者。

電醫

前數年。時有一西人來申。自稱能以電學治療諸病。應手立愈。然不租屋。每日坐馬車。行馬路中。病者卽就路旁求治。果見有若干痺者。盲者。傴者。癱瘓者。紛紛沿途乞醫。西人略一施治。則痺者能起。盲者能視。傴者能欠伸。癱瘓者立愈。於富貴家有疾者。不藉重金。請其療治。彼卽索巨金。且須先給。此人匝月卽去。獲資無算。而求醫猶不絕。後來者、方且恨知之晚。已而皆無效。再三研究。始知前盲傴之流。皆係使粤人某甲購甯波江北人爲之也。

華醫

粤人某。略知醫術。然不能精。就診者寥寥。貧不能自存。乃輾轉至舊金山。舊金山粤人甚多。而醫生殊鮮。某至稍久。有延之治病者。頗奏效。金山有某西人。以富雄一埠。偶其女病。西醫莫能治。病轉危殆。富人愛女切。徧託知交。爲覓良醫。或有舉某者。咸哂之曰。華醫何足言。且西醫已不能治。何華醫爲。而富急欲女之愈。曰姑延之來。或冀得愈。且業已不救。雖延劣醫。亦不加損也。於是某至。診脈畢。取囊中藥投少許。飲之頗見輕減。又改方服。數日病竟大愈。於是富人大喜。酬以重金。並諸貴重之物。又爲登各報揄揚其事。由是某之名大震。就診者蠭涌而至。某至室、至不能容。乃賃屋中有大房者。房中東西平列長案二。就診者列坐東案之東。及西案之西。某出兩案之中。自南而北。則兩行之人各出右手置案上。某以兩手分按之。某轉身自北而南。則兩行之人。各出左手置案上。某亦以兩手分按之。按訖、某即就囊中取藥分與諸人曰。汝服此卽愈。可勿復來。明日服此。明日病狀當有改變。可再來診。然不知其無藥。又不知其審知何症。故用何藥也。兩行人得藥後各起去。則又來若干人滿其座。如是再三始已。每日皆如是。亦有愈者。故某之名不滅。由是致巨富而歸。

胎脈

杭兵燹前有名醫。一日將軍某公召至署。入內室。一女子卧帳中。出手請診。醫視之胎脈也。見牀側一婢。以小指見示。醫以爲是妾。因署方出見將軍。拱手曰。恭喜恭喜。必產麟兒。將軍默然。命稍坐。久之出曰。君言良是。當奉百金爲贈。醫駭問故。曰君言吾女有娠。刻剖視果然。故以是爲贈。否則當以君頭償也。醫驚悸無措。不能出聲。歸病月餘始愈。

不傳電氣

西人治病之電箱。以手執兩繩之端。電傳入體中。則全身筋脈皆抽搐。他人復以手執此人之臂。其抽搐亦同。雖千萬人無不傳電者。贛縣陳仲騫言。渠家有蠢婢。獨不然。或駭之。曰是蓋中有一人。其鞋底有鉄釘。電已由鉄入地。故不傳他人。陳君曰不然。吾屢易人。試之無不然。何耶。杭州姚君有一蠢婢。亦如是。他人亦時有之。然其人大率蠢愚。蓋其人電氣本少。故卽以電力感之亦不覺也。

以上莊諧選錄

藥別名

唐進士侯甯極撰藥譜一卷。盡出新意。改立別名。凡一百九十品。茲擇其雅而有趣者錄之。黃芩曰苦督郵。石南葉曰冷翠金剛。沈香曰遠秀卿。神麯曰化米先生。白芷曰三閭小玉。甘遂曰隨陽給事中。酸棗仁曰調睡將軍。藿香曰玲瓏霍去病。大黃曰無聲虎。蛇床子曰建陽八座。半夏曰痰宮劈歷。艾曰肚裏屏風。細辛曰綠鬚姜。寄生曰混沌蜈蚣。知母曰孝梗。甘草曰儉密珊瑚。肉豆蔻曰脾家瑞氣。附子曰正坐丹砂。生薑曰百辣雲。枇杷葉曰無憂扇。薄荷葉曰冰侯尉。俱有意義。德州田山薑有病。凡醫者進方。書俗名者不飲也。其新奇之癖。可發一噱。

檳榔

南有劉穆之。以金柈盛檳榔。宴妻兄弟。則此品六朝已尚之。本草檳榔大腹皮子也。

陶隱居曰。尖長而有紫紋者曰檳。圓而矮者曰榔。出交州者小而味甘。出廣州者大而味澀。粵人以蠣房灰染紅包浮留籐葉（俗呼櫓葉）食之。每一包曰一口。按梁陸倕謝安成王賜檳榔一千口。見北戶錄。則口之爲稱。其來久矣。其食也滿口咀嚼。吐汁鮮紅。邱濬贈五羊太守詩云。階下腥臊堆蜆子。口中膿血吐檳榔。此言其鮮者。京師人多嗜此品。雜砂仁荳蔻貯荷包中。竟日細嚼。唇搖齒輾。狀殊可憎。漁洋山人調程給事詩云。趨朝問夜未渠央。聽鼓應官有底忙。行到門前門未啓。轎中端坐喫檳榔。讀之失笑。然程係南海人。固無足怪。今之士大夫每當飯罷。往往躭之。蓋味雖苦澀。久食能辟口臭。固牙齒。蕩滌胃濁。功有獨長也。

一壯

醫人用艾一灼曰一壯。向以爲一撞。謂其墳起如撞物然。而不知非也。埤雅。壯者以壯人爲法。其言若干壯者。爲壯人當以此爲數準也。其餘老弱羸病。量力而加減之耳。

雜俎

◎王不留行

精明醫理學貫古今曰明醫

無病不治無治不中曰神醫

立論驚人方藥庸劣曰儒醫

治疾治民功追岐尹曰國醫

粗工昧理按症索方曰庸醫

不能療疾善於獲利曰福醫

道聽途說孟浪而行曰撞醫

藉醫賣藥利市三倍曰市醫

方藥奇怪不顧人命曰枉醫

診斷分明善於救治曰良醫

發明眞理爲萬世師曰聖醫

長於說理短於治病曰士醫

外有虛名內無實學曰名醫

善於酬酢方藥合時曰時醫

諂譽權貴炫惑鄉愚曰僞醫

擊鼓祈禳念呪書符曰巫醫

嗜三話四藉病詐財曰騙醫

祖父兒孫以醫爲業曰世醫

緣門叫喊借醫糊口曰乞醫

志士演說熱心醫藥興來指天畫地
醫藥同人來稿不絕才堪經天緯地
只看眼前不顧他日彼輩昏天黑地
氣候平和時病不發醫生罵天咒地
醫魔藥蠹末日將來猶在談天說地
請願與學部批不准同人呼天搶地
志願已達名利兩全如登洞天福地
害羣無馬會長得人同人謝天謝地

集會結社倡明醫藥事業驚天動地
投稿本報未經選登請毋恨天怨地
祇知温病不暗傷寒藉口南天北地
聯絡醫藥合力圖存氣燄騰天躍地
取消醫藥醫士失業將來荆天棘地
未達目的力謀進行豫備翻天覆地
醫藥同志不生意見我當禱天拜地
王不留行語語驚人讀之歡天喜地

遠志

◎文苑

蘭坪先生事跡

衛鶴儔

潘蘭坪先生者。吾粵番禺茭塘西村人也。生平性好播琴。喜吟詠。尤邃於醫。當時兒姪輩從師粵城。慮其功課之餘。風寒不慎。飲食不節。因訂外感春温暑濕瀉痢瘧七症方與之。庶免臨渴而掘井。兒姪輩按方服之多效。卽館友亦有遵此法而除病者。迨歲暮負笈而歸。因有學醫之志。作詩以曉之。

小道仍難哉。(兒姪常言業儒之難)誰能信無過。書亦充棟梁。詎易萬卷破。無恆不可作。良庸分勤怠。醫良能濟人。醫庸必賈禍。證不疑似分。藥昧彼此妥。誤用同操刀。敢信無因果。知之惟最佳。業之未必可。學也祿在中。醫豈富而賀。作歌曉爾曹。儒術斯慰我。

同邑陳明府璞贊曰。作者精於醫。而戒其子不爲醫。此眞實本領。絕大見識。慈悲心事。其語不徒訓子。可與世上一切學醫者讀之。

同邑陳少伯部郎景伊題。

蘭坪先生質性冲雅。學養精純。禪味尤深。醫道乃其餘事耳。謹以奉跋。

吾愛潘先生。皎皎無一塵。寒潭印秋月。相見以天眞。妙悟老莊旨。翛然懷葛民。滿腔盡生意著手皆成春。舉世重勢利。斯人忘富貧。相逢話片時。悠然思古人。

神州醫藥學報校勘記第六期

錢縉甫

醫貫切病論　謂方須切病猶作文者之切題然則世有習用套葯者猶作文者不管題目尙有佳文耶尙能倖中耶

衞生原理論　說得極鬯達但王君說亦不可廢篇中引四氣調神論云云可刪去只言外不受八風所傷害內無逆四時之藏氣加以飲食有節起居有常自無致病之由足以賅括矣

氣化原則論　前路說精氣二字分析極清楚中間有云不明氣化不足以言醫又云如外感內傷醫書所載雖有經絡臟腑之分而總其原實由氣病究非形病又云人身之氣血有病聲音色脈卽隨之變遷四診之法若精斯病情莫遁此皆要論非平日大有工夫者不能道也

景景室醫話　治袁姓兒一案辨症極清晰知其爲濕溫用藥卽從濕火着力因熱多濕少故清熱爲主痰藥只用一味治鄒君一案憑脈投藥故敢於用重藥皆足

爲法

隱溪醫案　两案敘病情極淸斷語極確用藥亦俱合度

醫譚二則　所論皆確非故詆西醫從臾二字疑是慫恿二字之訛

神州醫藥學報校勘記第七期

論醫藥學業與社會學科之關係　所列科學表極詳備然學中醫已苦不易若再加入如許科學逐項研究勢必博而不精愚意生理學病理學物理學衛生學心理學此不可少者其餘無研究之必要也

左肝右脾釋疑　陳義甚高但醫道究重實際似此空談名理恐引人走入魔道肝左之說一言可了肝之體在右其用則在左醫家所論大概指用言如孔子說心曰操則存舍則亡出入無時莫知其鄉亦明明指用言否則心在人身中塊然一物何能出入無時乎蓋五臟各具一體一用體者血肉有形用則本乎氣化運行周身而無形者也

眼科借鏡　以電燈爲比喻極精當結處言業眼科者當從內科入手尤爲扼要之

談

燥濕證新論　燥溼二字相反曰燥濕症似乎不成爲病名豈知燥症兼溼往往有之卽如今秋余得伏暑證口不渴而便溏濕重明甚然有時便溏之後忽下如栗子硬矢五六枚共有四五次此非燥氣所結而何於此可見溼體感受燥氣則燥與溼每各樹一幟成燥溼症不得謂無此病也篇中所論多經驗之言後叚生地力汁力字應改爲栗

論手術　極言西醫手術之危害不獨有益於中醫實於華人生命大有益也

答復包君識生駁中華醫學白話報書　云暑温之大主腦在有汗經云暑但與汗出勿止無汗卽不得謂之暑温此說太泥暑温證儘有無汗者至經言暑當與汗皆出勿止是言暑證宜汗若有汗切勿止之此以示治病者也作者乃據此爲暑温必有汗之鐵證無怪包君之再駁已（暑當與汗皆出用原文見內經熱論篇但字應改）

答沈君少卿書　引說文謂温卽是熱熱卽是暑其實非許先生之意温熱暑三字

散文自通若專用則言各有當如春温夏暑不能言春暑夏温何至毫無分別至沈君謂暑乃溼熱相合而成此說亦本前人未可厚非蓋濕熱症人多有之如謂濕與熱截然二物不能并爲一病此偏執之見也

醫藥雜俎

周伯華稿

甄權

甄權精究醫術爲天下最年一百三歲唐太宗幸其宅拜朝散大夫（譚賓錄）

秦鳴鶴

唐高宗苦風眩目不能視召侍醫秦鳴鶴診之秦曰風毒上攻若刺頭出少血愈矣太后自簾中怒曰此可斬也天子頭上豈是出血處耶鳴鶴叩頭請命上曰醫人議病不加罪且朕頭重悶殆不能忍出血未必不佳朕意决矣命刺之鳴鶴刺百會及腦戶出血上曰吾眼明矣言未畢后自簾中頂禮以謝之曰此天賜我師也躬負繒寶以遺之

雜俎 八

太醫令

太醫令掌醫療之法其屬有四一曰醫師二曰針師三曰按摩師四曰呪禁師（唐書百官志）

醫學博士

貞觀三年諸州府置醫藥博士開元十五年始置醫藥博士爲醫學博士（事物紀原）

藥園師

藥園師以時種蒔收採諸藥凡藥有根葉花實草木骨肉之異及有毒無毒陰乾曬乾採造時月皆分別焉皆辨其所出州土每歲貯納擇其良者而進焉（唐六典）

考其能否

療勅太常於閑廠之處別立一館使京畿內外疾病之徒咸令居處嚴勑醫署分師帝治考其能否而行賞罰（魏書宣武帝紀）

校醫術優者

雍熙四年九月癸亥校醫術優者爲翰林學生（宋史太宗紀）

十三科

其隨路學校每歲出降十三科疑難題目具呈太醫院發下諸路醫學令生員依式習課醫義年終置薄解納送本司以定其優劣焉（元史選舉志）

蘘荷治蠱

庶民掌除蠱毒以嘉草攻之　注嘉草者蘘荷與茜也（周禮）

飛蠱

江嶺之間有飛蠱其來也有聲不見形如鳥鳴啾啾喞喞然中人卽爲痢便血醫藥多不瘥旬日間卽不救（朝野僉載）

薇蘅

均州天心山中生異草名曰薇蘅有風不偃無風獨搖（太平寰宇記）

茶愈腦痛

隋文帝微時夢神易其腦骨自爾腦痛忽遇一僧曰山中有茗煮而飲之當愈帝服之有效由是天下競採而飲之（隋書）

蔗漿醒酒

大藥蔗漿析朝酲　注曰甘蔗汁爲漿醒病酒也（禮樂志）

青精飯

豈無青精飯使我顏色好　注曰青精一名南天燭（杜甫詩）

菖蒲花

菖蒲花食之延年（風俗通）番禺中有一澗中生菖蒲皆一寸九節（南方草木狀）

藥實靈品爰迺輔性除痾衞福蠲邪養正縹色外妍金色內映草經所珍山圖是詠

江淹菖蒲頌

半湯泉

縣東南三十五里有湯泉半冷半溫共同一壑謂之半湯泉張勃云冷水夏濯可以清暑溫水冬浴可攘寒云（江乘地記）

良藥苦口

孔子曰良藥苦口而利於病忠言逆耳而利於行

三折肱

齊高彊曰三折肱知爲良醫（左傳定十三年）

藥萬變

譬之若良藥病萬變藥亦萬變病變而藥不變嚮之壽民今爲殤子矣（呂氏春秋）

聚畜百藥

孟夏之月聚畜百藥（禮記月令）

大黃治疫

耶律楚材有前知之明預備大黃以治疫一時計活萬餘人（元史）

芍藥醬

芍藥制食毒古有製醬合蘭桂五味以佐諸食（爾雅翼）

雜俎 十二

青囊

欲蠲人之忿贈青囊青囊一名合歡稽康種之於舍前（古今注）

療愁花

萱草一名紫萱吳中呼爲療愁花（述異記）

甘谷

南陽甘谷在酈縣谷水甘美云其山有大菊花水從山上流下得其滋液谷中有三十餘家不復穿井悉飲此水上壽百二三十中百餘下七八十菊花輕身益氣令人堅强故也司空王暢太尉劉寬多患風眩袁隗爲南陽太守聞有此事令酈縣月送水二十斛諸公飲食用之悉得瘳（風俗通）

槐實明目

庾肩吾常服槐實年九十餘目看細書鬚髮皆黑（梁書）

楊梅仁

王嶷守會稽童貫時用事貫苦脚氣或云楊梅仁可療嶷裒五十石有驗（揮塵錄）

定價表

費須先惠空函恕寄
概收大洋銀毫加水

定價

項目	一月一冊	半年六冊	全年十二冊
現款及匯兌	二角	八角	一元五角

郵票以三分之內者五份以上不收郵票

郵費

本國	一分	六分	一角二分
日本	二分	一角二分	二角四分
外國	三分	一角八分	三角六分

廣告

等第	地位	一月	半年	全年
特別	一面	二十元	一百元	一百六十元
特別	半面	十二元	六十元	一百元
普通	一面	十二元	六十元	一百元
普通	半面	七元	三十五元	六十元

聲明

特別	告	論後正面概作特別本刻電版
普通	白	後頁夾張俱是普通費須外加

中華民國三年二月十五日
第二年第二期

版權所有

編輯者　神州醫藥學報社
編輯所　上海三馬路小花園寶安里　神州醫藥學報社
印刷所　上海六馬路松盛衖　東方書局
總發行所　上海三馬路小花園寶安里　神州醫藥總會

上海四馬路
五洲大藥房

藥名 ＼ 功効 ＼ 人身	男	女	老	少	每瓶	每打
人造自來血	房勞過度者 思慮過多者 面黃肌瘦者	血分不充者 月信失常者 產後胎前者	血氣衰耗者 精神困頓者 身弱多病者	乳水不足者 先天已虧者 多病者	大二元 小一元二	二十元 十二元
非洲樹皮丸	身弱體衰者 少運動者 遺精者				大二元 小一元二	二十元 十二元
助肺呼吸香膠	咳嗽多痰者 操勞過度者 有肺病者	同男子	氣喘者 痰多者 食不消化者	急慢驚風者 百日咳者 傷風咳嗽者	大箱四元 小箱二元	四十元 二十元
補天汁	脾胃病者 好色過度者 精神短少者	經水各症	血衰者	先天不足者	大二元 小一元二	二十元 十二元
魚肝油精丸	咳嗽痰喘者 心腎肺病者 皮膚病者	赤帶白帶者 少乳者 腰酸骨痛者	年老各病	蟲癪消瘦者 先天不足者 疳癆者	一元	十元
月月紅	不能服	婦科百症		不必服	一元	十元
女界寶	不能服	婦科百症		不必服	一元	十元

中華民國郵政局特准掛號認爲新聞紙類

每月一册淮陽
歷十五日發行

神州醫藥學報

（第二年第三册）
民國三年三月十五出版

緊要通告

啓者本會頃奉　大總統發下國務院本會請願批示一則原批照錄于下以便各埠同志速爲組織分會聯絡進行俾醫藥前途得獲良好效果

國務院批　第三十五號原具呈人神州醫藥總會會長余德壎等奉大總統發下原呈閱悉查中國醫學肇自上古傳人代起統系昭然在學術固已蔚爲專科即民生亦資其利賴前此部定醫學課程專取西法良以竝行不至疑事無功先其所急致難兼採初非有廢棄中醫之意也來呈陳述理由五端尙屬持之有故擬辦各事亦均具有條理除釐定中醫學校科程一節暫從緩議外其餘各節應准分別籌辦仍仰隨時呈明地方行政長官立案俾資查考而便維持此批

神州醫藥總會謹錄

本報啓事一

揚州閱報諸君鑒日前由揚州信局寄來小洋七角並報九册未書明發寄人姓名亦無函件字條本館無從入賬望即來函告知爲盼況値此醫藥存亡續絕之秋吾輩當奮力聯合挽此危機幸勿作悲觀主義也

本報啓事二

敬啓者本報去年出版七期蒙各同志賞閱不勝感激報費業已繳淸者亦不少惟前期有發票寄奉而未將報資擲下者務懇將報款速爲賜下以充資本以維報務將來神州醫藥之發達皆賴諸君子贊助之力也

本報啓事三

本報圖畫一門刻擬將各同志小照印入且將其歷史事跡附于尊照之後俾海內同志知其名而識其人日後訂成列傳流傳千古誠醫林之雅事亘古未有之盛舉

本報啓事 二

也贊成者望速來函接洽辦法列后

姓名

年歲

籍貫 省 府 縣 鄉鎮

歷史

事跡

著述

以上祈照式塡就以便編成傳畧

小照一張四寸六寸俱可

紙張銅版費每人三元

每五十人訂成一册除上報不計外奉贈一册不另取費

本報啓事四

本報啓事

投稿諸君鑒本報自三期起與印刷局訂定合同准于陽歷十五號出版不誤以後稿件務請陽歷一號以前寄到以備編輯否則下期始能刊入惟各埠醫藥界新聞及醫會開會紀事投稿者甚少祈諸君留意採錄俾醫藥進行前途實非淺鮮

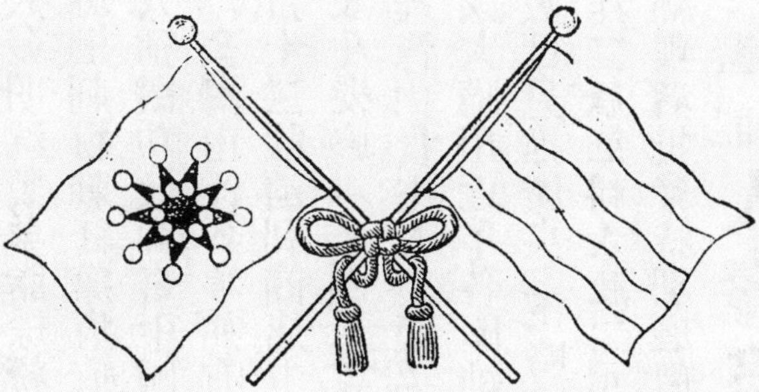

海外稱奇

沈製鏡面散

第念次運赴大英國倫敦

本主人發明沈製羊脂珠粉鏡面散専治男女老幼面上煙容雀斑酒刺粉刺紅瘰瘡疤油光晦暗黄黑等類行銷將十年人人稱讚功效神奇中國各埠各藥房均有經售法京巴黎香港臺灣南洋各埠亦有寄售　今接英國倫敦蘇蘭格街一百十二號泊利商店主人林贊森君第二十次來批鏡面散及生髮膠（來函云尊製鏡面散等小號經理六年日漸發達皆由貴主人製藥認眞確有藥到病除之能力始銷惟中國人購用近年各國紳商漸知鏡面散有移醜成美之妙銷數日見推廣矣（下略）鏡面散售價雙料重加羊脂珠粉每洋二瓶每料六瓶二元五角每瓶二角五分如外埠各號欲經理者批發特別廉價銀信寄郵政局最妥

藍龍商標 **人壽醫藥室啓**

總發行在上海山西路即盆湯弄大街只此一家

各省大藥房均有寄售

徵文

業師張聿青先生行述

先生諱乃脩字聿青江蘇常州籍府君某前清諸生以武孝廉任無錫守備兼知醫理以積德稱先生博覽經史能曉大義洪楊平後赴試江陰因號屋低濕得末疾歸而屏棄八股專心壹志於醫學名其齋曰師竹年餘不窺園庭遠求金匱玉函之秘近造喻葉薛徐之室於時病雜症均推仁術居錫數十年醫聲翕然遠至如歸按察杜小舫學政龍芝蓀提督歐陽利見鎮軍費毓卿諸公政界鉅子功業炳然顧皆深服其學晚年厭囂更號且休館主乙未游海上小農因視丈蘭舫榮君瑞馨之介得親受業嘗謂讀書宜知扼要尤貴闕其所疑臨證慎思明辨毋隨衆爲疑信於疑難症亦不可輕心掉之宜別出心裁以蘄其痊旅滬十餘年醫癒大症皆治人所不能治精思卓識時論崇之謂遠過淸谿陳氏前淸光緒間徵召名醫毗陵盛紳擬薦師以年老不任遠行辭光緒乙巳十月卒於上海春秋六十有二遺著有醫論治案若

徵文　二

千卷錄存待刊哲嗣慕恃行道溫州胞姪蕙生賡續梁溪學子從游者四十餘衆浙嘉夏進士之森常熟蕭明經中孚皆有聲於時

附告　先生遺著擬請

大文豪作序或賜傳贊寄無錫西門外棉花巷周小農收自當冠之首錄什襲待刊先擬以拙刻方書奉酬藉誌紀念

無錫小農周鎮啓

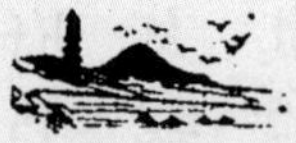

神州醫藥學報第二年第三期目錄

◉論說

◉學說

病理學

第二年第三期

●小說

●雜俎

第二年第三期

目錄

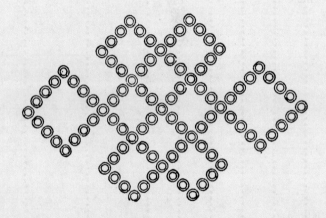

四

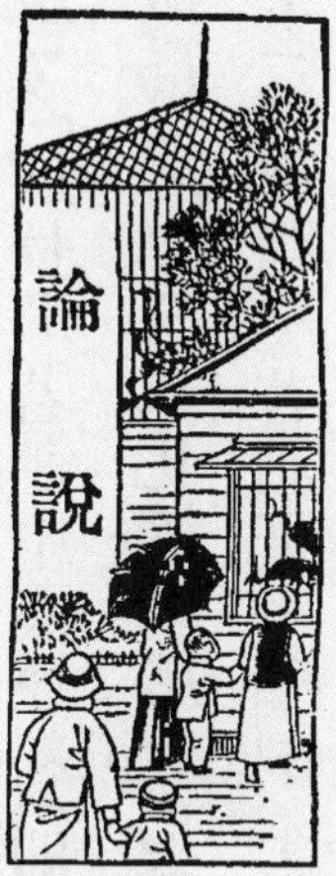

汪總長擬廢中醫中藥感言

（藥界頑鐵）

夫前清之亡。亡于改革。辛亥以來。改革之機。較前清而尤奮迅。政體既師美法。其他如新官制也。代議院。設律師也。朝野摹倣歐西。甚至衣必西裝。食須大餐。住非洋房。不適其性。自由成風。尊卑平等。自表面觀之。事事趨步泰西。然外交之失敗如斯。內亂叢生。工商失業。學子廢讀。農夫輟耕。老弱轉于溝壑。以上種種。更不如前。其困難之原因。皆在于效法歐美。襲其皮毛。棄吾國粹。歐美之長未得。而吾國素有之美。棄之殆盡。政府不思保存。猶復從而蹂躪之。逞其喜新厭故之思。出此拔本塞源之舉。

閱神州醫藥學報。（第二年第一册緊要新聞欄內）云。京師醫學會代表往敎育部進謁汪總長。請爲立案。汪總長對該代表云。余决意今後廢去中醫。不用中藥。所請立案一節。難以照准云。如果此言確實。則不知汪總長。抱何種方針。吾不得而知。嗟乎。總長其欲促吾同胞之生命耶。抑欲擴充外人之醫藥耶。由前之說。吾國雖不講衛生學。而國民之壽。平均算之。較之歐美不相上下。由後之說。如廢中醫藥。而用西醫藥。試問吾國人之習西醫者。幾何。學術優美。富有經驗者。幾人。能敷吾國民之診視否。藥品之原料。能自化驗。而有效力者。幾種。專門理化學。兼有藥劑師之學者幾人。吾華人習西醫之人數。不足以給華人病者之求。勢必棄中藥而購舶來品。則年增數萬萬漏巵。非惟利權外溢。而國民生死之權。操之外人。吾國民可恥孰甚焉。且鄙人不解汪總長之崇西抑中。何所見而云然。竊思吾國民。號稱四萬萬。自古迄今。傳衍數千年。豈非中醫中藥保存之力耶。此中醫藥之不可漠視也明甚。若謂中醫藥之不合于現世界。則年來東西洋人。搜羅吾古醫學書籍。不惜鉅資。携以歸國。豈非襲取吾之所長耶。若謂中藥原料(即天然品)無效力。則每歲輸出大黃等數百萬。緣彼器械之精良。或化液。或磨末。仍銷吾國。豈一經西人之手。化腐朽爲神奇耶。此中藥之效驗明矣。若謂吾中藥劑。不足以治病。則吾丸散膏丹之銷運外洋者。又甚廣。其最著名者。首推六神丸之暢銷于日本也。彼邦人視之。猶若無上寶丹。惜乎藥肆主人。視各種告白不足重輕。無廣告之介紹。雖有靈丹妙藥。猶之玉埋于石。誰知石中之有玉也。至于中醫藥界。積弊甚深。毋須諱飾。政府果能考選之。改革之。取締之。此政府之責也。亦吾儕之所樂從耳。今若不論其是非得失。而廢中醫中藥。猶因噎而廢食也。我不知汪總長抱何種方針。何等計畫。我無以名之。名之曰洋迷之尤者。悲夫、非惟吾醫藥界中人受其害。而吾國四萬萬同胞。不轉于溝壑者幾希。

●中華醫藥當求自保論

杜靜仙

今之好異者流。甘仰外人之鼻息。飲食非舶來之品不足以飫其大嚼。藥物非舶來之品。不足以副其奢望。非盡毀我國之精華不足以稱快。非盡譽彼區之糟粕不足以言奇。始由一心之偏。繼由風尚之移。至於近時。而中醫中藥。幾有天然淘汰之虞矣。夫然者。豈吾中醫中藥之罪哉。

吾聞西藥未入吾國以前。服中藥者。因歷有年。未聞盡係夭折。而西藥既入吾國以後服西藥者亦歷有年未聞皆爲長壽且中人之胃與西藥之性。多格不入。第彼所據者形質於板滯中尋門徑不能探賾而索隱吾所研者理氣於活潑中求望聞實能知化以窮神矧彼動言剖割。於外傷兩科尙稱神效至症關臟腑可不必剖割而得生奚必剖割而冒死即或經剖割而幸存一息未見經剖割而得活數年者殊可知臟腑猶無縫天衣。非若鐘若表。可換輪機。尙輾轉自若也。彼今廢神農之醫藥者。直若廢孔聖大道之類也。我華若無孔聖之道德。而人心盡死。故廢而仍興。我華如無神農之醫藥。而人種盡滅。乃廢而當保。夫保之即所以衛之之義也。如孤城之陷於敵寇焉。當思如何修我戈矛。如何堅我壁壘。務當旗鼓再厲。戮力向前得衛此城於磐石之安也。亦保之即所以禦之之意也。如孤舟之陷入旋渦然。當思如何弭彼衝風如何挽彼狂瀾。務當篙櫓齊施同心共濟。得禦此舟於彼岸之穩也。故吾不憂吾醫之廢特憂吾醫之不精以名而害實也不憂吾藥之廢特憂吾藥之不良以僞而亂眞也矯此弊病。而求所以保之之法則惟善求諸己而已。茲特大聲疾呼曰同志同志同心同心務發憤以爲雄務自強而勿息切勿以一疾之微忽焉而不究究焉而不詳。一藥之細。棄焉而不擇。擇焉而不精。並勿以一得而傲世。一是而非人。不知者當求其所以知。已覺者當表其何以覺。彼此之智識而交換之。遠近之聲氣而通同之。古今絕續之幾。當力爭一息以保之。天人艱苦之任。當強荷一肩以保之。夫保之誠是也。但保之非人保之也。乃自保之也。亦非一人保之也。當合羣策羣力以保之也。鄙人雖愚。當力步諸君之後塵。以從事也。

論檢疫

杜子良

夫疫者。不正之氣也。非物也。無形可覩。無跡可尋。安可得而檢乎。疫而可檢。則風亦可捕。影亦可捉矣。甚矣西人之愚也。有慈善之名。而無慈善之實。徒以檢查爲事。而不講求弭疫愈疫之良法。或曰。西人以檢查疫癘爲名。以擴張勢力爲實。此語吾未敢信。果爾。則西人非愚。而受檢受查之華人乃眞愚也。推西人檢疫之用心。並不重視有疫之人。而護之。而愈之。惟重視有疫之地。而檢之。而查之。一見病疫之人。非拒而不納。即拘而藥之。失其自由。不論其體質之如何。不論其對症與否。致令已疫者。

速其死。未疫者。速其病。甚有指瘦弱之人。及非疫之病。謂爲有疫而强藥之。以神其檢驗之能。旣藥之後。而病而死。復証其有疫之實。其心更不堪問矣。以致行旅之人。見者傷心。聞者裹足。此固西醫之推波助瀾。又豈西人慈善之本心所及料哉。即就西醫檢査有疫之埠。所報死疫之數。動以千計萬計。未聞因檢査而少也。內地亦有有疫之時。死者並不如是之衆也。足見雖檢雖査。而仍不能免於疫也。檢査之無益。可以恍然矣。中醫有避疫之法。無檢疫之說。避疫之法無他。少斲喪。節飲食。潔居處。正氣存內。邪不可干。此外皆捨本逐末之談。無裨實濟。西人狃於形質之推求。必欲以檢査爲能事。雖病行旅。擾閭閻。所不計也。要知檢疫之說。誤於西醫學術之偏。强以無形之疫。視爲有形之物。檢之査之。眞無異於捕風捉影矣。

●論鼠疫

前人

鼠疫之說。倡之西醫。檢之査之。不遺餘力。有疫之家。捕其鼠。拘其人。燎其衣。焚其屋。雷厲風行。其疫宜可止矣。而流行如故。死者動以千計萬計。其故何哉。蓋不揣其本。

而齊其末耳。內經論疫有五。即金木水火土。五行之疫是也。疫病異於他病。一家一村一方。互相傳染。遠近咸若。金疫即燥疫。木疫即風疫。火疫即溫疫。水疫即寒疫。土疫即濕疫。五疫之中。溫疫濕疫，害人最厲。風疫寒疫次之。燥疫又次之。世人所知者。惟溫疫。他疫不甚留意也。西人獨重鼠疫。以爲世苟無鼠。則疫可不生。大有滅此朝食之概。然而徒自擾擾。無補事實。夫疫不專鍾於鼠。鼠特感疫之一耳。六畜之中。馬牛羊雞犬豕。皆能感疫。而西醫並不論及。獨於鼠搜尋不已。我爲鼠寃。鼠性狡黠。晝伏夜動。穴土而居。地有疫氣。鼠先受之。而病而死。是鼠因疫而死。非疫自鼠而生也。鼠誠可厭之物。滅之不爲過。若曰疫自鼠生。未免厚誣。鼠滅而疫可止。猶可說也。鼠滅而疫如故。可以憬然矣。且無疫之時。不疫之地。人家未嘗無鼠。何以鼠又不死。足見疫非鼠釀。實由鼠先感疫也。今執死鼠而曰疫專在是。何異於掘地見泉而曰水專在是。有是理乎。夫疫有天行、地氣、人事、三者之殊。久雨久旱。乍熱乍寒。足以釀天行之疫。江海泛溢。濕土溽蒸。足以釀地氣之疫。大兵之後。屍氣薰蒸。小戶之家。污穢狼藉。足以釀人事之疫。不於三者之中。求其所以弭疫愈疫之良法。而惟鼠輩是咎。

檢之杳之。何其傎也。且病疫之家。藜藿者多。而膏粱者少。凡膏粱病疫者。多係精虛斲喪之流也。若體素充實。雖日涉有疫之境。疫氣絕不能干之。何哉。無隙可乘也。治疫之法。不論鼠疫何疫。但須辨其是溫是濕是風是寒是燥。分別施治。大旨不外程山齡氏之來路兩條。去路三條。及楊栗山分上中下三焦。逐穢解毒之旨。松峰說疫、避疫、辟疫、諸方。奈何不此之務。而惟鼠子是責。鼠固不幸。而人遭池魚之殃。及則尤不幸也。

論南洋星加坡華人不善用瀉藥之害

粵東黃眉孫

天下無形之殺人。較有形之殺人更酷。毛瑟也。刀劍也。人皆畏而避之。因其可以殺人也。瀉丸也。瀉油也。人獨親而近之。其故何哉。貪急功。求速效也。夫瀉藥果中病。則愈病至捷。取效甚速。人人知之矣。而南洋華僑。因其偶中。遂恃爲妙藥。凡有疾病。每多不審寒熱。不請醫生。一以瀉藥治之。烏乎可哉。凡內傷諸症之不宜概用瀉藥。無論矣。外感之來。不外風寒暑濕燥火六端。六者之中。唯風寒生病者最多。故仲景傷寒。太陽少陽陽明諸症。六經分治。至詳至盡。至用大小承氣。及抵當湯。必俟少腹硬痛。及有燥屎諸症。然後瀉之。永無後患也。今華僑一見頭痛發熱。不知病在何經。妄用瀉藥。蓋邪在三陽經絡之中。而瀉腸胃之火。邪仍伏于經絡間。纏綿不愈。百病悉作。危乎殆哉。至于暑濕之病。多從口鼻皮膚而入。以致頭暈腹痛。嘔吐瀉泄。甚或成攪腸痧烏痧瘴諸病。此等症候。宜瀉者少。不宜瀉者多。蓋該病由皮膚而入經絡。由經絡而入臟腑。邪在上部。而妄下之。不特引邪入裏。在下焦無賊處用兵。且上中焦之暑濕。必漸漸隨瀉泄而下。變爲赤白痢疾。甚成噤口惡症。因此致命者多矣。至于燥火之症。實熱鬱結。非用釜底抽薪之法治之。不易見效。然必年少壯盛。有實火者。方無損元氣。至如老弱之虛火上浮。心火肝火鬱結。或疎通。或清解。或引火歸原。兩三劑藥。可以全愈。如屢用瀉藥。則身體愈弱。火愈炎上。逼成三消痰火之症矣。可不戒哉。又如花柳諸疾。如咸瘄蚊果。楊梅天泡。其受病之由。因腎經受毒。腎爲諸經統會之所。經絡受毒。傳至臟腑。上中下三焦。牽連而病。宜分陰陽虛實。涼血解穢。外敷藥散。多用洗藥。使毒之近大小腸者。由大小便出。毒之近皮膚經絡者。由皮膚經絡出。乃爲至善法門。若畏人知。妄用瀉藥。則上焦之毒。非瀉可除。恐上攻頭目。即一時漸愈。後必再發。復瀉則恐致脚軟足腫之病。不瀉又無捷法。此中之誤人多矣。顧或謂本坡花柳諸疾。多以瀉藥治愈者何哉。余曰。花街柳巷中。腎先受毒。毒氣透入膀胱。當前後兼治。方無後患。余意亦謂有宜用瀉法者也。宜瀉而不專恃夫瀉也。蓋膀胱受病。毒攻入小腸。而小腸下口爲大腸。大腸透穀道。大瀉之後。是減小腸之毒一半。其輕者淺者。則似愈而實非全愈也。故鯉鰕鵝肉。羊肉韭菜等物。在所必戒者。因腎經膀胱。部位在前。大腸穀道。部位在後。毒由前受。尚未解盡。僅瀉泄大腸後部之毒。則前部之毒。伏于腎經。一不戒口。病復發矣。余見瀉泄之後。瘡毒雖愈。變成赤白濁症。片墜疝氣。沙淋血淋。經年不愈。皆因用瀉丸之時。未加入利小便解腎毒諸品。致毒留膀胱。百病叢起也。余詳考西醫用藥。皆以治病爲主。以瀉藥爲佐使。華人不察。以爲洋醫治疾。多用瀉法。乃遂不論症候。不請醫生。妄行瀉泄。不知西人多食燒烤。禀質壯健。腸胃蓄熱。故服瀉藥無害。華人食品。湯水多而燒烤少。與西人異。且累誤于瀉。致丹田無火。日衰虛弱。近數年來。參茸肉桂。附子干羌諸品。南洋日見暢消。

且因累瀉以致胃絕者。日多月盛。即幸而不死。下元無火。足力衰弱。怕食寒涼。痰火痨嗽之症。伏于無形。亦與死爲隣耳。予來此地。不忍同胞。至死不悟。所以苦口直陳。使我華僑同胞。知無形之殺人。甚于有形之殺人。庶不負予之苦心也乎。嗟嗟。妄投藥物。皆足以致死。豈獨瀉藥也乎哉。

●醫藥危言（續二期）

中西醫藥優劣之比較

包識生

一解剖學之比較

中西醫藥。各有長處。亦各有短處。中西醫士。各有精良。亦各有庸劣。此爲明達者所共見也。然西醫之激烈派。往往闢中醫學說爲迂腐之談。揭摘一二短處。即謂中醫之技能。於斯而已矣。中醫之頑固派。則稱西醫學說爲怪誕。亦指摘其一二短處。以爲西醫學說。不足信也。斯二者。皆一偏之論耳。今就其優劣而比較之。他山之助。未始非醫藥前途之幸。

解剖學者。即內經臟腑經脈等篇是也。內經論臟腑經脈。雖不如西學之詳細。然其大致。實與西醫學說無二。所微有不同者。腦筋、脺臟、精囊、靜脈、三焦、心包、六者而已。然腦筋即內經之太陽脉也。經曰。太陽之脉。起于目內眥。上額交巔。絡項循背至足。言其總幹也。太陽爲十二經之長。其經脉地位至廣。穴道最多。五臟六腑。包括無遺。西學論腦筋。亦謂臟腑軀殼。無處不無腦氣筋。是則太陽經與腦筋。異名而實同。脺臟中醫雖無其名。然脺臟不是獨立之臟。乃附屬于脾。爲脾臟傳導之具。中醫言脾主消化。西醫言脺臟之液。能消化食物。是則脾也脺也。二而一者也。且脺附生于脾。誠是脾臟之屬物。若腸外之油膜然。精囊一名睾丸。又名外腎。亦爲腎之附屬品也。西藥言精囊生精。中醫言腎藏精。曰生曰藏。皆精氣之所由出。且外腎根于腰脊。附屬于腎。(精洩過度則腰脊疼痛可爲明証)靜脈中名絡脈。一名青脉。西學一名迴血管。言血由動脉而出。由靜而迴。中學亦曰營衛行于週身。如環無端。週而復始。是則動靜脉。爲氣血循環之道。中外一辭也。三焦爲軀殼之三部。自心窩以上曰上焦。心窩至臍曰中焦。臍至少腹爲下焦。心包一名膻中。居胸中心臟之位。皆有名而無形。一爲身體三部之位置。一爲五臟之中心點也。一表一裏。一陰一陽。是中醫生理病之根本。西醫無此學說。妄指腸膜爲三焦。又中長而西短也。若謂左肝右脾之說。是言其用。非言其位置。乃中醫陰陽氣化之道也。（如左脇痛平肝右脇痛降治氣病皆奇中）但解剖圖畫。爲目力所能到。則西人可謂無微不至。以有各種攝影寫眞之科學爲之輔助。（然中醫之穴道及同身寸量人身骨格之長短毫無差訛亦一長處也）故能惟妙惟肖也。由是觀之。解剖學。中醫雖不及西醫然。亦不致大相背謬。至生理學。則吾中醫之長處勝西醫多矣。今就臟腑之生理而比較之。

二生理之比較

經者心者君主之官。神明出焉。神明者。神妙靈明之所由生也。即知覺之謂也。西醫則曰。知覺出于腦。是則爲西醫之短處矣。何則、夫腦者。精神藏聚之所也。非精神之出處也。腦房如電池。腦筋如電絲。其生電之機。另有一種也。其機即心是已。試觀用心過度之人。其心必怔忡作跳。健忘隨之。大驚大恐。心中忽然大跳。又如勞心極度。必患心氣痛。百務交集。其心必煩而不眠。此四者。可爲知覺屬心之鐵証。腦與腦筋。

但爲其傳神而已矣。內經又曰。心生血。西醫曰。心臟爲血液循環之總器。中西之論理同同也。經曰脾胃者。倉廩之官。五味出焉。西醫亦曰脺液胃液能消化食物。內經曰。肺主氣。西醫亦曰。肺納空氣。司呼吸。經曰腎主液。西醫亦曰。腎爲秘溺器。經曰肝藏血。西醫亦曰。肝能分秘血中之膽汁。經曰。小腸者。受盛之官。化物出焉。西醫亦曰。食物入腸。化爲糜粥。經曰。膀胱爲州都之官。津液藏焉。西醫亦曰。膀胱爲排尿器。凡此數端西醫所說學理。無不與經文脗合。但經文有腎藏志。脾藏意。心藏神。肺藏魄。肝藏魂。肝主怒。肺主悲。心主喜。脾主欲。腎主恐。更有六經氣血循環之時刻。（如瘧如潮熱其時刻不爽又如拳師點穴情立能限日死人可見時刻非妄）男以氣爲主。女以血爲主。男爲坎陽。女爲離陰。（說見一期天眞論）陽時左鼻氣通。陰時右鼻氣通。爲西醫學說之所無。彼此相較。可見生理學之中長而西短矣。

三衞生之比較

衞生學。爲人體健康之所繫。內經四氣調神等論。形式之衞生也。上古天眞等論。精神之衞生也。形式之衞生。祇可避風寒。除疥癩而已。若精神上之衞生。小而試之。可延年却病。大而用之。可出神入化。靈素也。南華也。陰符黃庭道德也。皆論精神之衛生者也。其他丹經子書。汗牛充棟。豈西人之潔衣美食華屋廣居之談。可同日而語也。近世講求衛生者。不從根本上著想。徒防傳染。拘囚無疾之人。强服治疫之藥。此豈足以盡衛生之道耶。强權而已矣。而已則華居美食。人則宿露餐風。此之所謂公衆衛生耶。嗚呼人道之賊。

（未完）

英大馬路西市

童葆元祥記參藥鋪大開張

蘇葆元藥鋪自辛亥春盤與童氏爲業於民國二年五月始改爲童葆元曾經刊發傳單登報聲明本堂自運各省道地藥材選製門市飲片虔修丸散膏丹杜煎諸品仙膠各種花露藥酒奇効痧藥香油辟瘟丹錫類散光明眼藥萬應靈膏發兌吉林高麗人參東西洋參毛角鹿茸官燕銀耳野术肉桂眞犀牛黃伽南沉香暨細料珠麝冰珀貴重之品一應俱全改組以來時閱三載遠方近埠無不知本堂貨眞價實極蒙歡迎茲當裝修工竣佈置完善謹擇於陰歷十月初九日大開張發售足三年陳虎鹿龜驢諸膠景岳關鹿百補全鹿丸並各種補益之劑本主人宏濟爲心凡採辦各藥無不精益求精修合諸方尤必實事求是倘蒙　各界惠顧認明童葆元祥記牌號坐北朝南石庫門面九老爲記自當竭誠相待以廣招徠而圖久遠恐未週知特此佈告

童葆元祥記謹啓

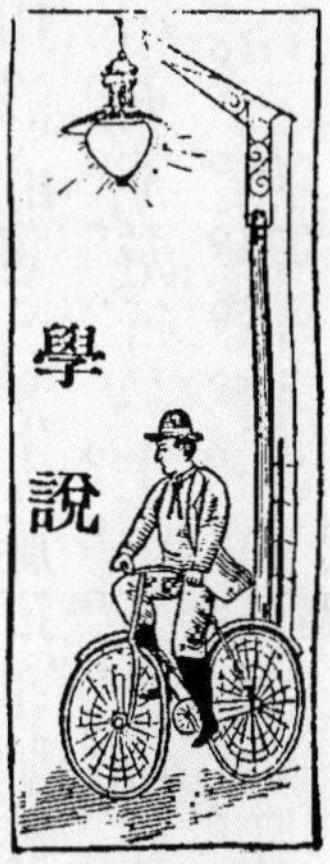

●病理學

◎三陰三陽講義（傷寒門徑之二）

陳伯壇

太陽陽明少陽爲三陽太陰少陰厥陰爲三陰三陽之上寒燥火三陰之上濕熱風三陽之中見三陰三陰之中見三陽此在天之六氣因有在地之五行因有在人之五臟五腑腑爲陽陽五行生諸腑臟爲陰陰五行生諸臟故寒同而水不同膀胱壬水腎癸水熱同而火不同小腸丙火心丁火燥同而金不同大腸庚金肺辛金濕同而土不同胃戊土脾己土風同而木不同膽甲木肝乙木於是腑與腑合化三陽臟與臟合化三陰中見之陰從化夫陽中見之陽從化夫陰膀胱小腸化寒中有熱之太陽心與腎化熱中有寒之少陰熱在上爲手太陽手少陰寒在下爲足太陽足少

陰大腸與胃化燥中有濕之陽明脾與肺化濕中有燥之太陰燥在上爲手陽明手太陰濕在下爲足陽明足太陰三焦與膽化火中有風之少陽肝與心包化風中有火之厥陰火在上爲手少陽手厥陰風在下爲足少陽足厥陰然而五腑無三焦六腑有三焦五臟無心包六臟有心包則三焦心包一問題五氣無少陽之上之火六氣有少陽之上之火在天熱而在地反爲火在天火而在地不爲火則熱與火一問題不知火之有定點者謂之熱熱之無定點者謂之火少陰之上之熱有定點少陽之上之火無定點火本無定君火蟄藏於腎水之中則無定而有定相火游行於風木之內則有定而無定相火即君火之餘舉君火可以該相火心包非心即是心君火出現於心包之位則稱之謂之心不必稱之謂之包君火不出現於心包之位祇可稱之謂之心包謂之心主謂之膻中是心包爲君火附麗之物心包與心二而一舉心可以該心包三焦非腑即是腑相火游行於上中下之位則稱之謂之上焦中焦下焦相火不游行於上中下之位亦可稱之謂之上部中部下部是三焦爲相火升降之路三焦與諸腑一而二舉六腑故幷舉三焦然而膀胱小腸之効用不專屬

諸太陽心腎之効用不專屬諸少陰大腸胃之効用不專屬之陽明脾肺之効用不專屬之太陰三焦膽心包肝之効用不專屬之少陽厥陰則六腑六臟一問題三陰三陽一問題不知陰陽生於二腎水火之互動而生陽水火之互靜而生陰是心爲腎用腎爲心用丁火癸水生諸臟之陰陽丙火壬水生諸腑之陰陽是心腎爲諸臟用膀胱小腸爲諸腑用火生土土生金是火爲土用而後胃土爲大腸用脾土爲肺用水生木木生火是水爲木用而後膽木爲三焦用肝木爲心包用心與小腸相表裏一陽生二氣之熱心與小腸交相用腎與膀胱相表裏一陰生二氣之寒腎與膀胱交相用肺與大腸相表裏一陽生二氣之燥肺與大腸交相用脾與胃相表裏一陰生二氣之溼脾與胃交相用心包與三焦相表裏一陽生二氣之火心包與三焦交相用肝與膽相表裏一陰生二氣之風肝與膽交相用是臟腑爲生陰生陽之名器非六腑之方面即三陽非六臟之方面即三陰太陽本寒而標熱非膀胱小腸即標本用寒用熱爲標本少陰本熱而標寒非心腎即標本用熱用寒爲標本陽明本燥而標濕非大腸胃即標本用燥用濕爲標本太陽本濕而標燥非脾肺即標本用

濕用燥爲標本少陽本火而標風非三焦膽即標本用火用風爲標本厥陰本風而標火非肝心包即標本用風用火爲標本寒而熱是表面上之太陽熱而寒是太陽底面之少陰太陰少陰均取給於寒熱必無病而後不紊亂其寒熱燥而濕是表面上之陽明濕而燥是陽明底面之太陰陽明太陰均取給於燥濕必無病而後不紊亂其燥濕火而風是表面上之少陽風而火是少陽底面之厥陰少陽厥陰均取給於風火必無病而後不紊亂其風火是三陰三陽爲推廣六氣之妙用爲消息六腑六臟之妙用非三陽之方面僅六腑非三陰之方面僅六臟然而天地之六氣人患之謂之六淫謂之六賊人身之六氣人不患之謂之陽氣謂之陰氣則天地之六氣一問題人身之六氣一問題不知犯熱治以寒人身之寒所以遠天地之熱犯寒治以熱人身之熱所以遠天地之寒犯濕治以燥燥所以遠天地之濕犯燥治以濕濕所以遠天地之燥犯風治以火犯火治以風火所以遠風風所以遠火寒又不遠寒寒所以耐天地之寒熱又不遠熱熱所以耐天地之熱燥不遠燥所以耐燥濕不遠濕所以耐濕火不遠火所以耐火風不遠風所以耐風而寒非達於極點之寒熱非

達於極點之熱熱在皮膚表之極寒在骨髓裏之極寒在皮膚表之極熱在骨髓裏之極如是則祇有本寒標熱無太陽祇有本熱標寒無少陰亦祇有本燥標濕無陽明祇有本濕標燥無太陰祇有本火標風無少陽祇有本風標火無厥陰是有氣之陽無化之陽有氣之陰無化之陰蓄三陽化標熱標濕標風爲標陽三陰化標寒標燥標火爲標陰而後從頭至手氣之陽推而滿之化之陽從足至胸氣之陰推而滿之化之陰人身之三陽與天地相習慣天地非盡無道之三陽人身之三陰與天地相習慣天地非盡無道之三陰大寒至驚蟄厥陰風非盡初之氣而皆風春分至立夏少陰熱非盡二之氣而皆熱小滿至小暑少陽火非盡三之氣而皆火大暑至白露太陰濕非盡四之氣而皆濕秋分至立冬陽明燥非盡五之氣而皆燥小雪至大寒太陽寒非盡六之氣而皆寒寒可以堅物而不能招天地之寒輸入人身之熱熱可以蒸物而不能招天地之熱輸入人身之寒燥可以乾物而不能招天地之燥輸入人身之濕濕可以潤物而不能招天地之濕輸入人身之燥火可以温物而不能招天地之火輸入人身之風風可以動物而不能招天地之風輸入人身之火人身

對於天地從其氣則和違其氣則病天地對於人身當其位則正非其位則邪

（未完）

眼科探源

田焜

目之於人。所關甚大。稍失其用。則終身坐廢。顧其理至微至精。業是科者。非察之以陰陽。證之以經義。開口舉手便錯。矧欲推究其本原哉。素問解精微論云。水之精爲志。火之精爲神。又曰志與心精。共湊於目。眼科之理。畢呈於斯矣。蓋目者。五臟六腑之精氣上注焉者也。而氣統於肺。精藏於肝。精爲陰液。氣爲陽神。陰液灌於目。則能視物。陽神注於睛。則能辨色。精猶鏡也。能鑑物而不能知物。辨色其能。知物辨色者。在乎神耳。故陰液之精上灌。得陽氣之神與之合。陰陽合聚。命曰神水。目得此水而藏之。則能鑑能辨能察能究。此目之所以爲明也。陽神內衰。則視物不靈。陰液下竭。則眇無所見。脈要精微論。夫精明者。所以視萬物。辨黑白。別短長。以長爲短。以白爲黑。則精衰矣。此所謂精。即指火之精。以其合乎明而言之也。靈樞口問。泣不止。則液竭。液竭則精不灌。精不灌。則目無所見矣。此所謂精。即指水之精。以其離乎明而言之也。要之合是二者觀之。皆足爲知物辨色。在乎精神合聚。而後明之確證也。精爲陰液之最淸。神爲陽氣之至靈。陽氣本歸於心。而必統於肺者。以陽無陰則越。故藉肺金以收歛之。陰液原積於腎。而必藏於肝者。以陰無陽則凝。故賴肝木以鼓動之。此陰陽互根之至理也。陰陽之理。能洞悉。於眼科之道。思過半矣。無如世之業是科者。原委之理。茫然不究。徒襲流傳便方。便誇眼科眞傳。此正南陽所謂。各承家技。臨症恣其所措也。每適昏聵不明。則妄指陰虧。屢用補陰壯水而罔效。逢熱腫紅痛。則指爲陽盛。投以淸涼泄火而益劇。而不知兩症多出陰寒內盛。何也。以陰盛陽衰。神不上注。則視物朦朧。或時恍惚無定。陰盛至極。雷火不根。震烈騰空。則現出紅腫。甚或其睛突出。再投以苦寒。則陰霾益甚。而雷火更烈。非速用溫熱。撥散陰霧。引火歸根。不替不止也。雖亦有因天行時令。熱毒外染。或緣飲食不謹。積熱內蒸。不禁寒涼者。然此百中僅見二三。藥進無難立愈。非若陰盛格陽者。比比皆是也。此其原因雖雜。要在臨症時。取决於脉。脉雖變化無方。究亦不出陰陽五行。脉要精微論曰。脉理雖微。不可不察。察之有化。從陰陽始。始之有經。從五行先。蓋陰陽五行者。脉理之要訣也。脉理者。萬病之紀綱也。紀綱旣得。千變萬化。或死或生。盡歸指下。故經曰。知其要者。一言而終。不知其要。流散無窮。此雖不僅爲目科言。要豈目科所能外哉。

●藥物學

◉中西藥學匯參

鄭肖巖

草類

荆芥（本經名假蘇列於中品）

中國學說

本經云、氣味辛溫無毒。主治寒熱鼠瘻瘰癧生瘡。破結聚氣。下瘀血。除濕疸○藏器云。去邪除勞渴。冷風出汗。煑汁服之。擣爛醋和。傅疔腫腫毒○甄權云。單用治惡風賊風。口面喎斜。遍身㾿痺。心虛忘事。益力添精。辟邪毒氣。通利血脈。傳送五臟不足氣。助脾胃○士良云、主血勞風氣壅滿。背脊疼痛。虛汗。理丈夫脚氣。筋骨煩疼。及陰陽毒。傷寒頭痛。頭旋目眩。手足筋急○日華云、利五臟。消食下氣。醒酒。

作菜。生熟皆可食。幷煎茶飲之。以豉汁煎服。治暴傷寒。能發汗。〇蘇頌云、治婦人血風。及瘡疥爲要藥。〇孟詵云、產後中風。身強直。研末酒服。〇時珍云、散風熱。清頭目。利咽喉。消瘡腫。治項強。目中黑花。及生瘡陰癩。吐血。衄血。下血。血痢。崩中。痔漏。

英美學說

荆芥之種類。各國大畧相同。其梗葉無論鮮乾。均可入藥。其功用能作補劑。解熱發汗收斂。

鄭肖巖案荆芥氣味辛溫無毒。元王好古云、荆芥肝經氣分藥也。能搜肝氣。故時珍極稱荆芥入足厥陰氣分。其功長於祛風邪。散瘀血。破結氣。消瘡毒。蓋厥陰風木也。相火寄之。故風病血病瘡病爲要藥。其治風也。華陀愈風散治產後之中風。賈丞相稱爲再生丹。許學士謂有神聖功。戴院使許爲產後要藥。蕭存敬呼爲一捻金。陳無擇隱爲舉卿古拜散。又豈無故而得此隆譽哉。而宋產寶諸方。又名青金散。蓋荆芥主治風。素問東方主風。而肝屬於木。平肝火即所以助肺金。故以青金散爲名。故張石頑本經逢原有云。入手太陰足厥陰氣分。其功長於祛經絡之風熱也。可見荆芥乃血中氣藥明矣。乃觀英美醫治之作用。以爲荆芥能作補劑解熱發汗收斂。不勝詫異。何與吾國昔賢所言。大相逕庭若是也。既云補劑。何以又能發汗。既云發汗。何以又能收斂。糢糊兩可之說。自相矛盾。眞令人百思莫解矣。況愈風散之治產後中風。口噤發痙。及血暈不醒。只用三錢。以豆淋酒調服。且表虛自汗。陰虛面赤者。尤當禁用。既不得入於補劑。有何收斂之足云耶。凡食河豚與無鱗魚與驢肉。俱忌之。其性相反。足見泰東西醫士之經驗。不及吾國歷代諸大家之識見多矣。

芎藭(本經列爲上品)

中國學說

本草經云。芎藭氣味辛溫無毒。主治中風入腦頭痛。寒痺。筋攣緩急。金瘡。婦人血閉無子。○別錄云。除腦中冷動面上遊風去來。目淚出多。涕唾忽如腦醉。諸寒冷氣。心腹堅痛。中惡卒急腫痛。脇風痛。溫中內寒。○甄權云、治腰脚軟弱。半身不遂。

胞衣不下。○大明云、治一切風。一切氣。一切勞損。一切血。補五勞。壯筋骨。調衆脈。破癥結宿血。養新血。吐血。鼻血。溺血。腦癰發背。瘰癧癭贅。痔瘻瘡疥。長肉排膿。消瘀血。○好古云、搜肝氣。補肝血。潤乾燥。補風虛。○時珍云、燥濕止瀉痢。行氣開鬱。○蘇頌云、蜜和大丸夜服。治風痰殊效。○弘景云、齒根出血含之多瘥。

日本學說

其成分爲揮發油蔗糖。

鄭肖巖案芎藭蜀產者爲川芎。秦產者爲西芎。江南撫州產者爲撫芎。當以四川所產。大塊裏白不油辛甘者良。氣味辛溫無毒。元素云、川芎上行頭目。下行血海。故淸神及四物湯皆用之。能散肝經之風。治少陽厥陰經之頭痛。及血虛頭痛之聖藥也。李杲有云、頭痛必用川芎。如不愈加各引經藥。如太陽加羌活。陽明加白芷。少陽加柴胡。太陰加蒼朮。厥陰加吳萸。少陰加細辛。是也。且川芎爲血中氣藥。經云、肝苦急。以辛散之。以辛補之。故血虛者宜。而氣鬱者亦宜。王好古所謂川芎能搜肝氣。補肝血。潤肝燥。補風虛。可斷然矣。若夫總解諸鬱。直達三焦。爲通陰陽氣血之使。則又以撫芎爲宜。何以言之。以撫芎中心有孔。故能宣通諸鬱病矣。然芎藭不宜單服久服、多令人暴亡。閱沈括筆談所載目見族子及張子通之妻皆因久服川芎而猝死。蓋五味入胃各歸其本臟。久服則增氣而偏勝。辛當歸肺。故肺氣偏勝。金來賊木。肝必受邪。久則偏絕。豈不夭亡乎哉。日本學說只言其成分爲揮發油蔗糖。而不言及醫治作用。此第從化學試驗芎藭之有油質。尚未知芎藭之功用。以視吾國各家本草之論芎藭。遵神農本經之宗旨。由理想而進經驗。未可同日而語矣。

◉益母草考

楊鑄園

益母草處處有之郭璞爾雅註謂方莖白花花生節間節節生花實似鷄冠詩中谷有蓷下集傳亦云白花按本草益母一名夏枯（與夏枯草名同實異）一名臭鬱一名茺蔚考此草生於秋際葉大如錢面有細毛微有臭味（故有臭鬱之名）隆冬不凋至春始發莖極叢鬱（故有茺蔚之名）高阜地高七八寸卑溼地高尺餘方莖白花至立夏必枯（故有夏枯之名）詩所謂暵其乾矣也李時珍本草綱目誤謂白花

紫花一類二種其謬甚矣今藥肆所用皆紫花高七八尺冬不盤根伏雨後始生與夏枯之名不符乃馬鞭草非益母也但可用之以浴瘡疥不堪內服魚目混珠不得不辨

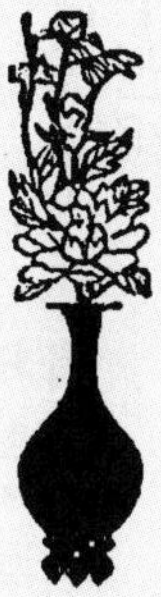

上海采芝堂

景岳百補全鹿丸

鹿爲仙獸純陽多壽最壯陽道能通督脈其兩茸固大補血腋而一身亦均資利益茲合茸角精腦骨肉皮血配合諸補藥按法虔修爲丸其効更倍凡諸虛百損五勞七傷並能治之老年精衰陽痿亦能壯陽種子婦人子宮寒冷亦能暖宮受孕長精神悅顏色强筋骨益精體壯陽固精育嗣保胎返老還童且久服延年益壽一切功效筆難縷述誠仙家之妙品王道之靈丹也實足珍重茲將服法略詳於左

一治男女傷中勞絕腰痠脊痛耳聾骨痿諸症用陳酒呑服四錢

一治男子精薄腎虛陽痿夢遺小便頻數腰膝疼痛筋痺著痺等症用淡鹽湯呑下四錢

一治婦人子宮寒冷多年不孕及孕而小產帶下經淡諸症用生姜湯加陳酒一呑下四錢

竊惟藥材一道乃治病養源之要務須求眞正道地服之始方能奏效本堂主人向在關東採辦人參鹿茸全虎全鹿諸上品自運來申發售經有數十年矣四遠久已馳名本堂于乙未清和月開設申江英租界以來虎鹿參茸仍係自運其各項丸散膏丹精製飲片花露藥酒諸膠等類務求眞正遵古法製虔誠修合以冀實效非圖厚利略不愧我心云爾

上海英界拋球場朝南石庫門采芝堂謹識

紀事

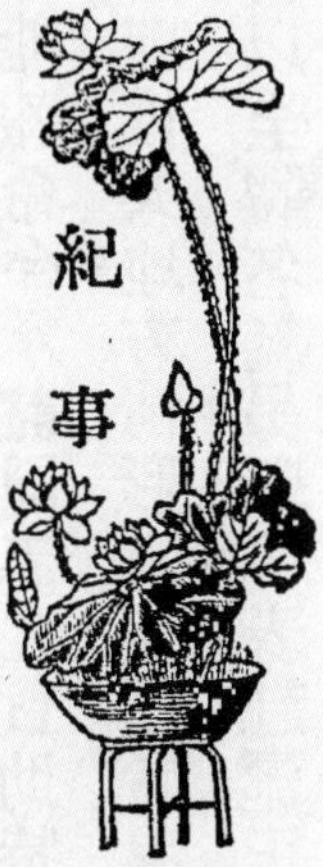

神州醫藥總會紀事

六合組織分會之報告　本會頃接六合孫君爲霖來函內稱聯絡醫藥界諸同人商辦分會當衆贊成並報告本會認可即將原函照錄如下

霖去歲曾與甯垣中西醫院院長婁君國華創辦中西醫學校其目的在研究中醫精理造就中醫人材不料開校甫一學期程督以課程兼授中西與教育部定章不符遽令停辦霖力爭不得始知政府宗旨專重西醫中醫之危有如朝露返舍後每思挽回之術恨無入手之方近於友人處得讀

貴總會會章見

貴總會提倡中醫不遺餘力霖感而興起思附末光特聯集六合醫藥界諸同人商

辦醫藥分會幸目的可達全數贊成所有會章概遵
貴總會所規定爲此先行報告如蒙
貴總會認許卽開成立大會招集會員俟會員收齊再將名册抄呈以憑
查核是否有當伏乞
敎言并希
鈞鑒敬頌
神州醫藥總會諸職員先生
幸福　前甯垣中西醫學校敎員孫爲霖鞠躬

溧陽醫藥會成立　本會接得溧陽馬鶴凌君來函內云去春在滬適逢神州醫藥總會開本埠全體大會鶴同躬盛舉不勝欣幸並蒙委任在溧組織分會之特權迄逾一載未能報命今承諸同志之贊助特先組織一醫藥研究會一切章程悉與總會章程辦理惟與地方情形有窒礙者畧爲變通今會員已有四十餘人一俟名册造成自當以全體名義另舉代表赴滬正式報告云

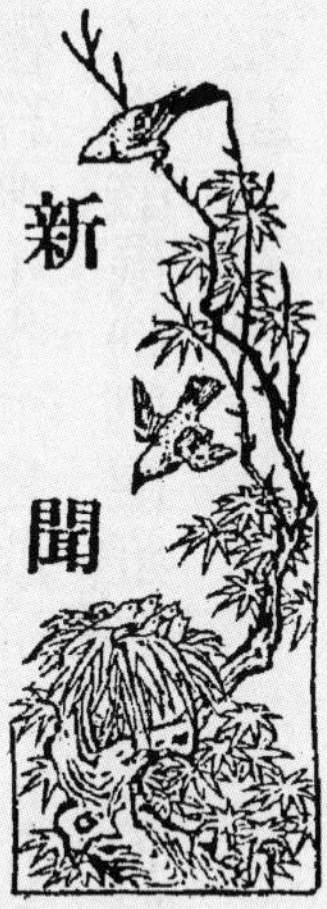

各省新聞

京師 考試醫生內科題旨

第一題

默寫難經第十難

第二題

奇經八脈現症及治法

第三題

丹溪東垣一偏補陽一偏補陰遇症均有奇效其故何在

第四題

人之秉賦不同况水土寒煖各異若二人同感一病内外各一施治有無分別試述各得

第五題

癥瘕痃脹石瘕水滲血室等症應如何分別及各治法試申論之

第六題

瘧疾初起通用小柴胡湯而葉天士治瘧從不用柴胡其理何在試詳論之

第七題

冬不藏精春必病温此温字究係何症與温疫有無同異及如何分別並各治法詳論之

第八題

婦科多鬱經來不慎觸寒腹痛痃悶拒按失治延成癆瘵骨蒸等症其經初閉時間有嘔逆作酸振動與懷妊惡阻相似脉象應如何分別及治法詳述之

第九題

嬰兒體氣未充脾胃單弱食物難消兼與乳食混淆每致嘔吐泄瀉久則延成脾煖應如何施治爲妥爲安試述之

第十題

痰病多怪風病最速病兼風痰多不易治寒火各痰內外等風應如何分別及治法各詳述之

攷試外科醫生題旨

第十一題

癰疽分別自以紅腫高大平塌白陷爲別而設遇紅腫高大之癰脉象芤虛膿稀如水抑仍按陽分治或須按陰分治之試詳論各症確証及分別各治法

第十二題

臼瘡失治變爲背疽應如何用藥救治詳細述之

第十三題

痔漏妥速及除根各治法試述之

第十四題

病瘖頑癬極爲疲頑宜用何法治之試詳述之

第十五題

疔毒病原及治法試述之

第十六題

骨炎病原及治法試論之

第十七題

臟毒腸癰病原及治法試論之

第十八題

發頤失治潰膿瘟毒內熱已淨與未淨應如何分別及各治法詳述之

以上各題以作三題爲完卷多作者聽

安慶

八月二十七日。安慶有一少年。爲仇家所算。晚餐中。誤服毒物。入口時。即覺麻舌刺咽。須臾腹痛下利。二小時後。卒然無音。神識明了。不能言語。心中懊憹。頻頻痛瀉。二十八日午後。痛瀉止。神識昏迷。身熱不安。口如魚口。或飲以菉豆甘草等清涼解毒湯水。似覺稍甯。至九月初一日午刻以來。神識醒。煩熱退。懊憹無。飲食進。行住坐臥均能如恒。除語言不出外。別無他苦。或云所服毒物。係生半夏巴豆二末。未知是否。或云延百日外。可望能言。未悉然否。究竟用何方法。可能療治。敬質之高明家。

南通　南通縣湯醫生對于捲煙有害衛生時常逢人告誡今錄其戒煙四言如下

鴉片未除　又添一害　紙煙盛行　流毒世界
毒質中藏　吸則難戒　損身耗財　令人氣敗
爍肺熏喉　良藥難解　治法稍差　身命有礙
絕之宜堅　萬勿懈怠　苦口勸言　浣香佈誡

●本埠新聞

佛教徒之慈善事業

中華佛教總會副會長清海靜波現擬創設黃十字會開辦中西醫院設立醫學堂及救護看護學校培養人才以備救護救疫等隊之用一面募籌款項賑濟水旱偏災立慈兒院教養孤寒兒童其黃十字會暫設在新閘平橋路清凉寺現正籌劃進行辦法日內當開成立大會云其緣起錄下

中華民國黃卍字會緣起

萬法生於一萬法復歸於一一者數之始終也往者世尊慈悲衆生爰有菩薩設爲種種救渡濁世菩薩者普濟也佛者性也人之性生而善者也常清淨之是即佛性三千大千無在而非我世尊飛潛動植育於天地間以萬萬計亦無往而不有我世尊也是何以故世尊之心印日在人心目中世尊欲衆生之皆成佛也乃不得不著一色相以爲之符使人人見此符一心念之可以養性可以成佛惡濁之空氣不能汚也其符爲何則所謂卍字者是卍者合萬與一而爲符者也黃者中央之色也南瞻部洲儒教之學說也黃色屬於土土者萬物之根本也中華民國立國於南瞻部

洲之東自大法東漸歷二千餘年亦既彌滿於中華召一切信仰矣然而皈依雖遍四衆福利未滿天枝葉猶生魔道時擾雲臺禪宗清海上人愍焉憂之際此衰時誓發宏願以爲救渡衆生必自人群爲始爰以民國三年之首値世壽五十之辰屏謝俗儀創興大會旣以自身獨力組織復求善士熱心維持定名爲中華民國黃卍字會一切施捨悉本慈悲萬國推行藉昌宗教斯則共和之極軌不外我佛之心傳已同人遜聽嘗言皆大歡喜祇以黃金鋪地非旦夕可期白馬䭾經乃造端之始泰山成於土壤滄海本於蹄涔用特合詞公懇

薄海居士諸山長老廣結善緣同登淨土尺絲寸粟可濟飢寒薄槥單方能安死病凡茲世法悉賴信心以視莊嚴廟貌普飯沙門其功德殆尤無量矣倘荷贊成敬乞賜登台銜如左俾便周知無任贊歎頂禮之至

●海外新聞

巴拿馬之醫院

巴拿馬之醫院自法人傳下屋用木材構造依山而築下臨巴拿馬灣熱帶之風景豁然在目其設置之完善大可爲熱帶各國醫學上之先導而於現時通行之法尤不憚加以改良每日所用之金雞納霜不下四十五格蘭姆病人之就醫者非回復正式熱度至五日之久不許離牀病人面色發藍以瀉利鹽治之而於聾疾則不甚注意在印度及他處病愈而後發者十人中殆居其九以此種劇性藥治之或庶幾可免也然非英國醫生之發明則印度諸地方且不知金雞納霜之爲用夫巴拿馬之情形固非與印度盡同熱帶之日光極爲猛烈而巴拿馬人則從不戴涼帽以保護頭部即其顯證使彼等不嘗曝於日光之下其普通健康當更有進步該處暑症極少然每年之一定期間工人之請醫生診治者殆及半數蓋羣以醫院爲普通休息之所也工人偶覺不適即令其住院調理雖不患病每年間亦得在醫院爲兩星期之休息使印度之工人能如此注重衛生詎非其英國工程師之大願者哉

衛生學與人壽之關係

衛生學日明政治風俗日美則人壽自漸增加西人以統計學算之十七世紀歐洲

人平均得壽十三歲十八世紀平均得壽二十歲十九世紀驟增至平均得三十六歲然則二十世紀果何如東方各國又果何如

日本大阪胃腸病院長湯川玄洋氏曾調查某國人享壽百歲以上者凡有官吏二人僧一人僧侶妻一人力士一人僕夫一人奴婢一人無業者六人漁業六人農業一百零六人勞力者一人裁縫工一人棉布商一人材木商一人漁業兼農業十人舵夫一人巫覡一人木工三人織造女工一人旅商一人雜貨商一人土木業一人未詳者十人由是觀之可見農業之克全天壽矣

慈善家某曾在英國倫敦地方市中設一病院名曰慈善其設院之宗旨乃專收四五歲兒童之半身不遂者爲施治療病也凡治四肢不能如意之證實不須藥劑但於日間院中奏樂以提病童之精神其法簡單施治員令該病童聞奏樂之音亦遂作探動之狀久之手足漸有力此係引其精神運動筋骨之法也

英國著名醫士多因氏特出心裁將活羊筋補入患筋病之人足中其病者之足即能運動自如至補入之羊筋計長十寸絕無不便之處斯亦奇矣

普通人之腦平均重量爲一千五百八十四瓦米俄國小說家季格列夫之腦重二千十二瓦米占世界第一次之者爲法國博物學者就威爾之腦重一千八百瓦米人之腦含有三萬萬個細胞此細胞新陳代謝約六十日而全易即一日換五百萬個一點鐘換二十萬個一分鐘換三千五百個佛說我身非我有信然

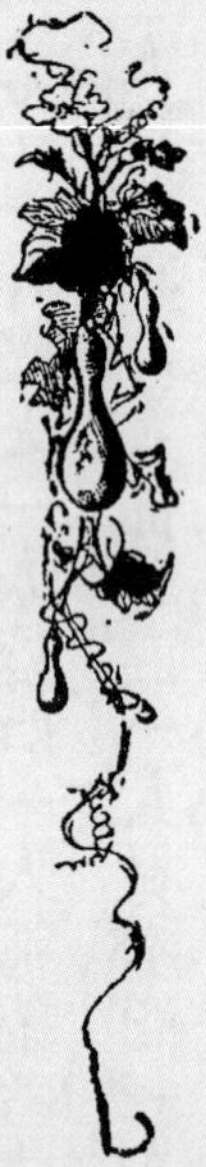

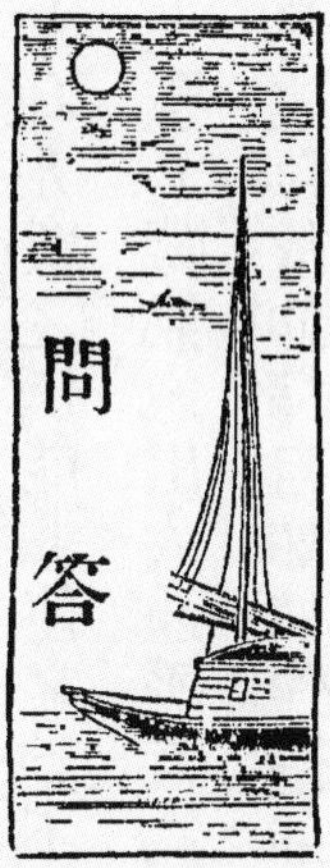

問仲景先師傷寒論爲中醫方書之祖類百年來紛紛聚訟莫衷一是以致天下不同文或言既經叔和編次遺亂或言兵燹之後卷帙不全或言原文猶在當以何説爲是並証明其是非之實據

嚴富春

答曰傷寒論爲中醫方書之祖洵爲千古不磨之書按原序云勤求古訓博采衆方撰用素問九卷八十一難陰陽大論胎臚藥錄幷平脉辨證等書纂成傷寒雜病論合十六卷由太陽篇至勞復篇止三百九十七節爲原文如辨脉平脉序例及可與不可與等篇前賢以斷爲叔和所增欲識傷寒論之眞面目須先熟暗原序中撰用等書則叔和編次遺亂以及兵燹卷帙不全之疑團自可釋矣曩嘗瀏覽諸大家所註傷寒論不下數十種各抒己見惟張隱庵張令韶以經旨註解不偏不倚條鬯理圓陳修園步其後塵加以淺注精微益彰三子銓註上達先師之奧旨下啓後學之

問答 二

門徑實有俾益於斯道其功匪淺矣

問傷寒論有三百九十七法其三百九十七法如何分別

答曰三百九十七法即三百九十七節始於太陽篇終於勞復篇皆仲景先師原文其章節起止如神龍出沒首尾相顧鱗甲森然蓋節中處處是法其法千手千目參伍錯綜以盡病之變態萬變萬應策應無窮有法中之法有法外之法有法隨脉變有法因證遷活潑潑天機絲絲入扣非叔和編次所能紊亂惟在後人善明六經提綱分其陰陽表裏別其根本經輪則三百九十七法頭頭是道

問瘧治西醫金鷄納中醫信石一寒一熱其效果相同是何理由

答曰金鷄納與信石寒熱雖殊治瘧效果相同者正治從治之法也素問云熱因寒用寒因熱用治熱以寒溫而行之治寒以熱涼而行之其斯之謂歟

問人身九竅之機能非使之動不能自動惟腎囊之外皮自行伸縮其理由何在

答曰九竅乃臟氣之出入通乎天氣氣動則動人身之機括在腎囊囊藉膀胱氣化無一息之停故伸縮自如如運樞如水流此乃陰陽升降之機能自然而然也

答包君識生二年第一期問一　衛鶴儔

張仲景傷寒論詞旨古奧意在言外讀者不察或疑王叔和編次遺亂或疑兵燹之後卷帙不存不知原文章節起止首尾相顧實爲仲景手訂之書其餘平脉辨脉序例可與不可與等編與六經文義不同其爲叔和所增無疑況叔和嘗有云人疾病至急倉卒尋按要者難得重輯可與不可與編不過示人開卷了然初非有意變亂也然則仲景即儒門之孔子叔和即仲景之諍友也讀者平心察之

答問二

仲景傷寒論爲六淫之一氣知氣化悉可以應病之無窮後人不察輒謂傷寒論專治傷寒殆未入仲景之堂也夫天有六氣風寒暑濕燥火寒居六淫之一氣善讀仲景書者能治傷寒幷可以治雜病而五氣更無論矣何言之仲景之製四逆白通等湯治寒之勝氣也治寒之正化也治寒之本病也白虎承氣等湯治寒之復氣也治寒之對化也治寒之標病也明乎勝氣復氣正化對化治本治標之理可以泛應百病而有餘醫者慎勿固執不通狃於巵說以自封也

答問四

太陽病脉浮緊頭痛身疼發熱惡風無汗而喘宜麻黃湯脉浮而緊其尺中不遲者病在表而榮不虛可以發汗宜麻黃湯逕發之不必他慮脉浮而數其尺中不微者爲裏不虛可以發汗宜麻黃湯逕發之不必他慮假令尺中遲者不可發汗何以知其然以榮氣不足血液虛少故也若誤發之則陽亡於外而厥逆陽亡於內而筋惕肉瞤此爲逆也以眞武湯救之

答問六

太始天元册文曰布氣眞靈總統坤元眞靈者人與萬物也總統坤元者地居天之中天包乎地之外也人在天地氣交之中同此資生亦同此形骸西女月經與中女月經陰血應月而一下以象月盈則虧無乎不同陽歷將一年三百六十五日作十二次分配名之爲月陰歷以日月合朔爲一月分而計之合而核之亦無乎不同

識生按嚴衛二君所答與鄙見微有不同容後一二期答者稍多再行奉復

神州醫藥學報　第二年第三期

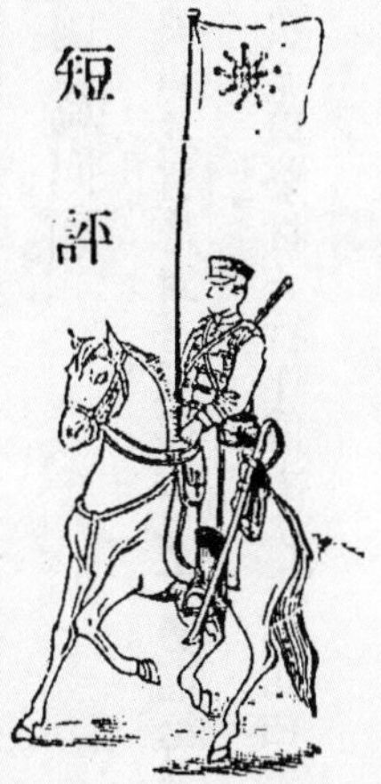

短評

評包君識生醫藥危言　僕閱包君醫藥危言。其論中醫中藥腐敗之原因凡八語。語切中時弊。凡醫界閱之。不知具何等心理。藥界閱之。又不知具何等觀念也。僕忝爲醫界一份子。不敢與辯駁中醫之腐敗。以中醫腐敗之原因。經包君揭開眞面具。僕內顧生平。外觀當世。惟有啞口無言。至論中藥之腐敗。未免言之太過。雖然。包君之言。亦非空中樓閣也。僕由儒而醫。不諳營業。前在鄉間設一小藥肆。進貨之事。惟經理人主之。經理人嘗告僕曰。以厚朴貴。洋朴可用也。西洋參貴。副光可用也。京川子貴。光姑可用也。諸如此類。不可枚舉。一日有欲售黃連二兩者。肆中僅有八九錢。欲與同業中商借。路隔十餘里。急不能待。經理人曰。不妨以胡黃連與之。有欲售犀角者。肆中無此貨。經理人曰。不妨以作帳鈎之牛角與之。僕曰。得毋悞人性命乎。經理人曰。我爲先生肆中經理。凡有利於肆中者。我則爲之。他人性命。我不顧也。僕曰。

短評　二

噫。是何言歟我爲醫生。當救人性命。如我獲利。而人喪生。非義之財。不願取也。當將藥肆停閉。經理辭退。然則僻隅偏壤。其藥之腐敗。誠有如包君所言者。至於通商巨埠。運輸既極便利。品物自必精良。此亦意中事耳。包君論火焦亦作僞之一種。此弊却是不免。以僕所親歷者言之。如洋參發油以米炒之。當歸變色以酒炒之。類此作僞者。未可更僕數也。若焦山枝焦山楂焦神麯等。則斷無作僞之弊。包君云山枝清藥。以火焦之。寒變爲熱。而朱丹溪云。山枝治血病炒黑。頗有理由。充包君之說地黃爲涼血之品。當用乾而不能用熟乎。黃連爲苦寒之品。當用生而不當用炒乎。總之包君之論。未免因噎廢食。藥肆作僞。亦是掩耳盜鈴。僕閱包君之危言。爲醫藥界前途危。尤不禁爲包君一身危也。雖然。報紙有言論自由之權。言者無罪。聞者足戒。閱報者有增長學問之益。有則改諸。無則加勉。質之包君以爲何如。質之閱報之醫藥兩界。更以爲何如。（朱堯臣）

僕前作醫藥危言是對吾國醫藥界大勢而論並未指出何人爲庸醫何鋪是作僞況篇首即曰奸商作僞天下皆然尤以藥材一行作僞者十居其九曰天下則此論非專指中國專指上海而言也曰十居其九是

非業藥者盡皆作僞也諸君不諒奈何誣朱君所謂爲醫藥界前途危爲僕一身危也悲夫（識生附評）

異哉醫學世界之言　昨閱醫學世界之社論有徒以部章不及因懼生妬云云噫何該社意氣用事之甚也本會同人雖學問淺薄亦何懼何妬之有同人研究醫學提倡中藥爲國家留一綫生機乃盡國民之天職凡有血氣皆當贊成而扶助之而況同係醫界同爲辦報之人乎豈該社獨不以提倡中藥振興實業爲然耶不然何視之若讐敵也至于治療方藥偶有糾正亦屬應盡之天職蓋學問貴切磋不貴盲從且本報之糾正亦毫無黨見即中醫書治法之誤亦有糾正該社想當見之年來西醫報紙多有偏宕不衷于理暨失實之處同人並未以妄語相加今同人偶有論及西醫用藥之錯誤則悻悻然以惡語相詬抑何示人以不廣也要之學問之道無束縛專制之理而況醫藥之動關人命者乎前清以八股取士禁止天下人讀書宜乎中國文學將絕傳矣然胡天游姚鼐袁枚曾國藩輩乃以古文名家故部章之有無初不關中醫之輕重現在之孔教會國貨維持會亦皆部章所無者部章何物公僕所擬之一種章程耳中華民國主權在民凡政府之措施國民皆有監督之天職

短評 四

豈亦如專制時代之上諭但有服從之義務耶願該社此後勿以意氣用事各盡本分可也（黃連）

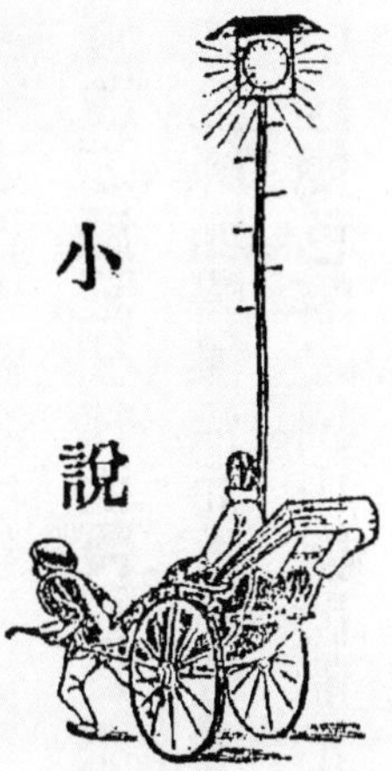

小說

紀事小說 黑附子

（藥界頑鐵）

康莊大道。一塵不染。地上光滑如鏡。電車鈴鈴。汽車嗚嗚。耳際但聞馬蹄聲與車輪聲相應答。此非上海之南京路乎。

東首一帶危樓高聳。洋房鱗次鄉比。其面北三層樓上。一廣室。室設長桌一。寫字檯一。籐椅四。左壁間置西式長廚。廚內陳列各種玻璃器皿。室外懸日商某某玻璃公司寫字室與樣子間之金牌者。乃日商某君營業部也。

一日長桌東首。坐一日本人。衣西裝。面赤鬚黑。操純熟中國語。與一衣樸素華服之少年。互相談論。日商曰。近來貴國藥業發達否。少年曰尚佳。惜近年受貴國仁丹清快丸之影響。不無損失耳。日商笑而不答。面露一種得意驕人之態。少年覩此。頗局促不安。徐徐而言曰。敝國醫藥學業。日形退化。固無可諱言。然數千年相傳之農黃學說。二萬萬面積之天產藥材。不改良則已。若果改良。十年後。不難於五洲醫藥界中爭一席地。日商曰。君言固豪。君志良佳。但貴國醫藥界之思想。恐未必個個如君。昔敝國維新以前。亦皆用漢醫漢藥。嗣後政體改革。棄漢醫。崇西學。迄今不三十年。而漢醫竟然消滅。當日醫藥界。未嘗不整頓。不力爭。無如優勝劣敗。終歸于天演之淘汰。今貴國亦崇西抑中。而醫藥界之思想。又在黑甜鄉中。長此夢夢。得毋步敝國漢醫之後塵乎。况西醫求實驗。中醫講理想。理想不敵實驗。可斷言也。少年心中益形憤懣。曰。貴國從前漢醫。不能爭勝西醫。竟爾消滅者。以其未得漢醫之眞傳故也。敝國中醫。豈可與貴國漢醫同日而語哉。然中西醫學。各有所長。不可於實驗理想二語。而武斷之。吾中醫之理想。皆從學理上。及列聖賢之發明。與經驗得來。雖曰理想。亦有實驗之憑証。往往西醫視爲不治之病。而中醫治之數劑即愈。更有中醫以爲平常之症。經西醫悞治。而致不救者。然此更可証明中醫學理之非妄矣。日商聽畢。自椅中起。變色辯之曰。中醫雖能治西醫不能治之症。實症與方一時偶合耳。余終不信此虛無飄渺之理想。惟熱者凉之。寒者温之。固理之常。若中醫所謂陰陽五行。甲木乙木之說。豈能療疾乎。言訖手啓廚門。取玻璃小瓶。所貯潤皮蜜水。倒在食指上。搽于唇間。少年觀其唇與兩頰及耳根。皆現紅色。思有以折服之。曰君臉上發熱乎。日商曰然。少年曰。余即將君臉與唇及耳發熱之症辯論。即此可以比較中西醫學優劣矣。日商曰。請試言之。少年曰。君唇與臉及耳際之熱。若照西醫治法。必用氷帽。及減輕熱度之藥。吾中醫治法。則異是。熱固是火。而有虛實之分。請問君之熱。虛火歟。實火歟。日商笑而不答。少年曰。余語君。余敢斷言君之熱。是虛火上炎。上熱下寒之症。愈清火。則熱愈盛。所以君疾長此不愈也。日商曰。有何証據。可斷爲虛火。少年曰。君病若是實火。火旺則水竭。小便短赤。大便閉塞。口渴如牛飲矣。何能如此從容作半日之談。今觀君未及三小時。小便二次。且甚長。口燥而不欲飲。即長沙所謂。其面戴陽。下虛故也。是可斷定爲虛火。日商唯唯。頗有信服之意。少年復言曰。吾中醫治虛火之藥。即頃間君買往旅順口之黑附子是已。附子性温。補下元之火。而上焦之熱。即返歸原位。譬如懸燈火在上。其下再置一火。其燈自滅。中醫引火歸原。

即此理也。但余雖不精醫理。亦曾親自經驗。實告君。余亦有病。病與君同。不過余症較輕耳。日商曰。請言君疾之形狀。少年曰。余身體素弱。大運動及勞神之後。氣候變態之時。則此症即發。發則臉與耳微紅而熱。耳內或癢或痛。齒根浮腫。口燥而欲熱飲。必服肉桂末少許。一小時後即愈。肉桂亦引火歸原之藥也。日商瞠目而嘆服曰。君言余誠拜服。從理想而証諸實驗。貴國醫藥界。若能人人如君。研究學理。從理想而証之實驗。則將來中醫于地球上。大放光明。可爲預卜。少年曰。願君言幸中。二人相與莞爾。回視時鐘。已四點三十分矣。少年遂與日商握手而別。

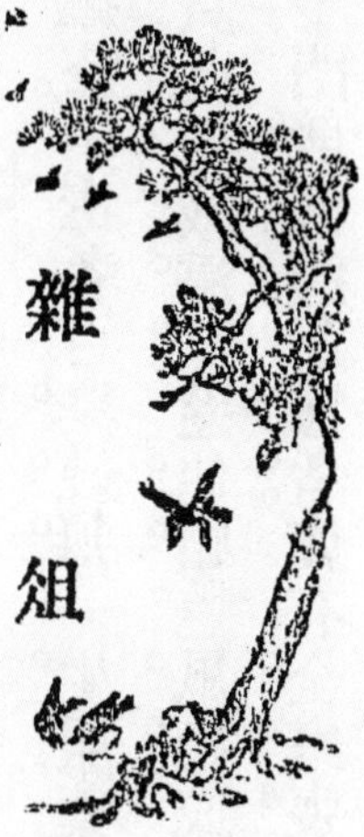

雜俎

王不留行

吾願編輯員個個病手使其不能執董狐之筆

吾願評議員個個病嘴使其不能掉蘇秦之舌

吾願各會長個個病肝氣使其不能運釋迦之心

吾願駐會人員個個病脚使其不能用戴宗之足

吾願經理總幹事個個病腦使其不能用桑孔之謀

吾願遠志口呿而不能言省得天天瞎三話四

八百會員投稿者寥寥無幾令人夢想不到

上海開通甲於全國唯醫藥界最頑固令人夢想不到

優等醫生特等藥舖一毛不拔令人夢想不到

某醫會成立三年毫無成績令人夢想不到

聯絡醫會三十餘處紀事欄無事可紀令人夢想不到

小醫生能作大事業令人夢想不到 （遠志）

創設防疫實地研究會緣起

包識生

嗚乎。噫嘻。吾悲夫疫毒之中人也慘。而幾幾無術以倖免焉者也。夷考疫所從來。實爲世衰俗薄。天怒人怨所召。振古如兹。可勝浩歎。全球皆有。非第我亞。邇來我支那海濱尤甚。即如潮之州。其死亡者動逾數萬。每屆冬至初交。疫氣萌動。洎夫春分以後。厲毒盛行。鼠首蒙災。人隨殃及。或爲吐瀉結核。或見筋急頭暈。或作痢疾喉痧。或發天花痲疹。中毒者百染幾無一生。服藥者十方容有九死。緩或遲延時日。急則頃刻喪亡。只此半載浸淫。遂使頻驚風鶴。或一方而此沒彼起。或數邑而同時並災。一處驚傳。千門競惕。遭斯慘者。眞有全家喪盡。門巷烟銷。滿室凋零。淒涼影隻者矣。嗟嗟少艾佳人偶喪而空閨寂守伶丁孤子夭亡而絕戶誰承八口家門忽而疊舁九槽謂非倩件者亦以諸亡子身孀室突來對設雙棺幾疑新贅者隣於烈殉或動家人全沒而徬徨弔影一慣捐生或悲亡殤頻仍而纍纍多棺二肩並舉或輿喪者息肩纔定轉瞬而已待人輿或弔唁者悲痛方深移時而我勞人弔古來七尸八命不禁譜作傳奇今則十室九虛幾於司空見慣傷哉一疫歎驪遣以無能痛矣五倫值災祲而頓滅父亡子避忍教憾抱終天夫喪妻拋空使悲含異地財雄百萬絕無至戚送終名噪五洲亦乏一丁視殮人生至此亦足悲矣斯時也。胆怯者。紛紛遠引。則挈妻負子。恍同避寇之播遷。志強者。戰戰防閑。亦待咒吞符。屢作驅魔之舉動。以故畏惡厲之傳染。遊客戒而迴車。怕疫鬼之相隨。行人警而繞道。三叉陌路止見那舁櫬躦行四達通衢陳列盡居喪物事坐令農工失業閭閻之生計全非商賈廢時廛市之經營頓淡甚而醫生遁跡。問方治而何從村肆閉門購藥餌兮弗得當斯境者亦惟死生聽之天命專候無常之促召而已已焉哉。巷無居人狀若遭夫兵燹慟矣乎。室皆懸罄慘恰比於凶荒蓋當夫妻泣兒號想翼德定當惕息設際此鴉鳴鬼哭恐鍾馗亦殺雄威普世仁人料應聞而墮淚凡茲慘劇幾令逝者酸心嘆婦孺本屬無知止曉許願燒香乞靈塊梗嗟紳衿固稱有識竟亦隨班賽會惑彼乩童卒之方士符燒無能鎮鬼太息巫婆術盡咸謂無神浪費金錢誰買得楊枝法水流枯血淚總難逢扁鵲神針更可痛者際此五洲交通防疫嚴厲昔日舊金山焚燒舖戶支那街獨受奇冤英香港拘留病夫中國人特遭橫禍美洲矮木屋因我華僑喈叻沙拉山困吾黃種班班苛例慘不忍言種種非刑全無人道男女皆赤身露體任彼碧眼兒索索摩摩老幼則忍淚吞聲受此黑膚奴鞭鞭撻撻甚有鉄鉗挖屎無殊淫棍强姦水節灌鹽何異屠夫宰畜辱身辱國因羞憤而捐生者不下百數十人西醫西藥因誤投而損命者又何止千數百輩嗚乎我政府固如瞎如聾我國民又如痴如啞以神明貴冑竟不若印度波蘭之亡國奴也吁彼庸庸者已不可與謀而蒼蒼者又高而難問有不令人慨想於同抱先聖遺經古則有驅豎良醫能生死人而肉白骨而猶是黃農遺帙今竟無回春妙手堪救時疫以起危亡哉是皆當世諸醫只知利己絕不研求經旨以相救療一任同胞之當厄沾危如秦越人之視肥瘠忍心害理

莫此爲甚我同胞抑何不幸而與若輩並生此一世紀識每讀仲師自序因宗族疫亡之衆著論救之未嘗不奮然興起也用是夙夜研求頗有心得間嘗冒險而與疫魔背城借一蓋不外此草木之兵論略之策已幸而獲勝者累矣無如敵衆我寡而僅恃無援孤軍與之持久而不厚集兵力以爲分頭逐剿之謀恐飛將猶存終歸無濟但願吾道同人表同情者相與共矢血誠熱心發起急爲組織一防疫實地研究會而預籌制勝良法庶綢繆於疫之未來斯坐鎮於疫之已至且於我種族前途能收絕大效果不獨禦災捍患功德無量已也

○診驗紀略

袁桂生

不佞業醫十三年所見之病亦甚不少近已將逐年治驗之筆記及前登各種醫學報之醫案編成醫科實驗錄一書待梓矣茲取最近數月之事畧紀一二以供衆覽並求　方家教正焉癸丑臘月袁焯記

楊君某（前鎮江某區巡警局長之子）由江北來鎮病瘧甚重蓋已發數次矣問日

一發發則大熱煩渴欲飲冷水心煩不安小便赤熱診其脈與平人無大異但略兼滑數之象耳蓋暑病也與尋常之瘧疾不同擬方用竹葉石膏湯去人參半夏加柴胡靑蒿黃芩天花粉知母生苡仁石膏用四錢餘藥各二三錢作煎劑明日復來診述昨藥服後如飲甘露爽適異常仍以原方與之隔兩日來診述病已去大半頗思飲食遂改用沙參石斛苡仁麥冬佩蘭花粉等養胃生津之品並囑其謹守衛生之法而愈遂回江北矣

比鄰雞鴨店徐某年三十許八月間余方午餐見其走來旁一人扶之猶踉蹌不能自立呻吟之聲不絕於口余見其狀遂立即診視脈息滑數身熱甚重問之蓋瘧病發數日矣燒熱不能耐小便赤熱口渴舌苔乾燥擬方用竹葉石膏湯去人參半夏加黃參知母木通柴胡等石膏用四錢黃芩用三錢餘藥各一二錢作煎劑服明日來診述昨藥服後覺小腹部如有重物壓之一夜未嘗離汗遍體舒適能自行走遂以原方減輕其用量二劑而痊此病用石膏後覺小腹如物重壓與趙藜村治袁隨園之案略同殆由石膏重鎭之力生理上起此特別之現象歟然同一用石膏也何

以楊某無此現狀耶願與同志研究之
鎭江電報局沈經甫君病瘧間日一發寒熱平均胸悶舌苔薄膩不思飲食用金雞納霜一五（準中國秤二分六厘）用膠囊裝盛吞服一服病減大半兩服全愈

●醫藥雜俎（續三期）

周伯華

仲聖先見

何顒妙有知人之鑒初郡張仲景總角造顒顒謂曰君用思精密而韻不能高將爲良醫矣仲景後果有奇術王仲宣年十七時過仲景景謂之曰君體有病宜服五石湯若不治年及三十當眉落仲宣以其賒遠不治果後至三十果覺眉落其精如此（何顒別傳）

善別死生

顧雍初疾微時權令醫趙泉視之拜其少子濟爲騎都尉雍聞悲曰泉善別死生吾必不起故上欲及吾目見濟拜也（吳志顧雍傳）

郭玉

郭玉者廣漢人也學方診之術和帝異之乃試令嬖人美手腕者與女子雜處帷中使玉各診一手玉言左陽右陰脈有男女疾若異人臣疑其故帝歎稱善（後漢書）

華佗神治

魏華佗神於醫嘗有郡守病甚佗過之郡守令佗診候佗退謂其子曰使君病有異於常積瘀血在腹中當極怒嘔血即能去疾不爾無生矣子能盡言家君平日之過吾疏而責之其子曰若獲愈何爲不言於是具以父從來所爲乖誤者盡示佗佗留書責罵之父大怒發吏捕佗佗不至遂嘔黑血升餘其疾乃平（獨異志）

妄藥之害

顏含兄畿咸寧中得疾就醫遂死於醫家家屬迎喪旐每繞樹而不可解引喪者顛仆稱畿言曰我壽命未絕但服藥太多傷其五臟耳今當復活愼無葬也其父祝之旐乃解及還其父夢之其母及家人又有之含乃曰非常之事古則有之乃發棺果

有生驗然氣息甚微飲哺將護累月猶不能話飲食所須託之以夢含乃絕棄人事躬親侍養足不出戶者十有三年（晉書顏含傳）

●隱溪醫案

顏伯卿

陳懶僧茂才甲午秋患下痢寒熱十餘日裏急後重服木香檳榔丸痢積差納呆體怠寒熱又作醫者以柴葛和解病稍差不戒油膩葷腥忽大便水瀉日夜無度完穀不化惡寒失音四肢厥冷腹痛喜按延余診之脈重按沉細而遲輕手浮大而虛素問云泄瀉脈大難治病機云厥陰經動則下痢不止手足厥逆宜用續命湯此言表邪縮於三陰當散之之意即難經之風泄久泄而受風者也此症始由濕熱瘧痢又夾食停積感冒風寒邪入足三陰元氣素虛用藥極難勉仿小續命湯加減逆瀾挽舟法麻黃一錢人參二錢白芍炒三錢防風一錢桂枝錢半附片製錢半茯苓三錢土炒白朮三錢干薑錢半細辛三分炙艸一錢加伏龍肝八錢日進二帖服頭煎當夜深得微似汗四肢轉和泄瀉減半次日復診脈稍緩重按有神根用附子理中湯加味茯苓三

錢土炒於朮三錢炒白芍三錢干薑錢半高麗參二錢炙艸一錢厚附片錢半五味子五分三帖後瀉日三次夜二次胃口已開飯後即欲圊便腹响時痛得食則安此久泄腸空液涸用實脾固腸法收全功蒼朮白朮厚朴陳皮高麗參炮干薑炙艸茯苓肉果霜訶子肉砂仁各等分酒糊爲小丸糯米飲湯送下日三次每次三錢半月復元如神

甬鄰友林保滋君之三少君十四歲夏令多食瓜果氷水秋八月中浣寒熱下痢紅白夾雜腹痛後重日夜百餘行脈沉緊而惡寒舌白滑苔曾服倪涵初痢疾三方病增劇又進萊菔子檳榔木香芩連等劑皆不効至九月初旬延余診之以脈症叅之是瓜氷寒濕陷入脾陰秋後風寒外感當初失於解表以致外邪濕熱與內伏寒濕陷入足三陰先用透達表邪舉既陷之寒濕待惡寒差後再商用葛根二錢升麻二錢柴胡二錢白芍三錢生甘艸一錢白頭翁三錢秦皮三錢大豆卷三錢一帖夜間躁擾不安痢稍減舉家惶急夜將半敲余門問病變救法余曰凡濕熱之邪欲解必陰陽交爭邪由少陽之樞轉出寒熱往來是其候也天明得微汗必能安臥矣次日

果然汗出熱退下痢十去其六七復診脈右三部畧和左弦緩伏邪稍解積濕餘邪未清舌厚白口微渴下痢痛差紅已止以白頭翁合平胃法北秦皮白頭翁黃柏黃芩厚朴蒼朮廣皮下痢十去八九小便長舌苔薄白以易簡斷下湯茯苓甘草砂仁枳殼於朮草果加糯稻草根石蓮子五帖全愈

甬鎮柏樹方逸候君丁未秋八月上旬下痢如魚腦紅白雜下日夜百餘行寒熱往來渴不引飲七八日延僕往鄉診治診其脈左弦緊右浮大舌白滑苔其致病之源云是六七月夜間花園露臥納涼氷西瓜啃嚼水多食加以冷水浴身扇風收汗至八月上浣始惡寒復發熱身痛先瀉後變痢此屬伏暑傷寒秋後下痢之候仲景曰下利脈數有發熱汗出合自愈設脈緊爲未解必圊膿血以有熱故也又曰大腸有寒者多鶩溏有熱者便腸垢以此推之是寒邪與濕熱夾雜之候治法必先去其寒解其表和其營然後清熱理濕方用桂枝加葛根湯法桂枝一錢白芍三錢炙艸七分葛根三錢生薑錢半紅棗三枚當時在座諸醫咸云熱症用熱藥極不贊同伊叔樵苓君知醫善決斷主服余方是夜子刻得微汗次日寒熱減半腹痛後重未差以前

方加柴胡川厚朴各二錢又次日寒熱十去七八而痢未減以葛根二錢黃芩三錢黃連錢半白芍四錢黑山梔三錢當歸一錢秋蒿三錢鮮荷葉半片括蔞根三錢連進兩帖熱退淨下痢減半脈治數舌黃尖絳膿血未止肛口熱痛素體陰虛病後濕熱着於腸胃以黃連黃芩阿膠西洋參石蓮子去心四帖痢止胃開以異功加釵石斛二冬二地十帖收全功

神州醫藥學報校勘記（第二年第一冊）

錢縉甫

祝辭　第八行旋起旋撲之撲字當改仆字

醫藥危言　洋洋灑灑暢所欲言障百川而東之迴狂瀾於既倒作者殆具此宏願

一庸書僞醫之遺毒篇第四行流侍應改流傳第六七行力詆註解愚意不必註之良者後學受益靡窮若聖人之不出豈能歸咎於此　結句大卒應改大率

三無教育機關篇言中醫欲其進步須速設學堂此論甚要愚意欲設學堂須先編教科書

論中國醫藥兩界之將來　第一段第十六行燕子貽堂之貽字有訛誤否第二段第十五行脈暴出者死脫一出字　言有是症應用是藥用之仍死人力已盡愈於置之不用以待死愚意此說足以鍼巧于趨避之醫究恐一班孟浪之人據此以爲口實總之吾輩既爲醫十全爲上萬一藥之而仍死切勿果於自信　第二十行擠字有訛誤否　此篇意在力救時弊所論皆切要

生理學　論火之作用火之本質火之生理發明人身有電妙能根據素靈精義相爲印証說得確鑿不同游移影響　火之居所篇結尾柄鑿字應作枘鑿　病毒之火篇第一行肆淡酒肉淡字誤結尾算字亦恐有訛

天眞論　既曰坎爲水又曰坎爲陽陽主火既曰離爲火又曰離爲陰陰主水似乎自相矛盾其實非矛盾也陰中有陽陽中有陰陰陽互爲其根也

短評　勿作此無謂之排外篇第九行流璜應改琉璜

通信　責問包君識生書第七行君今包三字應改今包君第八行以下既指定中風之風爲西南風又引內經賊風之風斷定是西南風究竟出於何書

答沈君少卿書似乎所問非所答沈君所言是嗇嗇二字謂傷寒論中祇有一條　識生按沈君原文係通考傷寒論中風惡寒祇有一條上有嗇嗇二字明明是指傷寒論中風惡寒祇有一條也若沈君言中風惡寒上有嗇嗇二字祇有一條者則識生誤矣否則老先生誤先生以爲如何

小說　第三段第三行植氏之氏溝衛生之溝均有訛誤第七行何山字應改河山第十三行多一也字

醫話　蚷醢篇暇脩應改腶脩　急食篇見西醫針法之良鋸足傷身篇見西醫殺人之慘皆實錄也

雜俎　校勘記第十五行以字應改與字末一行何字應改可字

定價表

費須先惠空函恕寄
概收大洋銀毫加水

定價			
項目	一月一冊	半年六冊	全年十二冊
現欵及匯兌	二角	八角	一元五角

郵票以三分之內者五份以上不收郵票

郵費			
本國	一分	六分	一角二分
日本	一分	一角二分	二角四分
外國	三分	一角八分	三角六分

廣告			
等第地位	一月	半年	全年
特別一面	二十元	一百元	一百六十元
特別半面	十二元	六十元	一百元
普通一面	十二元	六十元	一百元
普通半面	七元	三十五元	六十元

聲明			
特別	告	論後正面概作特別	木刻電版
普通	白	後頁夾張俱是普通	費須外加

中華民國三年二月十五日
第三年第三期

版權所有

編輯者　神州醫藥學報社

編輯所　神州醫藥學報社
上海三馬路小花園寶安里

印刷所　南華書局印刷所
上海北京路盆湯弄東首鴻生里
電話三千七百三十九

總發行所　神州醫藥總會
上海三馬路小花園寶安里

中華民國郵政局掛號認爲新聞紙類

神州醫藥學報

第二年第四册

月出一册准陽歷十六日發行

民國三年四月十五日出版

本報四期總目次

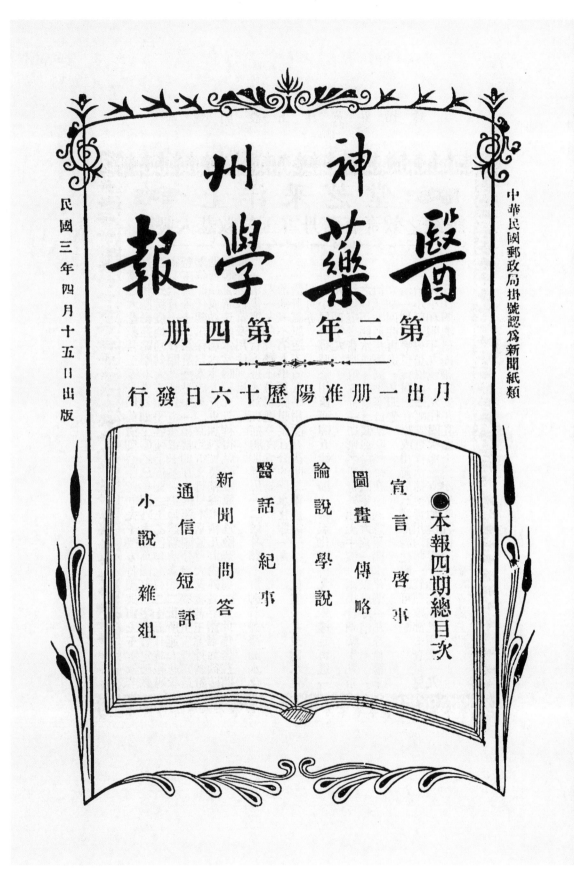

本報第二次宣言

先哲云文明之程度因競爭而益高學理之精深經討論而愈密諸同志發起本會之初以此語爲進行之表的故去歲正會長余君伯陶於會務倥偬之際亟亟組織神州醫藥學報以爲互相討論促進本會進行之機關然而經費支絀未能擴充更因爲本會之印刷品對于會議之是非職員之勤怠辦事之公私及學理上互相討論之文章未敢盡爲宣布恐人心因糾正而生嫉妬因嫉妬而施破壞本會前途不勝危險故抱曲徇主義以聯絡之未免有失報章之天職也迄今去冬大會成立請願于政府旋蒙批准是既經過聯絡時期又當抱鼓吹督責之主義使公理得以彰明學術日臻完善以符諸君子設立本會之初心若仍苟且曲徇木朽虫生勢所不免果爾會務必日趨於腐敗將來必有不堪設想者矣所以去冬同人公議將學報改爲集股辦法仍與本會守同一之宗旨惟經濟獨立言論獨立以完報紙言論自由之特權蓋全國十數省醫藥團體會員之程度不無優劣之殊而辦事職員亦難

本報第二次宣言 二

免有溺職之弊且鑒于往昔醫藥團體每因當局者爭權攘利致成瓦解良可虞也茲值醫藥危急存亡之秋一髮千鈞稍縱即絕倘再蹈故轍則吾中醫中藥永無復興之日矣吾同志所輸之熱血金錢亦付諸流水矣思念及此能不寒心吾同志可不各盡所力大公無我抱同舟共濟之心挽此將倒之狂瀾耶本報有鑒于斯誓負代表醫藥界言論之責凡醫藥界之是非得失必舉筆直書無所阿比尤望吾醫藥同志各輸熱忱同膺重任隨時指導勿以私交而傷公益勿生意見而肆攻訐則醫藥前途幸甚中華幸甚茲擬續增辦法及體例數則列明于左幸祈有以教正之

一本報改爲集股辦法者非與本會脫離也恐因筆墨之間有言論上之競爭有碍會務故主言論獨立正所以維持本會之苦心也然對于股東非股東並無歧視且人人俱可隨時入股隨時投稿以資勵策進行

一本報倘有盈餘投稿已經選登者概酌給相當之獎品以符同盡義務權利均沾之宗旨

一此後爲吾醫藥同人大競爭之時代投稿本報除文理學理俱無可取不登外

若自成一說別開生面者本報無不歡迎倘選登後諸同道有著論討論或辯駁原投稿人不可遽生意見而致紙上措戈可更作論辯駁是非難逃公論不可因失敗而心灰也

一投稿同志當知本會與本報爲同人公共之機關不可因與一二人意見不合即放棄責任脫離關係以失競爭討論之宗旨置報務會務而不顧或遷怒于本報本會也先此聲明以免後論

一投稿若係新聞必確有其事不可虛妄僞造或借此以洩私憤損人名譽有傷天和

一各埠分會及醫藥團體之紀事新聞投稿本報者均樂爲登載使各省同志有聞風興起之觀感

一各同志有新發明各種書藉及藥品投函本報者概爲宣布以廣招徠但須寄下樣本二份

一各省同志有願充當訪員者望即來函訂約酬資從優

本報第二次宣言　　三

本報第二次宣言

一本報續增醫話醫案醫書三欄按期選登各同志有大著未刊者可將完本寄下本報社酌給相當之獎金若版權仍歸原人獎金從輕

一本報可代印各種書籍價格極廉並可代爲發行各同志有欲出版各種書籍可來函接洽

本報啓事一

本報此後准于每月陽歷十五日出版十六日發行無論本埠外埠俱一律十六日付郵倘貴處照平時收報期限過期至五天或十天仍未收到者必因郵局有誤可即來函接洽補寄爲盼如郵局隨後交來可將原報寄還本社以符公道

本報啓事二

敬啓者本報去年出版七期蒙各同志賞閱不勝感繳報費業已繳清者亦不少惟前期有發票寄奉而未將報資擲下者務懇將報款速爲賜下以充資本以維報務將來神州醫藥之發達皆賴諸君子贊助之力也

本報啓事三

本報圖畫一門刻擬將各同志小照印入且將其歷史事跡附于尊照之後俾海內同志知其名而識其人日後訂成列傳流傳千古誠醫林之雅事亘古未有之盛舉也贊成者望速來函接洽辦法列后

姓名　年歲

本報啓事　一

本報啓事　二

籍貫　省　府　縣　鄉鎮

歷史　事跡

著述

以上祈照式塡就以便編成傳畧（但倉卒編輯未克周詳俟日後訂成列傳時再行完全編輯以臻完善諸君諒之）

小照一張四寸六寸俱可

紙張銅版費每人三元費須先惠空函不復

每五十人訂成一册除上報不計外奉贈一册不另取費

本報啓事四

投稿諸君鑒本報自三期起與印刷局訂定合同准于陽歷十五號出板不誤以後稿件務請陽歷一號以前寄到以備編輯否則下期始能刋入惟各埠醫藥界新聞及醫會開會紀事投稿者甚少祈諸君留意採錄俾醫藥進行前途實非淺鮮

副會長葛君吉卿

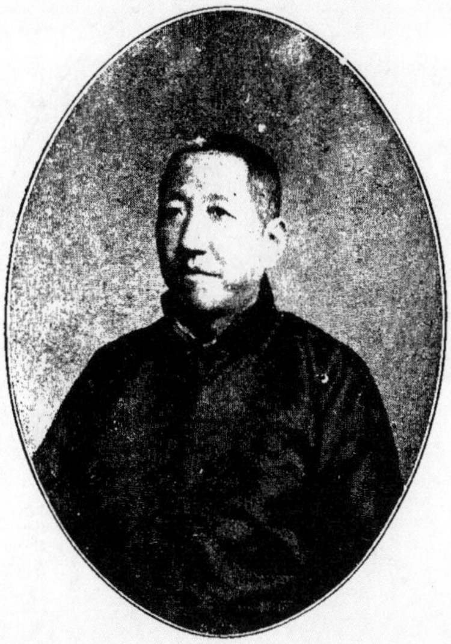

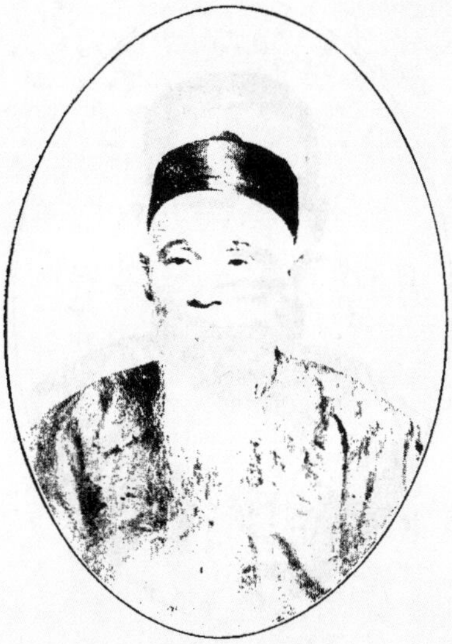

傷寒大家包君桃初

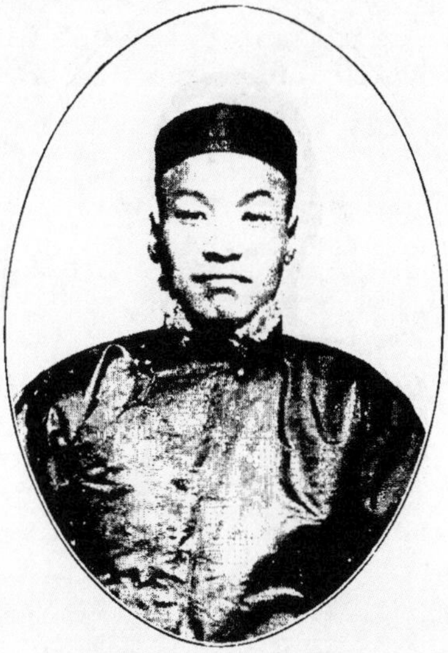

副會長沈君葆聯

本會正會長余君伯陶

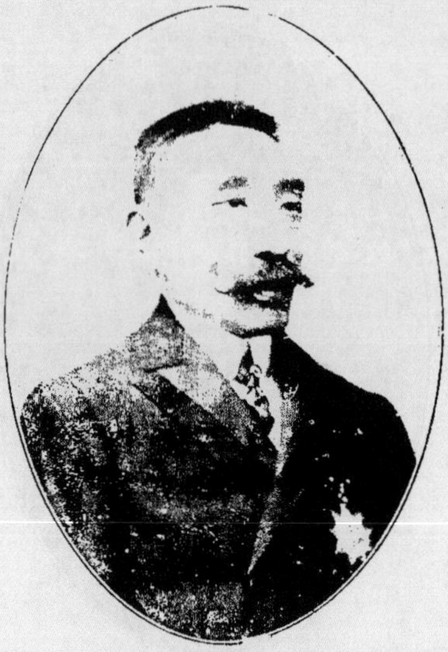

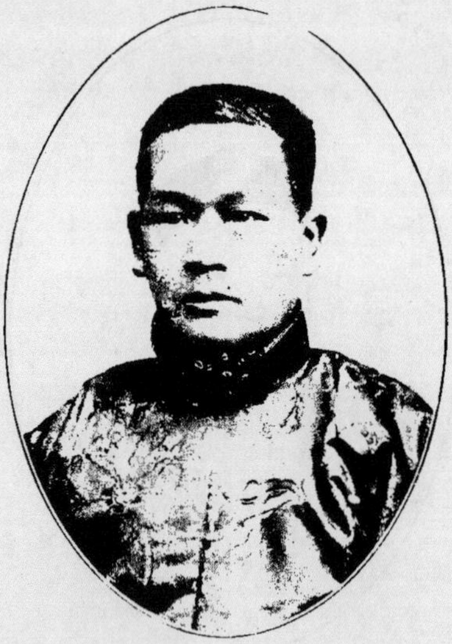

副會長顏君伯卿

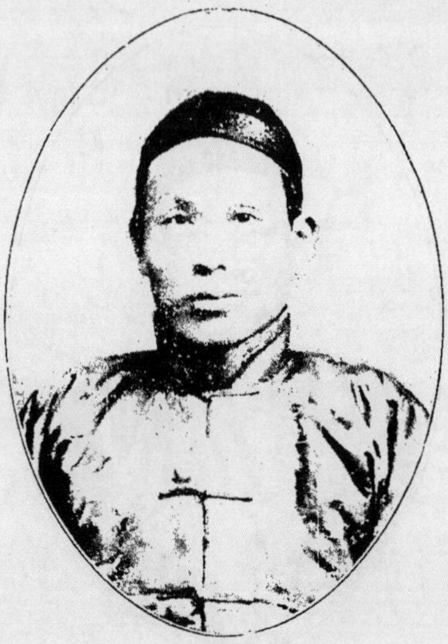

副會長朱君堯臣

●傳略

本報編輯傳略分三期擬完初期從略至二期訂成冊頁時再行增編及至該人著年棄世後方能完全編成列傳諸君諒之可也

余伯陶

余君伯陶江蘇嘉定人名德壎一號素庵年四十三歲總角時已潛心經史百子弱冠就醫從吳門陳子然先生游學益淵博尤精傷寒時疫著有鼠疫扶微疫証集說傷寒古義素盦醫話等書行世先生耽吟詠醇樸瀏澆兼唐宋之長著有懷遠堂集宅心長厚胸無城府海內賢達多樂與訂交辛亥光復時慷慨輸將不遺餘力前爲湖北第三師參謀紅十字會正會員歷舉上海醫會會董自由黨醫士團理事長上海醫藥聯合會副會長因教育部有偏重西醫之議復約各省同志組織神州醫藥總會被舉爲正會長北上請願保存國粹維持靈素之學幸蒙政府批准醫界藥界咸嘉賴之

顏伯卿

顏君伯卿一號隱溪廣東潮陽人乃儒醫馨閣先生之曾孫也承先世薪傳集宜家

珍婦嬰秘寶等書女科兒科有獨得之秘復從名醫鄭仕芳先生遊於內難傷寒本草千金外台及各大名家之書醫術益精著有隱溪醫案數卷癸丑冬舉爲神州醫藥總會副會長

朱堯臣

朱君堯臣年四十四歲浙江餘姚歷山人幼讀詩書有神童之目過目輒成誦未冠游庠經史子書多所流覽作幕三載憾宦途齷齪遂棄仕習醫先生儉樸有古風不染世俗浮囂之習對於地方公益多所贊助處事接物皆不苟且癸丑冬被舉爲神州醫藥總會副會長

葛吉卿

葛君吉卿名黼思浙江慈谿人年五十八歲性豪爽生平不受非義之財廉潔自愛前清辛卯孝廉候選鹽大使前任歙片會館和義堂董事五年歷任藥業公所喻義堂崇義堂董事十有八年及南商會議董總商會議員章橋鄉約局總董上海醫藥

聯合會副會長癸丑冬復舉爲神州醫藥總會副會長及藥品陳列所總理會中咸嘉賴之

沈葆聯

沈君葆聯浙江甯波人年四十八歲弱冠就業于杭州江干叅生堂繼爲泰山號經理十有八年前淸壬寅承世襲騎都尉晋京引見捨去店事歸標甯渡提後營都司凡七載庚戌復去職就商設廣惠中堂于中江盆湯弄橋北堍癸丑冬舉爲神州醫藥總會副會長

包桃初

包君桃初名育華一號白髯叟福建上杭縣人近世傷寒大家也著有傷寒章節雜病章節經方歌括无妄集行世先生深得長沙之奧旨治疾不用時方慨以經方變化用之皆奇中先生卒於淸季戊申歲享年六十有二子三人長次皆知醫識生君即其長令郎也

神州醫藥總會正月份收付報告

收上年現存	二元	收礚在餘君月捐	三角
收仝上	七十九角	收診察所號金	四十八角
收仝上	四十二文	收発	五元
收吳季白君會費	二元	收仝上	壹千三百文
收袁桂生君入會費	一元	共收進	大洋七十八元
收田伯良君上年報費	二元		小洋壹百八十三角
收余伯陶君月捐	二十元		錢壹千三百四十二文
收顏伯卿君月捐	十元	付房租	弍十元
收王雨香君十二月正月月捐共	十元	付租檞	壹元
收朱堯臣君月捐	五元	付仝上	伍角
收王問樵君十二月月捐	四元	付津貼醫藥報	拾元
收林渭川君月捐	三元	付薪水	三十壹元
收應鶴峯君月捐	二元	付余伯陶君上年墊欵	拾弍元
收毛玉書君月捐	二元	付郵費	二元
收沈琢如君十一月月捐	二元	付仝上	五角
收葉心如君月捐	一元	付報紙	六角
收馬逢伯君月捐	一元	付診察所會員號金	三十六角
收凌永言君月捐	一元	付仝上	六十文
收柯春喬君月捐	一元	付雜用	一元
收鮑承良君月捐	一元	付仝上	二十一角
收俞騰夫君月捐	一元	付仝上	八百二十六文
收沈葆聯君月捐	一元	付発	六十二角
收張頌清君十二月月捐	一元		大洋七十七元
收杜靜仙君月捐	二十角	共付出	小洋一百三十五角
收陳久香君月捐	十角		錢八百八十六文
收吳介臣君月捐	五角		大洋一元
收周青士君月捐	五角	現存	小洋四十八角
收吳梅巖君月捐	五角		錢四百五十六文
收沈仲裕君月捐	五角		
收戚維陞君月捐	三角		

神州醫藥總會會計處啓

神州醫藥學報第二年第四期目錄

●論說

第二年第四期

目錄 二

目錄 四

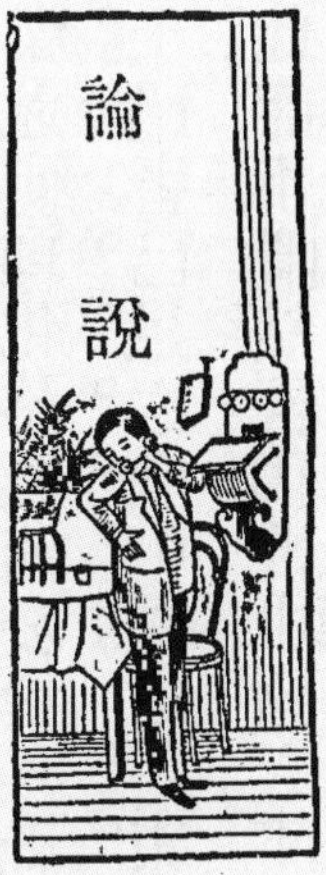

本會呈請袁大總統保存中醫中藥奉批書後

余伯陶

今天下之稱大國者。一國有一國之政策。一國有一國不俗尚。政策不變則國自存。俗尚不移則種自保。政策之當保守與夫俗尚之不可移易。無論何國。其國民具有同情。且本國之人。亦莫之欲保守其本國之政策與俗尚也。此無他。所謂人之心中皆有此愛國思想也。此種愛國之心。雖至愚極暗之人。倘非謬種流傳。决不生存自外。於是知國民之可寶貴。俗尚之當保守。不待智者而明矣。雖然國民至貴也。而能保障吾國民者。更有所謂至貴至重之醫藥在。蓋醫藥良。則種族强盛。而民無夭札。醫藥不良。則種族陵夷。而國脈摧殘。僕生長中國。祗知研究中醫中藥。惟日孜孜。四十年於茲矣。具愛國之熱忱。抱保存之素志。曾於客歲號召同志。陳情當局。冀將吾國數千載精微之醫學。有所保存而發明之。雖臨時政府。教育部所訂之醫學校專章。暫取西法。致難兼採而初非有廢棄中醫之意正式總統由國務院發下批示。足資信守。而今而後。惟望我全國之醫藥界。各出其心思財力。共謀所以保存之法鄙人誓與諸君子百折不回發展吾中醫中藥固有之能力更望諸君子一成不易挽回我中醫中藥未絕之緒餘來日正長時不可失願我全國醫藥界鴻儒碩彥。倘有以匡助而教益之。

●願各社會重視中醫中藥

沈葆聯

我國天產藥品。一經化製。足供社會無限之用。是以文明之國。首重醫藥。各國科學發明至有今日者。蓋在上者。有以提倡在下。者有以遵循吾國醫師列於下工。藥肆素稱微業。遂使理化格致。流於世外。社會智識。一落千丈。清之末代。西風東漸。初譴輸入煙土。禍害已足亡我中國。近年東西藥品之運入我國者。更不知其數千萬億言念及此。能不喟然。吾獨恨中國人。不能自厲其精神。而惟拾西人一二唾餘自詡。

自矜自以爲開化。殊不知我華醫藥。爲全國之命脈所繫。不速改良。吾恐四萬萬國民之生計。勢必盡被外人攘奪。良足慨矣。惟願柄國諸公。早計及此。則吾國醫藥日益昌明。理化格致諸大科學。自必深造精進。可與西法爭衡。富國強種之術。悉在於是矣。且東西人士。皆重視其本國之醫藥。擴張權勢。不遺餘力。而惟我華人。獨於本國之醫藥則蔑視之。蔑視之不已。則又鄙棄之。鄙棄之不已。則又摧殘之。是何居心。殆所謂別有肺腸者耶。政府果能鼓勵真才。使天下之人。皆知中醫中藥之當研究而不廢。天產收回利權。爲吾道之干城。爲人民之保障。庶幾醫藥大振。而種族不亡歟。尤願全國各社會。協力提倡。銳意保存。則吾國無限之金錢。或有不輸於舶來貨之一日乎。

●論教育部廢棄中醫不用中藥之謬妄

沈智民

嗚呼。事危矣。勢急矣。我數千年炎黃相傳之學術。將處處受西醫摧殘之地矣。我四百兆神明靈秀之華族。將處處爲西藥試驗之品矣。履霜堅冰。其漸已現。巨創深痛竟伏其根。蓋我國歷代醫藥大家所發明之精理。今已爲教育總長之廢棄矣。（見北京日報專電）吾道同人自聞此警耗。不覺仰天蹌地。呼號大叫。驚心動魄。若病若狂。數日來未能自已。魂夢飛越之中。遙想我中醫將來之奇辱。與中藥將來之滅亡。萬象森羅。誠不知至如何酷烈而後已也。吁、可慨矣。況時至今日。爲弱肉强食之秋。喧賓奪主。公理不彰。而在上者昏蒙未醒。竟抑中而揚西也。謬妄狂悖。聞之髮指。蓋彼輩朝夕所縈繞於腦海者。惟有醉心歐化而已。不知我國之有醫學也。四千餘年於茲矣。胚胎於三代以前。昌明於成周之際。其時君相之尊。倡導於上。故醫師掌于冢宰。國人有疾。令醫師分治之。歲會月稽。十全爲上。十失一次之。十失二三又次之。十失四爲下。獎勵懲罰。絲毫不爽。隱然與今日東西洋之制相同。其重視醫學爲何如哉。降及後世。此制寖廢。洎范氏後漢書。列醫家於方技之門。而宋儒遂目爲賤役。於是醫學一科。漸入沉淪之境。此非習醫者之過。實歷代政府不知提倡之過也。夫泰西醫學。昉自希臘。中古時代。罕有進步。至近世二百年。乃物質之治療上。漸臻完善。而於精神上之療法。實祗犄得大略。而未嘗深窺堂奧也。何也。觀其病理之說雖若脈絡貫串。而於內科之治療。成效不著。此無他。蓋彼之療法單簡。用藥板滯。故也。設謂今之西醫。以解剖生理衛生之學著稱於世。而外科手術。偶有驚人之技。而爲世人所欽仰者。然由予觀之。其所治之症。皆爲純粹外科。而非內科性之外科也。如治內科性外科。恐束手無策。反不如中醫之有效驗。況乎解剖生理衛生之學。我國內難二經。已開其先。即素問所謂。肺者、臟之長也。爲心之蓋也。靈樞胃大一尺五寸。長二尺六寸。橫屈。此豈非我國之解剖學歟。素問諸髓皆屬於腦。諸血皆屬於心。諸氣皆屬於肺。靈本輸曰。大腸者傳道之府。小腸者受盛之府。胃者五穀之府。腎合膀胱。膀胱津液之府也。若是者。豈非我國之生理學歟。素問曰。飲食有節。起居有常。不妄作勞。故能形與神俱。而盡其天年。又曰。恬淡虛無。眞氣從之。精神內守。病安從來。若是者。豈非我國之衛生學歟。蓋昔日顯微鏡學未發明之時。全賴目力檢查。能攷驗臟腑之功用。我秦漢以前之醫學。遠勝西醫之上。設當時立學校以教授。闡發至理。探討精奧。想今日中醫之嶄新奇技。足於驚倒天下而有餘也。恨蠢者之政府。視醫爲小道。不加注重。一任其庸流雜厠。異說僨鼓。致陰陽五行之學。瀰漫亞東。至是而中醫之進步。遂以中止。如此時吾猶不以故步自封。而以眞理眼光觀察。則我國醫藥之發達。未可限量。何至衰頹至於此極。而遭政府之廢棄耶。雖然。今中醫之失敗。實爲精神渙散。咎由自取。回思前人之著述。汗牛充棟。其中豈無一技之長。乃盡歸淘汰之列。而竟不能供專門醫校之采擇也。荒謬之舉。聞之淚下。今政府廢中醫。欲爲防疫檢查。推行無碍起見。然而前年東三省。鼠疫流行之時。蔓延幾及六十州縣。死亡人口之數。達四萬六千以上。而中土之醫師。未能顧問。治療之特權。盡付西醫。奈撲滅之期。未見迅速。致釀我國未有之酷刼也。願今之當局者。平心靜想。開誠布公。判別中西之優劣。以我國固有之學。可存者則存之。不可存者則改革之。斯爲改良醫藥之標準。不可貿貿然好尚新奇。徒增西藥勢力。而爲西醫獨闢商塲。況際此民窮財盡之秋。而以數千百萬之天產藥材。一朝消滅。何物狂奴。忍心出此。嗟乎。我全國之醫藥兩界。處此慘烈相乘之時。而猶黨同伐異。畛域是分。抱隔岸觀火之心。坐以待亡而已。痛哉。沉沉大夢。酣飲漏舟。長此終古。其沒頂之禍不遠矣。嗚呼。

●振興中國藥業之計畫

袁桂生

藥物爲實業之一大宗。較諸棉鐵絲茶。未遑多讓。我國自改建共和以來。於各種實業。多已定有計畫。著手進行。而於藥物一宗。獨付闕如。豈非憾事乎。今略述振興之策。以備當世採擇云。

一當保護固有之天產藥材。以保已成之利源也。中國醫藥。發明最早。而土地沃衍。物產富饒。故天生藥品。不下數千種之多。如西北各省之產大黃、黃連、厚朴、巴豆、附子、烏頭、羌活、麝香、牛黃、人參、鹿茸、羚羊角、等類。東南各省之產肉桂、橘紅、硃砂、水銀、雄黃、硼砂、礬石、莪朮、麥門冬、天門冬、括蔞、籐黃、荳蔻、薄荷、紫蘇、金果欖、等類。腹部各省之產石斛、麻黃、柴胡、黃蓍、枸杞、山藥、地黃、牛膝、皂莢、石膏、知母、樸硝、白芥子、竹瀝、等類。(此僅簡單言之不及十分之一二)而每年銷售之銀數。亦實有數千億萬。詎非中國之一種大實業乎。吾聞中國之大黃。昔嘗盛銷於俄羅斯。而日本之藥。亦多在吾國採歸種植者。則中國藥物之價值。無俟鄙言矣。竊謂政府今日。對於固有之天產藥材。宜採用保護政策。俾採藥暨販藥之商人。得有後盾。然後徐圖發達。萬不宜妄事更張也。而調查其產額之總數。及各路貨品銷售之情形。與預防外人之侵採則皆今日之急務也。（按今日之論中藥者。輒謂須由化學化驗以提其精。此實片面之談。不全中於事實。不觀西醫所常用之藥乎。如大黃末、巴豆油、萆蔴子油、瀉葉、麥角、及麥角越幾斯、沃菲斯越幾斯、龍胆越幾斯、苦味丁幾、芥子泥等、亦皆生藥也。亦皆不知其原質爲何物也。蓋藥物之用。當以病人身上之實驗爲主化驗之法。不過爲研究上之佐助而已。）

一當提倡製造新藥。以開闢利源而塞漏卮也。自海禁開通以來。華人子弟習西醫者日益加衆。今且創設學校。專授西醫之學術矣。不可謂非文明之徵象。然漏卮之門。即由是開。何也。凡習西醫者。平日既未研究中國醫藥。勢不得不惟西藥之是求。縱有稍涉獵中醫書籍者。要不過皮毛而已。甚有中醫之精髓未及知而惟耳食之言是聽。欲望其能用中藥。如中醫專家之精而能工。豈非未能操刀而使之割耶。竊謂政府今日。急宜搜羅製藥專門之人材。創設藥廠。製造新藥。吾國地大物博。新藥之材料。當甚豐富。如金雞哪霜、水楊酸、海碘仿等類。皆取植物之根枝提製而成。他如水銀粉、萆蔴子油、暨種痘防疫之血清、亦皆有材料可造。深望今日之長實業部者。措意及之。而在野之實業家。資本家。亦可起而興辦也。

一各省官立醫學校。宜兼教授中藥也。現在江蘇省立之醫學校。頗聞但教授西藥。而不教授中藥。吾竊不解其命意之所在。謂中藥不能治病耶。則西醫博士之性命。月賴中藥以保全。(見本報第二年第一期)謂西藥盡能生人耶。則日本桂太郎父子之病。固皆由西醫診治。而吾國病夫之累服西藥不效。而由中醫治愈者。亦甚夥。且不獨內科爲然。而外科亦有類此者。(友人卜君善夫。近治兩外科病。一陸軍憲兵。一錢業商人。皆先由西醫劉某治之。施刀後。不能定痛。由卜君用中藥醫治。俱已消散。並未釀膿)然則生人殺人。實不繫乎藥之中西。而況中藥之中。實多有可補西藥之不逮者乎。竊謂各省官立之醫學校。藥物一課。當博採中西。擇宜而用。否則西藥不效之病。皆將束手待斃矣。豈設立醫學校之初旨哉。

一醫家當兼備藥。以應急需。而擴充治療之預備也。中國古時。醫藥本係一家。韓康賣藥。即係行醫。徐靈胎亦謂。古人治病。惟感冒之疾。以煎藥爲主。餘者皆用丸散爲多。其丸散有非一時所能合者。倘有急迫之病。必須丸散。俟丸散合就。而人已死矣。

又有一病。止須一丸而愈。合藥不可止合一丸。若使病家爲一人而合一料。則一丸之外。皆爲無用。惟醫家合之。留待當用者用之。不終棄也。又有不常用不易得之藥。儲之數年。難遇一用。藥肆之中因無人問。則亦不備。惟醫者自蓄之。乃可待不時之需耳。此言實先獲我心。竊謂吾國醫界。當實行之。惟散劑丸劑。久藏有腐敗之弊。則宜設法保存之。或改散劑爲餅劑。如現今藥房之各種藥餅焉。而煎劑之法。仍可斟酌並用。是固活法在人。小子亦忝列醫林。竊願請自隗始。（惟各種丸散、皆須親手調製不可假手於人、）

一今日之業西醫者。當兼用中藥。以塞漏卮。而華人所辦之醫院。亦當採用中藥。以維持本國之實業也。夫改良醫學云者。謂中醫學術上有缺乏僞誤之處。當取西人之學說以輔助之。非謂並中國醫學之精華。與中國固有之藥品而並棄之也。乃今日醫界諸君。與創辦醫院之熱心家則雖甘草、大黃、黃蠟等品。亦皆必購舶來品。眞百思而不得其故。豈中國之甘草、大黃、黃蠟、諸品。亦俱不足用乎。他如苦味丁幾。可以黃連代之。魚肝油、可以瓊玉膏集靈膏代之。（按此二方之力、實較魚肝油爲優、苟實驗之當知鄙言之非妄、）橙皮丁幾、可以橙皮荳蔻代之。此外則可以補西藥之不逮者。亦甚多。儘可研究而採用之。要之藥爲病設。亦猶布帛粟菽之爲饑寒而設耳。豈有僅限於國外之貨之理。昔湯海秋。不信大黃能攻下。竟與人賭食大黃而死。而隨園詩集。亦有藥可通神信不誣之句。此皆見諸前人文集。與醫書之自己誇張者不同。我醫界同志與熱心家。倘不河漢斯言。而採納之乎。

一今日急當設法普及中藥之智識。使人知中藥之妙用也。近數年來。醫界中發生無數之流言。如曰中藥以五色五味配五臟也。中藥以五行生尅爲學理也。中藥力微。不比西藥之迅速也。而豈知按之事實。均有大謬不然者。李蘋湖本草綱目。趙恕軒綱目拾遺等。原書俱在。試略檢數卷。果有此說否耶。若夫力微效緩之說。則尤屬不經。不特硝磺巴豆。其性甚猛。即黃連石膏用之對證。亦效如桴鼓也。小子家世業醫。所見之病。亦不少矣。竊謂醫界諸公。苟欲提倡中藥。當先辨明是非。普及中藥之智識。普及之法不一端。要不外乎言論書籍學校報紙。苟猛進不息。不出二十年外。則中藥治病之眞理。而不能普及於國民者。吾不信也。

一中藥之人造品。急宜設法改良。以與外人爭勝也。中藥中之人造品。如阿膠、鹿角膠、熟地黃、及兩儀膏瓊玉膏等。本屬優美。無庸妄易。惟降藥、昇藥、輕粉、等類。與西醫之甘汞昇汞。其功用畧有異同。亟宜設法仿製。不必墨守舊章。藥業諸君。儘可出洋留學。專學製藥之法。不獨甘汞、昇汞、之製法宜學。即各種金石品之藥。如硫鏹水、硝鏹水、硝酸銀、硝蒼鉛、鋏碘、諸藥。均宜學製。費一時之光陰。獲無窮之實利。根本之圖。莫愈於此。中國藥商。不乏明達之士。盍亟起而圖之。

以上所言。皆振興藥業之根本計畫。爲今日之急務。我政府。我醫藥界。其勉力行之。則中國藥業之前途。庶有豸乎。

●論中醫

錢縉甫

今之中醫有三大病。一曰學問不精。一曰胆大妄爲。一曰精神不到。請詳言之。中醫自岐黃以來。已歷數千年。其間名醫輩出。著書立說。各有發明。非博學而詳究之。不能得其要領也。試觀古之名家。何人胸無卷軸。今之醫生。於羣書既不能多讀。僅閱數部通行之書。如醫宗必讀之類。又不能就其中苦用工夫。各承家技。剽竊敷衍。甚者連藥性幷未考訂。動多謬誤。以此輩人日游都市。何怪中醫之爲人輕視哉。此學問不精之病也。古人教人行醫之法。曰胆欲大而心欲細。是非但教人胆大已也。麻辛附桂莞遂硝黃。何莫非起死回生之品。然必須審症精確。有七八分把握。乃可寫方。若一味孟浪。專以胆大行險。希圖徼幸。則厲藥殺人。易如反掌耳。今之醫生。胆大者甚多。偶然有效。詫爲奇功。輙自誇不置。及至肇禍。則曰彼之病本不可治。嗚呼、是草菅人命也。忍乎哉忍乎哉。此之謂胆大妄爲。至於精神不到。此種病名醫爲多。蓋名醫名噪一時。門前車馬絡繹。往往門診者。每日必百餘號。人之精神有幾許。何能照顧周詳。心不在焉。勢必以黑爲白。指鹿爲馬。亂寫方劑。希圖了事。予嘗親見一人。患白濁。請名醫治之。方用蘇藿朴及二陳。服兩劑益甚。予教服萆薢車前扁蓄等。即愈。由此而推彼名醫之貽誤。豈淺鮮哉。予非敢輕嘗中醫。但當此整頓醫學之際。將與西醫爭存。則必各拚眞實本領。凡從前一切病端。不得不掃除。故爲直筆論之。如此。識者諒之。

三者之外。尚有一病。其人學問尚優。閱歷亦深。并不敢苟且用重藥。在今世要算一平穩之醫。然而習慣用疲藥。及至緊要之際。則一味卸肩取巧。又不肯決然舍去。此等醫。予亦無取。

生命與醫道之研究

陳紫波自新嘉坡寄稿

仲尼有言。易不可見。則乾坤或幾乎息矣。易者變易也。在天地間無瞬息而非變易之事。赫胥黎述天演之學。亦言天道變化不主故常。試以吾人之日用行習問證之。何一而非變易。生老病死。尤變易之大者。然則世之人欲求長生不死。不亦昧乎。且亦思人果以何者爲生死也。夫推本原始。則萬物皆基於質點。人之生也。爲質點集合。其死也。爲質點分散。於化學上論之。則生爲化合。死爲化分。化合化分。皆元素作用。元素即質點之託始。即所以爲細胞者。是故吾身非吾所有也。乃天地之公物。偶然集合於一身。其死也。仍以此物還之天地。身有生死。而物之原質。則無所增減。古云。死不如速朽之爲愈。其殆深明此義者。朽即化分也。即還之天地也。浸假此土膏中元素復爲植物所吸收以之養人以是又爲化合化學家謂物質不滅佛說不生不滅又曰輪迴殆類是歟凡此者皆易理也乾坤所以不息端在乎是抑扁鵲有言之越人非能生人也其可以不死者越人能使之不死耳其言特深識大體雖然醫縱不能奪乾坤變易之理使天下有生而無死惟治病則未嘗無特權病者何也天行之見端也醫者何也人治之大則也人治常與天行相反故人治篤而天行或暫且無權雖不能使天下盡有生而無死然可使臥者起衰者健呻吟者歡愉零落者蕃殖將所謂終其天年度百歲乃去亦庶幾乎近之是則醫之目的在此醫學之亟宜研究亦在此夫如是雖有天行亦少冤酷烈焉抑吾思之世固有乞靈仙佛希冀長壽匪惟遠於事實且益以甚其畏死之念蠱惑其神經悲悲戚戚何嘗享生人之幸福是故以易道談生死可以使人達觀以天演之道談醫可以策人進化識者或有取焉

論科學不能打消神話與中醫之非神話的而爲物

論說

理的本國的懸談的而非化學的世界的叉絕非迷信的也

黎伯槃　北海自新嘉坡寄稿

不佞何爲而著此文因迺者有感於今人謂中國醫藥爲宗教的曰內經所言多神話神話多迷信也按神之爲訓自古人言之爲最高無上之名與聖同功言之可敬自今人言之爲茫無足據之物與鬼同類言之可厭雖然、吾謂科學尙未圓滿則神話依然自在日局八星聲光化電諸質諸力定率公例科學所闡亦綦詳矣而遐想其所以然之故誰創此局形形色色布置恰好譬如吾人搆一住室諸物羅列煞費經營取材在於物質成就在於工師而主持實我廣宇悠宙究有主持之者乎此殊不可思議惟其然而宗教家於此乃振振有詞曰造物主曰上帝意蓋謂主持世界者也吾觀宗教家多能通科學但不能打消其神話且反以科學精明爲上帝以智慧錫人所賜之恩物幾乎神權能包科學觀乎七日休浴一事雖科學家亦循循然從之是誠赫聲濯靈哉余非袒護宗教也但以爲科學所不能見之處神話即寓乎其中欲革而去之必科學再進一級方可更代其說否則終漏此一義而神話即不能不行此宗教一席今日所以未易割破有如是夫然此非所以論我國之內經也。論者試徧閱靈素二書。其內容何若。則夫今世醫學所有解剖生理衛生病理診斷諸科。莫不離形悉具。其精粗且勿論。而決非神話可以共信。惟陰陽五行頗爲斯世口實。近似神話。然余細攷之。仍非神話。陰陽字皆從阜各有本義假借以爲用其初假借以名天地又以名血氣以名男女以名晝夜以名表裏析而爲三合而爲一數之可百推之可千古人觀象以意爲鑑別以字爲標識吾國在北温帶大地文明發生於是智慧從感悟四時變化而出今人多能道之攷天元紀大論所云變化之爲用。在天爲玄在人爲道。在地爲化化生五味。道生智玄生神。神在天爲風。在地爲木。在天爲熱在地爲火。在天爲濕。在地爲土。在天爲燥在地爲金。在天爲寒。在地爲水。故在天爲氣。在地成形。二氣相感而萬物化生矣。此與宗教所言之上帝異自其體言之曰氣自其用言之曰神故陰陽不測之謂神此一語見於本篇又見於孔子之贊易胥是理矣更徵之本書他篇陰陽應象大論所云。尤於我國地理形勢適合。請得而論次之我國古時內部方位以黃河流域豫晉間地爲中央沿海一帶爲東方濱海空氣最多流動最易遇地道回春之時東方軌道線與太陽漸近風即溫和而來自濱海一方面此東方生風之說也陝甘至天山一帶爲西方山脈發生之地危峯絕巘矗立天表遇地道經秋之時西方軌道線與太陽接近蒸發之水汽比濱海爲少空氣乾燥此西方生燥之說也南方爲赤道線相距在四十度之間而交廣已與熱帶接近此南方生熱之說也自黃河而北朔方一帶荒寒彌甚其極北則爲冰洋此北方生寒之說也中央豫晉之間土厚水深日光所射水汽蒸騰此中央生濕之說也然其所謂化生金木水火土果何所據而言則必也時當春令空氣和暖冰凍已解百卉勾茁萌達蔚爲新綠則風生木近似矣燥氣乾金質固其形氣相類山多則礦苗富則燥生金近似矣熱可引火物體摩擦至熱而火生以凸鏡照於烈日下折收光線聚於一點着於可燃物亦即發火此後人所歷驗與岐黃發明之理同則熱生火近似矣天寒日光薄空中水汽凝爲雨雪而降則寒生水近似矣水附於地泉從穴出近說謂地本流質久而外殼凝冷遂成地面與古說合則濕生土近似

矣天氣地形觸生觀念夫豈神話然則其近道矣乎顧此等氣象關於地球與太陽行度上之變化誠有之而五行中之水木金三者非有定性定量之檢查分析之實習亦不能遽易言其生始至如方位隨地異形在赤道無四時之異在南溫帶赤道居北冰洋居南寒熱易位在世界萬國其海岸其山脈不能盡同即其所變之氣象亦不能盡同操內經之說以往將有不盡合符節者然內經所言固自未嘗無理吾敢言曰是物理的也非化學的也是本國的也非世界的也然而其說未已也五行既成之後從此又化生五味木生酸金生辛火生苦水生鹹土生甘吾攷諸洪範則云曲直作酸從革作辛炎上作苦潤下作鹹稼穡作甘不啻爲內經解釋曲直者木之性言由曲而直也而酸味歛濇似之從革者金之性言利於革也而辛味發散似之炎上者火之性言不旁落也而苦味堅定似之潤下者水之性言浸而沉也而鹹味深重似之稼穡者代表土性言平淡也而甘味和平似之是殆謂天地間之五味爲五行所化育而成此物知類其理之感應有如是乎然而猶未已也五味既成以後從此而又化生人之五藏酸生肝辛生肺苦生心甘生脾鹹生腎此奚以知其然

也意者肝形四葉有似曲直肺氣通利有似從革心形尖銳有似炎上腎爲水藏有似潤下脾主納穀有似稼穡故各取其味化生五藏而成就人體爲萬物之靈比物知類其理之感應又如是乎若此者語以聖人知類萬物之情一語庶乎近之抑更進而言之五聲五色五臭五榮五菓五穀五畜五志五液無不括以五數皆爲比物知類亦博亦約宇宙間形色聲臭等類不止有五則有間氣雜色諸說以括之人身藏府不止有五則有奇恒之府以括之經脈不止十二則有奇經以括之人身不止藏府則有肝主筋肺主皮毛脾主肌肉心主血腎主骨以括之無非適合五數此天地人物之學繁賾深遠而當日皆從五方觀象悟入穿挿萬物若網在綱昔孔子謂子貢女以予爲多學而識之者與予一以貫之內經正即如此蓋此等談理之學貴貫通其意不能枝枝節節滯物呆說不一貫何以彙物性之大同而返其原始孔之繫易排比諸卦各完方位若者爲耳爲目爲手爲足爲心爲髮等類不可勝數皆從形象觀感而得與內經足相表裏孔子不言神怪而自淺者視之不又幾疑爲神話乎凡吾古人之學有與今世西人異者西人專發揮題中文義古人專透探題頂意

此時代使然。機械未興以前。純從一已之聰明意識。悟人俯仰天地。指點陰陽。是爲以我馭題。機械大興以後。事事皆從物之本體實驗。不容自逞其說。是爲以我就題。此古今中西學術所由分也。然則五味五藏之說。豈遂不足供研究矣乎。吾敢言曰。此懸談的也。非迷信的也。不佞之爲此言。凡以表章陰陽五行之確非神話。我先民揆度大宇。穎悟而得。幸勿以創世記之言。及小說家之黃土摶人諸說。一例視之。斯可矣。其餘不論。以符界說。并以質我同人之深於國粹者。

醫藥危言（續三期）

包識生

四病理之比較

病理之書。中醫最多而最完備。每一症必詳其病因。別其寒熱、表裏、虛實。分溫清攻補之治法。若西醫之病理學。簡而畧。祇說明其病狀治法而已。如驗方新編之倫是也。今就其最常之病理而比較之。一曰傷寒。中醫治傷寒之法。首推傷寒論。其法至微至精。同一傷寒。有三陰三陽之別。三陽又分表病、裏病、半表裏病。表病則汗之。裏病則下之。半表裏則和解之。然表病固當汗。而發汗之中。又別其陰邪陽邪。陰陽邪、又別其虛與實。表虛陽邪之治法。如桂枝湯類是也。表虛陰邪之治法。如桂枝合麻越婢類是也。表實陽邪。則需葛根。表實陰邪。則用麻黃。表太實、而麻葛所不及者。更有大小青龍。表太虛、而桂越猶太過者。更有眞武等品。此爲治表病之大略也。邪在半表裏者。亦有從外解內解之別。外重而裏輕者。用小柴胡、引裏而達表。裏重而表輕者。用大柴胡、降表而導裏也。若裏病之下法。更有輕下、重下、之殊。即三承氣類是也。西醫治傷寒。則不問其邪在表裏。症之虛實。執其不二法門之治法。曰退熱。曰通便。氷也。金雞納也。阿斯必林也。瀉鹽萆麻油類也。無非見病治病。問症發藥而已。較之中醫。燦然大備者。相去不啻天淵。無怪社會上。說西醫不能治傷寒溫病。信乎。二曰虛勞病。虛勞病。有五藏之別。治法不外補陰補陽。補氣補血之類。如肺勞病也。陽虛者。有溫中散寒。補氣升陽之類。甘草干姜湯、建中。理中。眞武。保元、等湯是也。陰虛者。如麥門冬、知母、甘草、天冬、玉竹、等類是也。西醫不知補陽。祇知清肺。以魚油、爲肺勞之無上品。往往陽虛勞病、因清肺而聲嗄肺痿者。觸目皆是。其他勞病。當補血、補脾、補腎。補氣。亦不外鐵燐之類而已。除此數種外。無所謂補藥。祇有肉味類之牛乳、鷄精、牛肉汁。若脾虛之人服之必不消化。而病益增。陽虛之人服牛乳而陰愈盛。而疾必劇。無怪乎。西人畏肺勞病如蛇蝎虎狼也。三曰外科病。外科病。西人固稱妙手。然祇能治外傷之外科。不能治內臟所發之外科。祇能治一部份有形之外科。不能治週身散漫無定之外科。祇能治實症之外科。不能治虛症之外科。如痘疹、遊風、丹毒、骨疽等。西醫未有不搜索枯腸而不得其治法之良好效果者。東醫和田啓十郎曰。西醫於軍陣外科術。最發達。幾于百發百中。於民間普通外症。則不然。蓋戰時所發之外科。爲純外科病。普通所發之外科。多爲內科性外科病。純外科病。只在防腐之嚴密。消毒之精良。故法較內科性外科病爲單簡。又曰、治內科性外科病。當於外部施防腐、消毒、截開、切斷、等手術。內部以藥消滅病毒。解脫病根。爲治療之根本。故內科的藥劑爲主。外科的手術爲客。(中略)又曰。不攻內部之病毒。惟在外部施截開切斷等法。則截開甫畢。腫脹隨之。切斷甫畢。腐敗隨之。每治療加一次。病勢增重一番。卒爲氣息奄奄之不具者。現今西醫。偏重於器械的差別的方面。專講求手術的、外科術。不顧治療的內科術。其弊恐無已時也云。按和田啓十郎。日本西醫大家。而兼能用中藥者。其論西醫治外科病之缺感處。確無嬌枉過正。亦爲社會有目所共見者也。由是觀之。則病理學一門。中醫勝於西醫。非偏見之言也。

五診斷之比較

診斷學。西醫專用器械。診熱度之强弱。用寒暑表。聞聲則用聽筒。切脉祗定其每分鐘幾十至而已。望色且不甚注重。其呆板妄斷。誠堪發噱。譬如發熱一症。中醫則有虛熱、實熱、表熱、裏熱、上熱、下熱。有熱極似寒。寒極似熱之分。虛熱者。初按之熱如灼。久按則不見其熱度增加。且必厚其衣被。此爲虛熱也。若以寒暑表置腋下口內。則熱度必增。施與退熱藥。不誤事乎。若遇熱結之症。其皮膚上不大見熱。試以寒暑表。則其熱度必不大增。施與退熱輕劑。豈不憤事乎。按寒暑表死物也。遇熱則升。遇寒則降。是物性之常理。萬不及人體之有知覺者。能靈變測斷也。又如診脉以時計數。遲數固能分辨。然遲數中又有虛實之分。數而濡微爲虛熱。不能用淸而當溫。遲而弦大爲實寒。不能用補而當通。若照一分鐘幾十至。候虛症之寒熱。有是理乎。且其他大小長短、弦芤、諸脉。斷非荒謬之談。亦非時計可能推測。是則診脉一術。西醫斷不能望中醫之項背。至聞聲望色之奧妙。中醫雖云失傳。而聲音之角怒羽呻。五色之白寒赤熱。固有確實之理由也。由是觀之。診斷學亦中長而西短也。

六藥物之比較

西醫用藥。多單味治病。雖有數種配合一方。亦不過調味而已。和田啓十郎曰。夫發見藥味之時。主以單種藥物治病。嗣經數十年之研究。乃知單味藥之効力薄弱。透徹力淺。連用之且有遺害。不如各種藥相互爲用。使藥力强而透徹力深。且由其相助相殺之性。以收相生相尅之用。是乃配劑方法之所用興也。故古聖遺傳之成方諸劑。以之施于今日。俱治效昭彰。非現今西醫諸劑所可企及。誠哉。十郎之言也。夫吾國藥方。有一定之君臣佐使。即如桂枝湯一方。神變不測。治法無窮。加桂可治奔豚。加芍可以治下利。加芍加飴而治虛勞。加麻加葛而治外感也。西醫方劑無此靈變之法。見病治病。與吾國單方相似。祇能治一種之病。不能治多種之病也。如金雞納治瘧症。固已神驗。若少陽半表裏之瘧疾。服金雞納而必反劇。以其無佐使作用。

不能撲滅其兼症故也。其他種種。難以悉言。總之中西學術。各有長短。願吾醫藥家。學術當求眞理。勿以門戶之見而自相攻奸可也。

●中西醫學各有所長治法不同論

朱醴泉

溯吾國醫學。始自伏羲。明天地之道。達陰陽之理。而作太始天元册文。神農嘗百草。著本草傳世。軒歧相問答作內經素問。所論五運六氣。上窮天文。下察地理。中究人病。開萬世醫學之源。傳至周秦增補。及唐代原本殘缺。王冰採陰陽大論。補而註之。發明甚多。其意蓋欲流傳後世也。嘗考黃帝素問八十一篇。千言萬語之精華。無非運氣。而醫多所最難明者。莫如運氣之變化盛衰。且曰。不通五運六氣。雖檢遍方書無濟。蓋能知五運六氣。可以預測天地之變化盛衰。氣候之寒暖水旱。五運之休囚旺相。萬物之成熟災傷。運氣之某運某氣降災。人身之某臟某府受邪。疾病之發於何時。癰疽之起於何經。及於表裏分傳等症。可以隨機應變。臨症斷不致指鹿爲馬。病東而西灸。否則猶之航海而無方針。其能免觀海望洋之歎乎。又曰。必先歲氣。毋伐天和。此即所謂知其來而迎之。知其往而隨之之意。可知不達天地常變之道。不識主客順逆之理。非但悖經違訓。亦且庸醫殺人矣。何也。曰天之五運六氣。合乎人之五臟六腑。人者一小天地也。天有陰陽。人亦有陰陽。醫而明此。乃知陰中有陽。陽中有陰。陰變爲陽。陽變爲陰。陰中之陰。陽中之陽。似陰非陰。似陽非陽。陰陽之中。復有陰陽。陰陽之道既明。而五行之理亦達矣。五行即陰陽之質。陰陽即五行之氣。氣非質不立。質非氣不行。行也者。所以行陰陽之氣也。故天地之氣。無時不流通於人身。若一氣不通。即不能生化而疾病作矣。自天機洩露於運氣。故萬病萬理。無由不之。然而天道元微。本不易測。所可測者。類列宿周旋附於天體。有宿度。則天道昭然。而七政之遲疾有節。運氣無形。亦不易察。所可察者。在陰陽往來見於節序。有節序。則時令相承。而萬物之消長有期。疾病之起伏。猶萬物之消長也。萬物之消長。無能逃於運氣。則疾病反能逃運氣乎哉。經云。毋盛盛。毋虛虛。毋致邪。毋失正。此皆以運氣爲準。實治病之要語也。由是言之。不習軒歧之經。不審五運六氣之理。而欲治病。猶之不讀孫吳之書。不諳五花八陣之圖。而欲勝敵也難矣。惜乎吾國之醫。以運氣

神州醫藥學報 第二年第四期

爲虛僞之說。以內經爲遠古之書。置吾國粹於不問。但知藥性湯頭。頭痛救頭。脚痛救脚。遂致愈趨愈下。良可惜也。至於西國醫生。善於化學。專講剖解外治之法。各省創立醫院。施診給藥。故近來西法風行海內。其得力者在團體堅固。上下齊心。考取給憑。然後行道。既無濫竽。又無妬忌。醫生與病家。互相有權。臨證之際。病家言聽計從。絕不似中國病家。大半自由者可比。此西醫之權所以重。而中醫之所以輕也。但用藥之法。中國之人。尙有體質厚薄不同。居處高下亦異。土有剛强柔弱之殊。用藥有猛烈和平之別。是以黃帝舉五方之問。歧伯進五治之功。經曰。東方魚鹽之地。其病多癰瘍。其治宜砭石。西方金玉之域。沙石之處。其病生於內。其治宜毒藥。北方其地高陵。多生滿病。其治宜灸焫。南方其地下水土弱。霧露之所聚也。其病攣痺。其治宜微鍼。中央其地平溼。其病多痿厥寒熱。其治宜導引按蹻。故聖人因地制宜。得病之情。知治之大體。治法異而病皆愈也。若西國地既相去數千里。人體厚薄迥殊。故西醫之法。施之於吾國。未必盡合。而中國之醫。施之於西人。治法又不同。總之西醫之法。但治其標。宜於外症。而中醫之舍本逐末。棄長取短者。姑勿必論。然而聖賢經典。推本窮源。一若劉守眞先生。所謂濟世愈疾之法術。玄妙功深之奧旨。固非小智所能窺測也。而五運六氣。能預測天氣之邪正。預知人病之淺深。尤非西醫之立見功效者。所能望其項背。惜乎吾國之醫。皆憚其精深而不加研究耳。故吾謂中西醫學各有所長也。

●中西醫學巧拙難易辨論

鎭江劉丙生

中醫傳自軒岐。以氣化神理立論。全是生人天然之樞機。有非神聖不能道其一二者。故耐人深思敏悟。然後能升其堂。而終不能深入其室也。西醫學說。全賴人力剖解死人。泥於形跡。每有誤會錯認之弊。今之習其皮毛者。更無論矣。即如百斯篤傳染病。而以爲鼠菌爲患。不知空氣中有氣。如微菌者。爲其病媒也。又如信牛痘可免天痘。而不知其妙全在取三焦經清冷淵消鑠二穴。以通瀉命門之胎毒。自此出也。西醫治水泡蟲病。欲以導管針。深入肝臟。抽出其水。中醫治此症。以肝臟支飲懸飲名之。以香附代赭旋覆湯左金丸等法治之。無不愈者。何必針至肝臟也。西醫治痔漏。必用剖割。非不暫愈。不一年而復發。壯者尚可再發再割。弱者則止於一割。而不可再割矣。凡其剖割而愈者。未有不復發而短壽命者也。中醫治此。則不用剖割。吾則更不必外治。而但補其陰。無不愈者。西醫治喉症。多無效者。每有欲換喉頭。駭人聽聞者。中醫治此。分別寒熱虛實。對症施治。每多有效。間嘗核稽其數。中醫治者十痊七八。西醫治者十死六七也。至於外症傷科。今之媚外者。莫不曰西醫爲勝。殊不知西人所治愈之外症。皆不欲求醫。膿出自愈之外症。故可一割而愈。若虛老之人。陰疽石疽之症。一遇西醫。未有不一割而死者。中醫温之補之。愈者指不勝屈矣。西醫治瘧。惟恃金雞納。在溼温之瘧。可以得效。在温熱暑瘧。今日服之。今日暫止。明日不服。明日又發。有累月經年不能脫體者。中醫分別各種治法。症同藥異。而皆有效。吾嘗以生脈散芍藥甘草湯治瘧。而決贏輸於一劑者。西醫治咳嗽肺癆。每致吐血而死。中醫分別各症施治。其法甚多。其效甚易。類如以上諸說。驗案不可枚舉。筆難盡述。而吾中國人猶崇信西醫者何哉。吾今默察而得其故矣。吾中國醫學居於地球之上。當在第一。即以傷科而論。廣東通州。皆有家傳傷科。其治鎗炮骨折筋斷之效皆在西醫之上況內外雜症乎今不見重於國人者非學問不若人實有難於收功之弊在焉西醫所用爲暗方無論何等利害毒藥製爲藥水藥丸藥粉雖至毒如嗎啡而西醫用以止咳止痛止瀉安神爲常用之品病者不知其毒但服而已瀉如大黃巴豆西醫視爲小劑病者不知但服之而已中醫所用者皆明方某某幾錢某某幾分富貴之人每但議藥而不議病謂某藥嫌涼某藥嫌熱某藥嫌補某藥嫌瀉中病之藥不得下咽平和之方焉得成功卒至輕者重重者危改用西醫所服之藥不知即是其絕不敢服者貿貿然服之一服二服而愈遂至重視西醫輕視中醫而成國俗矣以治病之法言之實吾中醫之法巧而西醫之法拙以成功之難易言之則西醫之暗方收效易而吾中醫之明方收效實難吾先習中醫後習西醫又兼習化學者也覺今之中國西醫尚在初等之列而執皮毛呆法以應無窮變化之症不亦危乎殆哉一有不效欲勉救之非中西皆通者無處問津也吾中醫欲收挽利權保存國粹擴張勢力不將重要之藥製成暗方不足與西醫旗鼓相對也

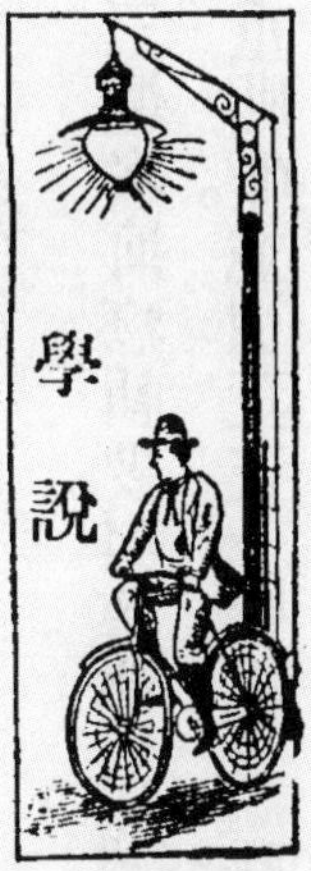

解剖學

中醫不知有脺臟辨

孫雨林

中醫臟腑諸書。因無脺臟之名。致受西醫之誚。傳爲口實。已非一朝。考臟象詳于內經。妙合天人。旁通物類。非屢經實驗而得。何能明形氣所歸。夫古聖解剖之時。既如此精確。豈有長六七吋之脺。明置中焦。尚未發見耶。僕細繹經旨。始知西醫所言脺臟者。即統于中醫所言脾臟之中也。中醫以脺即胰子油。凡膏油皆脾所生之物。是以統爲一臟。不必列入專經。乃推本以窮原。非顧此而失彼。西醫未核其實。只拘其名。遂謂中醫臟腑諸書。不知有脺。豈不謬哉。按西醫謂脺爲黃赤色之葉狀腺。橫臥胃下。柔軟扁長。嘗其味甜。故亦名甜肉。而中醫則謂脾在色爲黃。在味爲甘。此于脺之形質上。可証中醫之統于脾也。又按西醫謂脺輸送透明液于十二指腸。名曰脺液。此液內含鹼性。能消化乳糜。于消化液中。其效最著。而中醫則謂脾理五味之氣。運布水穀之精。此于脺之功用上。可証中醫之統于脾也。至中醫謂脾裹血者。與西醫謂脾生白血球。又相符合。更可証中醫亦非誤脺爲脾而實統脺于脾也。蓋中醫論脾之機能。共有二種。一主統血。屬循環器。西醫所謂脾之機能是也。一助消磨。屬消化器。西醫所謂脺之機能是也。中醫以脺由脾生。故脺之機能。統論于脾之機能之內。此正古聖分配臟腑精義。豈西醫第知解剖臟腑表面之形。并未深究臟腑發生之本者。所可同日語哉。

●病理學

◉喉痧病用散藥辨

袁桂生

金保三爛喉痹痧輯要。與曹心怡喉痧正的兩書。皆言喉痧當用辛溫發散。重在痧子。不重咽喉。並引葉天士醫案爲證。其說非也。喉痧爲急性傳染病之一種。考其病原皆由血中蘊有毒質。致喉內小舌（地丁一名懸壅垂）兩傍。杏仁核（一稱扁桃腺詳見生理學粹全體通考兩書）發炎。紅腫疼痛。旋即腐爛。發熱身現紅痧。病重在喉。痧疹特其附隨證耳。陳耕道疫痧草云。爛喉疫痧。以喉痧爲主。喉爛淺者疫邪輕。喉爛深者疫邪重。斯誠閱歷之言。蓋喉痧本爲熱症。雖不得與他種熱病並論。而濫用苦寒。然升散之藥。何可輕試。竊謂此病治法。當分三時期。一初起之時。小舌兩旁紅腫疼痛。嚥物妨礙。發熱惡寒。頭疼。身體困倦。此時只宜葱豉湯。加金銀花紫花地丁、元參、薄荷、杏仁、貝母等。解表消炎之法。外吹涼性消炎藥。兼用食鹽水漱喉。病勢輕者。一兩日愈矣。此第一期之治法也。倘延誤弗治。或治不得法。則腫痛愈甚。至於腐爛。爛處現白色之假膜。身熱亦愈重。發現紅痧。脉息亦數。此爲危險時期。急宜退熱解毒。如舌色不紅。則宜銀翹散。去荆芥、豆豉。或清心涼膈散。酌加元參、板藍根、貝母、等藥。倘舌色紅者。酌加麥冬生地。外吹錫類散。此第二期之治法也。然此時有一重大問題。則病人之虛實是已。凡係實證。必兼紅腫高大之形。若係虛證。則喉雖爛。雖紅而平塌不腫。實證則清涼之藥。固爲的當。即攻下之藥。用得其宜。亦無妨礙。

虛證則反是矣。雖連翹山梔。亦不宜浪用。此時非具有內科之手腕者。必不能勝任矣。若夫腫爛已退。身熱亦淸。痧疹亦將脫皮。苟無他證。則但宜益胃湯。加藊豆、石斛等。以養胃陰。再以蔬菜薄粥之飲食調養之可矣。倘寒凉過當。脾胃氣虛而現便溏神倦等證。則四君子湯。香砂六君等方。均可酌用。以扶胃氣。小兒稟賦怯弱。尤易犯此。則尤須加意也。此喉痧病徹始徹終治法之大畧也。由是以言。辛溫發散之法。與喉痧之病理。實不相合。縱有表邪甚重。不可不先發汗。然亦當顧其主證。與淸凉之藥並用。豈有純用辛溫升散之理。蓋金曹兩君所論。皆爲似喉痧而實非喉痧之病也。不觀兩家之書乎。曹氏書中謂初起之時。苔多白滑。當用溫散。既散之後。痧邪外達。苔轉薄黃。便當稍兼淸洩。以桑葉易荊芥。若舌苔甚黃。或邊尖漸紅。當參用石斛。一二劑後。痧透喉寬。熱勢緩。脉形俱暢。證勢漸平等語。金氏書中。亦謂服表散之劑。必得汗至足心。痱痧透。咽痛止等語。始終置喉部之症狀不論。是可知其所見之病。乃一種風溼病之溼疹耳。非眞正之喉痧也。倘眞正喉痧。而用辛溫升散之藥。則熱愈重。喉愈腫。甚至腐爛神昏。搐痙亢熱。現中毒之症狀而死矣。安有所謂痧透喉寬。

熱勢緩之好現象哉。吾年來治喉痧之病甚多。每見服溫散藥者。無不輕者重。而重者危。目擊心傷。不得不起而辨之。而其所引之葉天士醫案。尤屬僞造無疑。豈有葉先生而不知喉痧病之治法哉。況其所言。并非實在之醫案耶。近見此書爲書賈收入陳修園醫書四十種。流傳甚廣。在高明者固不致爲此等醫書所誤。而初學之士。胸無成竹。鮮不爲其眩惑矣。故作喉痧病用散藥辨。

按日本人和田啓十郎醫界之鐵椎中謂喉痧病中醫治法不能出西醫血淸療法之右。其說非是。蓋喉痧病之治法。爲中醫近三百年間之新發明。彼日本人執漢唐宋元之醫書。以論短長。安得不與事實背馳耶。讀和田氏書者。須知之著者附識。

◉三陰三陽講義(續三期)

陳伯壇

三陰三陽天與人公共之美名。非必客勝而主負。六淫六賊。人氣與天氣相因之惡感。非必此薰而彼蒸。然而太陽病寒。不止太陽病寒。陽明少陽太陰少陰厥陰亦病寒。時而病燥病火病濕病熱病風。不病寒時而病燥病火病濕病熱病風實病寒。則寒邪緣何而波及於六經一問題諸邪緣何而集矢於太陽一問題不知患不在寒邪之爲病在太陽之爲病在陽明少陽之爲病太陰少陰厥陰之爲病非邪傳三陽三陽始爲病非邪傳三陰三陰始爲病皆三陽受之三陰受之無端領邪以爲病皆三陽得之三陰得之無端被邪以爲病有時陽明少陽不見病而經或傳邪謂之再經則咎不在邪而在經使經不傳則愈有時太陽少陽當解病而醫或傳邪謂之壞病則咎不在經而在藥隨證治之則止是經傳邪藥傳邪仍不足患患在一面病見兩面病謂之太陽與陽明合病太陽與少陽合病陽明與少陽合病又一面病見三面病或陽明方面上之三陽合病或少陽方面上之三陽合病又兩面病僅見一面病謂之太陽與少陽併病或太陽方面上之二陽併病或陽明方面上之二陽併病又太陽之方面轉陽明是屬陽明轉少陽是屬少陽太陽之方面轉太陰是屬太陰轉少陰是屬少陰令太陽之病不能出是入少陽令太陽之病不能去是繫陽明是繫太陰即不屬少陽亦有少陽病不屬少陰亦有少陰病即不屬不繫陽明亦陽明病不屬不繫太陰亦太陰病且並未嘗屬厥陰繫厥陰厥陰自有爲病不爲病與夫

進病不進病夫曰爲曰受曰得曰合曰倂曰屬曰繫曰入曰進而不曰傳此即解決六經傷寒之問題並可以解決傷寒無傳經之邪之問題傷寒冠首曰太陽入寇在太陽之爲病金匱開宗曰上工發問在上工治未病金匱先見肝之病傷寒先見頭項病傷寒互文曰中風曰傷寒金匱大書曰風生物風害物金匱曰客氣邪風中人多死中人之風何其劇傷寒曰風家表解十二日愈風家之病何其微金匱變遷在經絡與藏府傷寒終始是厥陰與太陽故風中於前寒中於暮濕傷於下霧傷於上隸金匱不隸傷寒而剛痓柔痓曰太陽中濕濕痺曰太陽中暍中熱曰太陽風水皮水黃汗肺脹曰太陽隸金匱仍有隸傷寒金匱紀太陽之病祇有此數傷寒紀太陽之病尙不在此例非諸邪獨薄於太陽惟太陽爲能與外邪相頡頏設太陽不病痓剛痓柔痓無從病太陽設太陽不病濕風濕濕痺無從病太陽設太陽不病暍熱暍冷暍無從病太陽設太陽不病水風水皮水黃汗肺脹無從病太陽是人身以有太陽爲足貴凡病以出太陽爲欲愈故太陽熱非不涉於少陰以治少陰之法治太陽尤妙於治少陰太陽燥非不涉於陽明以治陽明之法治太陽尤妙於治陽明太陽

濕。非不涉於太陰。以治太陰之法。治太陽。尤妙於治太陰。太陽火。非不涉於少陽。以治少陽之法。治太陽。尤妙於治少陽。太陽風。非不涉於厥陰。以治厥陰之法。治太陽。尤妙於治厥陰。蓋太陽能應六氣之變。實太陽有主六氣之權。此即解決太陽錯雜諸邪之問題。並可以解決傷寒人中邪人傷邪金匱邪中人邪傷人之問題。(未完)

◉傷寒論說明

張邁荃

漢張仲景先師。南昌新建人也。神機穎悟。宿尚方術。爲長沙太守時。感時疫之流行。傷橫夭之莫救。乃勤求古訓。博採衆方。選用素問九卷。八十一難。陰陽大論。胎臚藥錄。而著傷寒卒病論。合十六卷。卒病論即今之雜病論也。自晉太醫令王叔和編次以來。詮註者不下六十餘家。其中不無互相詆駁處。自余觀之。正其互相發明之處在是矣。宋成無己。金聊攝等。循文註解。務欲使學者易曉。故將叔和脈法序例。移置篇首。但未標明姓氏。未免啓人以混亂聖經之議。張隱庵張令韶。亦宗叔和編次。近賢陳修園。信仰二張。以轉信叔和。一仍其舊。第將三百九十七法法字。改爲節字。已耳。方有執傷寒條辨。校正仲景原文。削去叔和序例。且分風傷衛爲上篇。寒傷營爲中篇。風寒兩傷衛營爲下篇。深心卓識。可謂神工天授。喻嘉言先生遵其旨且進而一翻叔和之舊。特于太陽經中。提出合病、併病、壞病、痰病。彙于三陽經後。過經不解。病遞于三陰經後。醒出眼目。大具補天浴日手段。他若朱景濂學士。以傷寒少陽經止二方。太陰經盡九法。疑非全書。以致王履并三百九十七法。一百一十三方。亦竊疑之。遂得任意刪易。以傷寒序例居前。六經病次之。類傷寒病又次之。凡與傳經無預者。皆略去。計得二百八十三治。此因自信太過。不足舉以爲法。然而觀書在我。正因各家見識。予吾人以探討之資。荃恨不得一人而生十目。遍讀各家之書。拓眼界以增學識。甚難慰耳。今不揣固陋。欲與海內外傷寒家商榷。將託詞傷寒大法。而實犯時下通套弊者。乃根據經典。或前賢已有之斷制而說明之。自問雖未必有合聖訓。而要不敢參半點杜撰。以貽吾道專門之誤。

說

南人無傷寒之荒謬

傳足不傳手之膚陳

傳經爲熱直中爲寒之誤會

明

三百九十七法如何條列
一百一十三方如何使用

●南人無傷寒之荒謬

世之業醫者。有曰南人無傷寒。醫者言之。病者信之。幾爲疾病上一種口碑。自爲典要。攷古書與時下方書。並無此說。不知作俑之始。茎 今說明傷寒論六經辨證之實理。一破南人無傷寒之大惑。夫六經者。風寒暑濕燥火六氣也。六微旨大論云。太陽之上。寒氣治之。陽明之上。燥氣治之。少陽之上。火氣治之。太陰之上。濕氣治之。少陰之上。熱氣治之。厥陰之上。風氣治之。所謂本也。傷寒論六經辨證。即所以辨六氣之證也。六氣者。天地六淫之氣。人感其氣。即爲外感。凡人身自然生化之氣。本諸厥陰風木始。厥陰風木。必藉少陽震氣以鼓盪升發之。由是木生少陰火。火生太陰土。土生陽明金。金生太陽水。六氣循環。生生不已。順其氣則安。逆其氣則病。六經病。由陽而陰。由外而裏。逆其生化之機而病矣。故本論曰。知犯何逆。以法治之。不專爲壞病言也。仲師以傷寒論名其書。以太陽主一身之表。經云六氣之傷人也。表先受之。必先傷于寒水之經之謂也。且開首即曰中風。亦無傷寒專書之名義也。王叔和採金匱痙濕暍篇。尾於論後。以痙濕暍三氣。亦是太陽經中常見之症。以補足外感六氣之本病。其爲外感全書也明甚。陶節庵傷寒全生集。正名總論第四云。傷寒、有傷風、傷暑、傷濕、温病、熱症、時氣、寒疫、冬温、温毒、風濕、濕温、中暍等症。皆以傷寒。稱之傷寒。乃病之總名也。各從其本條下治之。喻嘉言尚論傷寒大意篇云。時令雖有不同。其受外感則一。自可取治傷寒法。錯綜用之耳。又云引伸觸類。治百病有餘能。況同一外感乎。陳修園醫學實在易例云。傷寒以六經爲提綱。六經統治百病爲不易之定法。傷寒論大旨。前賢已發揮無遺蘊矣。如今世所云。南人無傷寒。荃百索而不得其解。其在南方。無六淫之氣乎。抑南人盡是內傷病而無外感乎。使以書名傷寒。遂指傷寒。爲萬病中特別之一病。試思左傳一名春秋。吾恐未必盡是春王正月。秋八九月云云也。易經一名周易。吾恐未必的是周朝國史也。即其所稱爲南人。果在黃河之南。長江之南乎。抑在雲南安南之地乎。吾直斷之曰。荒謬而已矣。且進而言之。傷寒、金鑑有類傷寒之篇。中風、劉河間有類中風之論。如此辨証。非不精密。然而荃本庸陋無識見類字而滋惑也久矣。專門科學。本無止境。愈研究愈確實。荃生平好學。祗於學理上戰鬭。不於意氣上鬧事。海內外大方家。抵我隙。指我疵。荃無任歡迎并座右以銘之。

●藥物學

◉中西藥學滙參（續三期）

鄭肖巖

草類

芍藥

中國學說

本經云、氣味苦平無毒。主治邪氣腹痛。除血痺。破堅積。寒熱疝瘕。止痛。利小便益氣。○別錄云、通順血脈。緩中散惡血。逐賊血。去水氣。利膀胱。大小腸。消癰腫。時行寒熱中惡腹痛腰痛。○甄權云、治臟腑擁氣。强五臟。補腎氣。治時疾骨熱。婦人血閉不通。能蝕膿。○大明云女人一切病。胎前產後諸疾。治風。補勞。退熱。除煩益氣。

驚狂。頭痛。目赤。明目。腸風瀉血。痔瘻發背瘡疥。○元素云、瀉肝安脾肺。收胃氣。止瀉利。固腠理。和血脈。收陰氣。斂逆。○好古云、理中氣。治脾虛中滿。心下痞脇下痛。善噫。肺急脹逆。喘咳。太陽鼽衄。目濇。肝血不足。陽維病。若寒熱。帶脈病。若腹痛。滿腰溶溶如坐水中。○時珍云、止下痢。腹痛後重。

日本學說

芍藥者。洋醫所用以治腹痛之藥也。據猪子氏之和漢藥論云。芍藥有興奮之作用。長井氏曾檢明其中有安息酸。然更無周到之記載。故猪子氏使伊籐修郎氏。定量安息酸。依氏之成績。鄭肖巖按芍藥有白赤二種。白芍益脾。能於土中瀉木。赤芍散邪。能行血中之滯。張石頑有云本經所云除血痺。破堅積。治寒熱疝瘕。止痛。利小便。皆指赤者而言。與白芍無預。因本經未分赤白。故一貫例之。至於氣味白芍苦平無毒。赤芍苦微寒無毒。均含有酸味。蓋曲直作酸。酸爲木之味。故能入肝。日本猪子氏謂用安息酸時。可投以芍藥。且認此安息酸。爲芍藥之効力。即肺癆實扶的里。關節僂痳質斯。小兒急性胃腸炎等。均宜用之。可見芍藥之有酸味。

神州醫藥學報 第二年第四期

經長井氏化驗精確。似無疑義。況別錄云、酸微寒。元素云、性寒味酸。李杲云、酸平有小毒。好古云、味酸而苦。歷代各名家本草。必有所經驗。故均言有酸味。乃陳修園本草經讀。竟謂今人妄改聖經。以酸寒二字易苦平。誤認爲斂陰之品。殺人無算。試取芍藥而嚼之。酸味何在乎。是薄古人而立異。未免識見之偏矣。至所引張阮菴云。赤芍白芍花異而根無異。今肆中一種赤芍。不知何物之根。爲害殊甚等語。更見駭異。攷本草圖經。白者名金芍藥。赤者名木芍藥。陶宏景云芍藥出蔣正茅山最好。白而長尺許。餘處亦有而多赤。赤者小利。安期生服煉法有云、金芍藥色白多脂。木芍藥色紫瘦多脉。今天下藥界已公認赤芍爲行血化瘀之品。屢試輒驗。又安可漫無區別。而廢棄赤芍乎哉。又按張仲景傷寒論用芍藥者二十方。金匱要畧用芍藥者二十五方。其處方之微妙。端不出本經之宗旨。而卓卓可傳爲標準者。如建中湯之用芍藥。專主太陰之腹痛也。黃芪五物湯之用芍藥者。能治血痺也。眞武湯之用芍藥以利小便者。因少陰精傷。而證見虛寒。非太陽膀胱癃閉之候。以其能益陰滋血。培養津液。小便自行。非通利也。桂枝湯用芍藥以護營血。使邪不得內犯。非仲景源達本經之妙理。其用藥不能如此入神也。然氣虛內寒者不可用。古有云、減芍藥以避中寒。他如產後不可用者。以其酸寒瀉肝。伐生發之機也。日本猪子氏又以爲興奮之作用。試問苦平及酸寒之氣味。果有興奮之能力否耶。至於長井氏雖檢明其中有安息酸。然更無周到之記載。以視吾國藥學家由理想而進經驗。其優劣不待辯而明矣。

◉銅能仿疫實驗法

鴛湖徐石生

西醫考察各種温熱病之所自。皆埋克肉以爲患。埋克肉者。人能目見之微蟲。更細十倍以極精顯鏡窺之。始蠕蠕然歷歷可睹。瘴癘之埋克肉。由蚊傳染者也。其初藏於蚊涎。而當嚙人肌膚時。蚊涎與人血相接。頃刻滋生萬倍。擾亂全體。瘴癘遂作。而各種瘟疫之釀成。亦大抵由是。惟飛蚊傳染一端。有由空氣吸入者。有由冷水飲入者。蓋天熱時。河井之側。或浣濯病者之衣。或傾病者嘔瀉之穢。由是水中埋克肉無數。非烹至二百二十分沸度而後飲之。將不免於霍亂。近有美國名醫發明銅之爲物。可制埋克肉。其法最靈。故凡飲水必烹於銅器。而冷水亦必盛招銅壺。雖有埋克肉即消歸烏有。不能爲殃。而銅器中之氣化合於水。其分量不多。並毋傷於人體也。曾憶十餘年前江浙疫癘流行。霍亂之病。朝發夕逝。每有咀嚼古錢而愈者。衆人以爲奇。實非奇也。亦由銅之能制埋克肉。非別有奇異也。又按銅器只可煎煑粥飯。不宜烹葷物。若煮蟹食之。必成痼疾。銅錫壺切勿盛酒。過夜尤甚。久貯飲之殺人。今特附記於此。未嘗非衛生一助也。

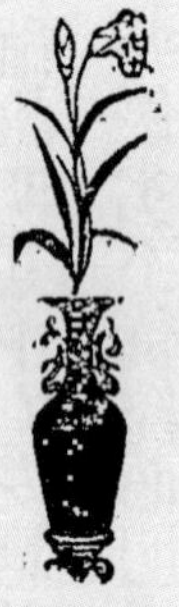

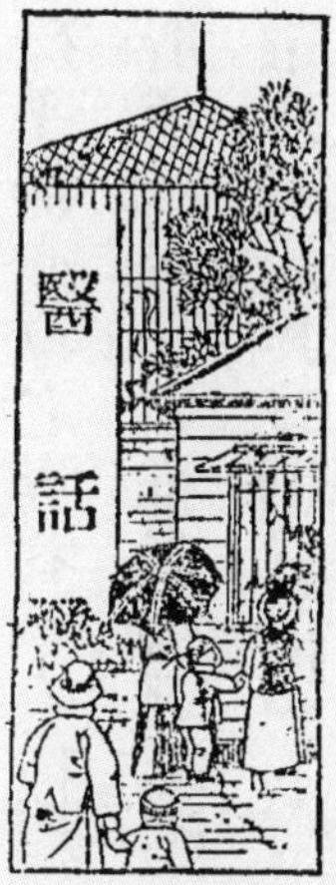

素盦醫話 續第二期

余伯陶

蕁草

蕁草即燖麻黔蜀有之生於籬落溪厓間葉類麻多毛刺螫人手足腫痛至不可忍杜子美所謂草有害於人曾何生阻修其毒甚蜂蠆其多彌道周是也不知者往往爲其所中比其毒於蜂蠆蝎蝮殆不爲過鉏而去之置諸水中勿使滋蔓所以遠惡也然土人釆之沃以沸湯則可已瘋亦可肥豕世固無棄物哉以韋子厚而治軍以韓侂胄而傳旨非盡無濟顧用之者何如耳宋祁益部方物志於燖草亦云葉能螫人有花無實冒冬弗悴可以祛疾古人謂是草堪醫信哉(黔書)

斷腸草

醫話 二

斷腸草叢生根如商陸葉類蓼而大莖有節當心抽花蕊數十作穗花淡紅色久漸赤子離離似桑葚黔地多有之按本草經斷腸草一名鉤吻一名埜葛一名胡蔓一名黃藤今證皆非也陶宏景云鉤吻言鉤人喉吻入腹爛腸是矣然所謂葉紫花黃初生似黃精隱居斯語爲茅山黃獨反覆致辨無使學長生者誤服他物已耳非篤論也若博物志所云鉤吻蔓生葉似鳧葵則大謬矣嵇含南方草木狀云埜葛蔓生葉如羅勒一名朝蔓草段成式酉陽雜俎云胡蔓草生邕州容州之間花扁如巵子色黃白其葉黑一葉入口百竅潰血人無復生也後人之注本草者習其說而不察遂謂鉤吻胡蔓草埜葛一物也而異其名如毛詩中螽斯莎雞蟋蟀之類俗謂之斷腸草復從而附會之謂五六月間花似櫸柳生嶺南者花黃生滇南者花紅夫鉤吻言毒也曰蔓曰葛曰藤誤指此草爲蔓生之物要失其眞況此草之春花夏實又與櫸柳逈殊乎無亦草之毒者不一種猶夫人之無良者不一族爲宏景諸君子所不及詳不屑道歟惜乎爾雅未載郭璞鄭樵未註旁引曲喻不見於三百篇故陸璣陸佃羅願輩亦未疏其義也(黔書)

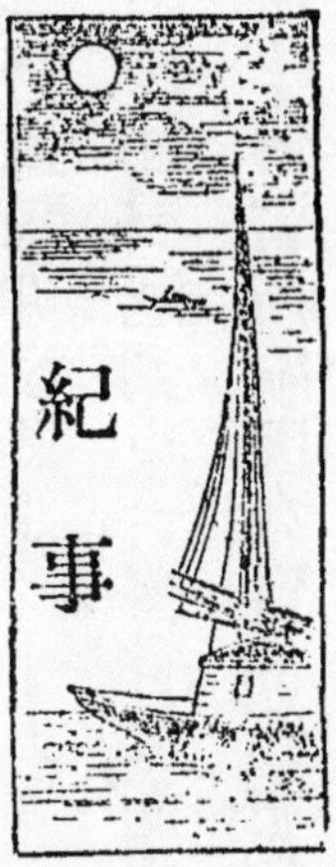

籌辦醫院醫校之先聲

三月初一晚八時在寶安里事務所開常會首由顏伯卿君云本會前與各省代表聯名呈請政府保存中醫中藥現奉國務院批示雖未十分圓滿而味其辭意對於本會之請願已蒙贊成然邀政府之批准僅形式上之保存而非精神上之保存欲求精神上之保存設醫院立學校培養人材實地研究使中醫日漸進步中藥日漸改良不受天演淘汰是爲保存之正鵠也又云今有華僑蔣逸波君熱心公益慨蒙贊助願赴南洋各羣島勸募鉅款爲本會開辦醫院醫校之基本金衆皆鼓掌歡聲若雷繼由余伯陶君提議添請贊成員二十人分任籌畫希冀醫院醫校早日成立而爲改良中醫之起點也並提議蘇州分會當函請錢縉甫先生會同貧民醫局長

吳君喆成互商辦法即行報告總會又推舉東台詹紹東君爲調查員及委任組織東台支會云云

各省組織分支會之報告

福建　鄭君肖巖乃福州醫界之巨子也熱心公益爲社會素所欽仰而對于本會之發達猶不遺餘力頃又接到來函以福建醫藥聯合會改組福建分會督促全閩進行並要求本會正式承認以收統一之效云

蘇州　貧民醫局長吳君喆成來函內稱聯絡醫藥界同人組織蘇州分會

紹興　本會頃接何君廉臣來函以紹興醫藥會改組分會擬創設編輯社支部編定各科講義預備本會專門醫校教授之采取況何君爲浙東名醫學問淵博趨詣高尚不存門戶之見而抱中西融化之主義闡發眞理爲革新中醫之先導如此書出版有益吾道諒非淺鮮焉

東台　頃接郵局遞到東台醫會公函內稱創設醫會十有數載會員已達百餘人並開辦醫學傳習所嗣因教育部頒布醫校新章偏重西醫人心搖惑故而中輟致

會務亦難振作幸賴總會挽旣倒之狂瀾號召全國晉京請願已蒙國務院批准今擬邀集全縣醫藥兩界討論改組神州醫藥會東台支會至於辦理一切悉遵總會定章畧爲變通耳並請頒發支會圖記以昭信守而利一致進行所有支會應納之費俟成立後將會員名册一併送呈云

興化　頃由東台詹紹東君介紹興化醫藥兩界組織神州醫藥會興化支會並擔任調查一切詹君者可謂醫界之熱心人也本會同人不勝歡迎矣

新聞

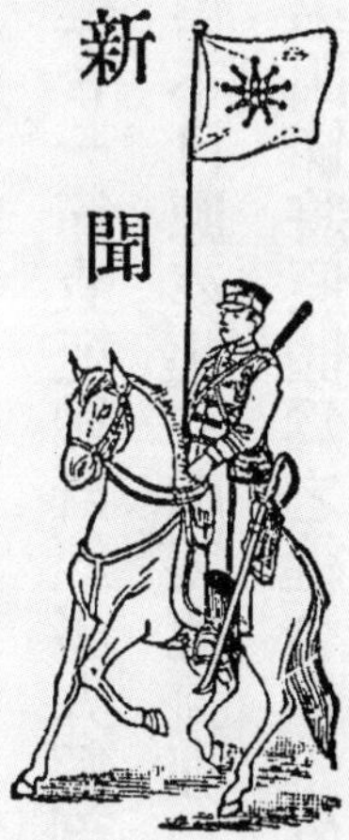

●各省新聞

部訂解剖規則之反對者

日前內務部訂定解剖規則五條頒行各醫院（一）醫士對於病死體得剖視其患部研究病源但須得該死體親屬之同意並呈明該管地方官始得執行（二）警官及檢察官對於變死體非解剖不能確知其致命之由者得指派醫士執行解剖（三）凡刑死體及監獄中病斃體無親族故舊收其遺骸者該管官廳得將該死體付醫士執行解剖以供醫學實驗之用但解剖後須將原體縫合並掩埋之（四）凡志在供學術研究而以遺言付解剖之死體得由其親屬呈明該管官廳得其許可後送交醫士解剖之但解剖後須將原體縫合還其親屬（五）本規則自公布日施

行自此項章程發表後北京醫專校長湯爾和以該規則第一條載須呈明該管地方始得執行及第三條載須將原體縫合並掩埋之等語皆於醫學校實施解剖障碍頗多特擬訂解剖施行細則十條呈請教育部轉咨內務部鑒核以圖挽救茲得內務部函復教育部允許醫校解剖變通辦理其函稿如下　謹啓者前准函開據本部直轄北京醫學專門學校校長湯爾和呈請解剖條例第一條第三條變通辦理請查核見復等因前來查本部所訂解剖規則原爲一般醫士而設所有第一條醫士對於病死體剖視患部須得該親族同意並呈明該管地方官始得執行之文係爲預防流弊起見貴部直轄北京醫學專門學校既屬國立機關自與普通醫士不同不妨酌予變通擬請知照該校校長凡得該親屬同意之死體但於該校執行解剖後將解剖具數報告該管地面官廳備查似此辦理當無困難至第三條所載將原體縫合一節查死體既經多人解剖其勢固難於復原惟其間肢體或臟腑若不留作標本自應湊集一處裝置掩埋如但爲一部分之解剖除留作標本者外亦應仿照第四條將原體爲之縫合似不宜以無親故歛收遺骸之故意存歧視至掩

埋一節我國無論刑死體或監獄中病死體官廳咸爲掩埋匪特師古人澤及枯骨之遺意亦寓防疫癘之苦心未聞以惜費之故不爲掩埋及難覓葬地者乃該校長指掩埋困難之點稱一二年中已須覓極大葬地並謂掩埋非棺不濟棺費積少成多學校經濟所關即國家歲出所繫等語意殆爲國立機關惜此小費抑知該校所剖死體如概留作標本則購置收藏各器需費亦必不貲獨於裝置之具乃爲國家吝惜似屬過慮如謂掩埋需費可師文明各國之火葬查火葬行於我國不但易啓無識者之驚疑且須預行建設火葬之塲臨時又有種種手續要亦未必不需費似不如暫行從緩以順人情而安習慣要之我國解剖方在萌芽開始者爲國立機關既不能拘泥以文法亦不必偏執夫成見是在當事者師法之意而不戾於法自無窒礙之虞矣爲此函復貴部希即轉知該校長遵照辦理可也此致教育總長

●本埠新聞

藥市新聞

杭垣藥鋪胡慶餘堂堪稱爲首屈一指現聞在滬上採辦貨物售去潞黨參有數十

箱即此一端該號營業之廣大已可概見

蘇州泰來德執事高君上海雷允上執事鄧君爲藥界之巨子老成鍊達聲望素著該兩號倚爲長城今聞先後騎鯨西去藥界同人聞之殊爲惋惜

松江張同泰藥號爲寗波人所開設馳名久遠松地藥鋪之巨擘也正月間鄰近左右突遭祝融氏之惡作劇四面延燒殆遍惟該號如魯靈光之巍然獨存足見該號誠實無欺故能自天佑之免此浩刼

四川友人通函浙寗有藥號夥友挾資往川購售藥物至碧口地方突來强徒多人搶刼一空所失有千餘金之鉅當時遭刼諸人倘能見機不至有性命之憂又爲不幸中之大幸嗚呼時事多艱隨處皆荊天棘地不禁爲謌行路難而感慨繫之

海外新聞

上古之外科器具

外科一道發明已久美國學科報將古時所用器具用法及近來新發現之上古所

用器具披露詳盡謂埃及古人傳下之針所以縫瘡傷鉗與彎形刀所以割骨昔在白皮龍地方發現上古割器一種係耶穌降生前二千年物當中亞細亞脫落特國滅亡時曾有人搜出外科用具不少如尖叉針刀等當時各外科醫士均用此等器治受傷者近在德國沙勃山澗中覓出羅馬戰爭時所用之外科器具一大宗最奇者內有驗口鏡一面足見上古人已知用折光法照口以驗喉管矣

卵殼之堅化法

英國根布利基大學教授苦巴氏發明鳥卵殼堅化法其法先以重炭酸曹達少許溶解於水復以瓦司林少許溶解於酒精此二種混合液相并攪和之則成爲乳白色之液體此液體內更投入明礬及曹達再攪和之以鳥卵浸於此液中二十分間則堅硬如石云

司各脫大佐將復活

英國南極險隊隊長司各脫大佐前年春首達南極後整隊就歸途於途中罹病不忍捨去同伴其進行因之中止不幸竟致凍死極地各國人士無不婉惜美國巴地

母府根華布碌大學邇來試用液體空氣能使動物於零度下之三百度極寒中凍死者置數星期後次第加以溫氣使之煖和必能逐漸恢復其呼吸而得復活至於魚類蛙類雖經過多日亦能使之復活若雞則即放置一月有餘亦能復活故美國之理學家西摩阿氏昌言於衆謂司各脫大佐及其同伴之遺骸將來有復活之希望云

英國之長人

據最近調查英國之長人身長六尺以上者二百零八人中約有一人云

最小之孩

美國乾得拔省巴架埠人名李地者其妻曾產一孩重僅二十安士體軀之小世所罕見此孩五官皆備惟面則可以將表面上之玻璃蓋滿其手祇長一寸腳長寸半分娩後所穿之第一套衣服乃隣人以其平日所玩小人形之衣送爲禮服及數日後乃略及長大現時計重得有兩磅矣李地夫婦見孩太小乃命名曰夏輔李地蓋前總統塔夫脫君之身體極大重有三百餘磅至李地夫婦人材亦中等前生小孩

異常壯大惟此孩反常云

最大之孩

紐約日日電報載稱美國喬治亞省之縹緲山(鎭名)有一男孩今年兩歲又三月自始生數星期之後其食量即雄偉異常其父母大駭詫延醫治之然醫生節制其飲食愈嚴則此孩求食之啼聲愈急現量得此孩身高三十九英寸頭顱周圍二十四英寸半頸十四英寸腰三十六英寸臂自肘以上十二英寸腕八英寸大指以上手闊六英寸四分之一股二十五英寸膝以上十六英寸膝以下十三英寸踝九英寸肩闊十五英寸此孩食量如成人每日五餐然夜睡甚酣且健康無病云

最肥之婦

美國芝加哥偵探麥林摩拉之妻肥大無匹年五十四歲重五百二十磅物故時特定造一闊大之棺以殮之此棺闊三十七英寸重二百四十磅屍與棺共重八百磅出殯之日不能由正門扛出特拆屋邊大窗戶以轆轤弔下用十餘人之力始能移置車中查該婦生前因體肥大艱於動作七年之久未嘗出門終日獨坐一室若舉

新聞

一步即喘息不已

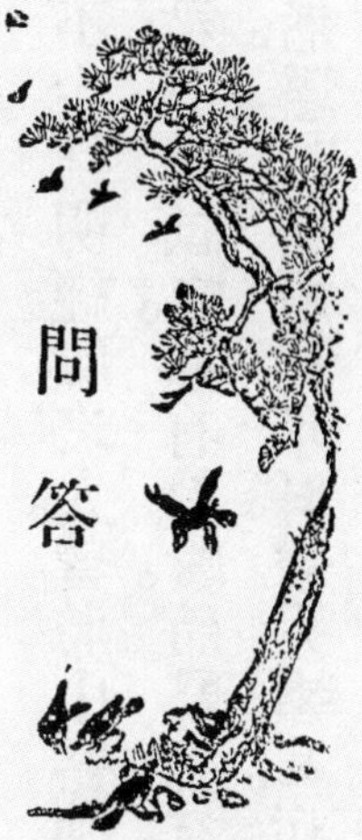

問答

治肺癆疑問

王壽芝

中醫中藥之不良。每爲西人所詬病。今並教育部棄如敝屣。同胞亦不之信。中醫丁此千鈞一髮。故宜合力挽救。夫中醫之善治外感。勝於西人遠甚。傷寒一書。治分六經。汗下和解。用之當病。效若桴鼓。金匱爲治雜病之書。內容虛癆一症。僅有脉浮大芤遲。腹中痛。陽虛治法。如小建中者是。至陰虛火亢。吐血咳嗽肺癆之症。芝自以醫應世以來。遵後賢成法。竟無一效。徐氏靈胎云。今之所謂虛癆。乃陽竭而浮火上炎。脉皆細落。與建中湯正相反。從前此症甚少。近來最多。豈叔季生人。秉賦薄弱而易患此乎。抑衛生不講。由肺核傳染所致乎。此種問題。芝早欲發此疑問。請同會諸君研究善法。以救同胞沈疴。緘默既久。不能終秘。以芝觀之。內傷咳嗽吐血之治法。若東垣之理脾胃。丹溪之滋陰。近賢如葉桂之清滋。石綺之保金諸法。投之應效者。百不得一。凡肺癆初起。多半少年。或失血後咳嗽。嗽久骨蒸。病人飲食動作自如。惟咳嗽午後潮熱。繼而食少腹泄腳腫喉痛。芝自幼歲見各醫治此病。彼此同一眼手。藥品不外西洋參、川貝母、沙參、麥冬、生地、阿膠、生麥散、玉女煎、出入。補品人乳、刺參燕窩淡菜。病者見醫生一用此藥。亦知病不能起。視爲催命之符。芝前總以醫述未精致此。迨芝研究中醫以來。遵成法以治肺癆。亦無一效。嗚呼。古人欺我。夜郎自大。不亦大可慨乎。聞之西人肺癆一症。懸賞五十萬金。求特效之治法。而無一應者。而我以輕描淡顯十數味藥品。以治難起之沈痾。不求善法。遵泥古方。以性命爲兒戲。中醫所以無進步也。肺癆一症。西人不過注意衛生。所用藥品。亦無特效。近越醫何君廉臣。采集古今名醫論肺癆者登於紹興醫報。精當者不少。影響者亦多。同會諸君。其中不少精明經驗之人。望將中醫肺癆初層中層末層。何證何脉。用何治法。使同會諸君遵法試之。如有效驗。將醫案登出。以公諸世。使患者得有效方。芝不勝爲患肺癆者。馨香禱祝以求耳。醫界幸甚。病者幸甚。

●傷寒三問之商榷

崇肖葵

第一册神州醫藥報。載有包君識生之八問。其一二三等條。均係研究傷寒論問題。竊於傷寒論一書。雖間嘗誦讀。而經中大旨尚未能窺探一斑。聞包君曾有傷寒論註之作。其提出問題。必有特別見解。故不揣冒昧。就管見所知者。略爲商確。以冀充我學識。非敢逕答包君之三問也。

一問云云　按醫門有仲景張子。猶之儒門有仲尼孔子。孔子懼世風日下而修春秋。張子感宗族淪喪而撰傷寒論。儒聖醫聖其揆一也。孔子修春秋。及門之游夏尚未敢贊一辭。張子撰傷寒論。私淑諸註家。乃竟自逞聰明。好爲變更。紛如聚訟。致令後學。莫衷一是。其所遭遇。又何殊也。抑知著書難。註書尤難。以千百年後之人。求合千百年前之經旨。以常人之智識。强解非常人之著作。錯悞懲尤。理所難免。乃諸註於己所不明之處。咸歸罪於王叔和。謂其編次遺亂。況傷寒論文義高古。往往意在文字之外。復經兵燹。卷帙不全。原文雖在。實存三百九十七條。爲之註疏。不誠難哉。

乃諸註於已所不明之處。咸歸罪王叔和。謂其編次遺亂。竊以叔和之編次傷寒論。對於經文本篇。弗敢妄增片語以補原文之闕。故太陽篇多至一百八十一條。陽明篇有八十條。少陽篇僅十條。三陰暨勞復等篇共一百二十六條。在張子初成書時。固有詳有略。恐亦不如是之甚也。今以條文觀之。則叔和之編次傷寒論。未嘗變亂原文可知矣。柯韻伯反對叔和者也。其總論門有云。仲景分別六經。各經俱有中風傷寒脈証治法。叔和時太陽篇存者多而失者少。他經存者少而失者多。陽明篇尚有中風脈証二條。少陽經只証一條而不及脈。三陰俱有中風欲愈脈。俱無中風脈症。以傷寒論爲全書。不亦疎乎。今據柯氏之說徵之。則叔和之編次傷寒論。未嘗變亂原文又可知矣。其爲序例於前者。欲示人入門之基礎也。銓可與不可與等篇者。欲示人臨症之標準也。列平脈等法痙溼暑等篇者。欲人人明於診斷。舉一隅而反三也。其附入處用筆數辭。不敢臨摹一式。今就附入諸篇考之。則叔和之編次傷寒論。未嘗變亂原文更可知矣。惜其學識遠遜張子。立言錯悞所在恒有。亦若游夏不能贊一辭耳。叔和對於本論。闕文處不敢增補。附入處不敢臨摹。既未嘗變亂原文。

則遺佚條文之過。豈可獨歸於叔和乎。總之古人藏書不易。漢獻晉懷之間。三國鼎爭。五胡蹂躪。其卷帙散失。勢所必至。晉唐宋金諸賢。但保存未亡原文三百九十七條。延至今日。欲求完全無缺之全論。誠戞戞乎難之矣。諸註家自逞聰明。擅爲變亂。是其所是。非其所非。數百年來紛紛聚訟。致令傷寒論有不同文之憾。噫。誰之過歟。

二問云云　服膺傷寒論者。謂傷寒論爲通治卒病之書。抵觸傷寒論者。謂傷寒論爲專治冬傷於寒之書。吾輩生千載後。欲解釋此問題。當仍以千載前經書證之。兼以本書中方藥衡之。而後眞情畢露。

甲證之於千載前經書　傷寒論序云。撰用素問九卷八十一難。請即以素問暨難經証之。素問云。熱病者皆傷寒之類也。難經云。傷寒有五。有中風。有傷寒。有溼溫。有熱病。有溫病。其所苦各不同。是傷寒二字。可總括卒然外感症矣。

乙衡之於本書中方藥　本書一百一十三方。麻桂靑龍數方。以溫熱之藥解表。理中四逆數方以溫熱之藥回陽。倘有保存陰液者藏於其間。麻有甘草桂有白芍甘草大棗小靑龍有白芍甘草五味子大靑龍且用石膏四逆有甘草理中有人參甘草白通且加人尿猪胆汁皆顧及陰液之意他若陷胸瀉心白虎猪苓

問答六

大小柴胡。暨其餘方藥。或寒熱互用。或專於清熱。其偏用溫熱藥者。實居少數。是傷寒論中所列之方。非專治冬傷於寒之方矣。

觀此。則傷寒論爲通治卒然外感症之書無疑。故其開篇先論中風。而六淫俱有治法。後人從傷寒二字正面推勘。遂謂爲冬傷於寒之書。其悞會原因有三。(一)因六淫雖列提綱。而條文中詳於風寒。但言某經某症。當用某藥。並不再辨六淫。遂疑爲專治傷寒之書。(一)因曾讀此書者。未能思求經旨。而演其所知。妄用麻桂等溫熱之劑。施於伏氣溫症。陰虛之人。及感邪已經化熱入裏之候。致有憤事。遂疑傷寒之方。不敢施用。(一)因內經有一日太陽二日陽明三日少陽四五六日爲太少厥陰受病之文。傷寒論亦分六經。遂謂一日太陽二日則傳陽明。三日則傳少陽。四五六日亦如之。不知一日太陽。二日陽明。三日少陽。是言見症之期。非傳經之日。見所臨之症。與傳經之說不孚。而傷寒論方法。更不敢輕施矣。孰知傷寒論一書。如神龍出沒。首尾相應。鱗甲森然。其通治六淫之理由。雖未嘗明呈紙上。苟玩索深思。實已充足無遺。但漢文古奧。醫理精微。吾輩能熟讀此書。化而裁之。以通治六淫固妙。如其不然。參觀葉巖薛生白諸說亦可。愼勿疑傷寒論爲專治冬傷於寒之書。而不包括六淫也。尤勿恃曾讀傷寒論。而忽於辨症選方。悞今人之生命。兼貽羞於古人也。

三問云云　傷寒論有三百九十七法之說。始於宋臣林億。蓋傷寒論一書。幾經兵燹。已有脫簡。除王叔和所附之序例脈法可與不可與痓濕暑等篇外。自太陽篇起。至差後勞復篇止。實存三百九十七條。爲本論原文。林億等負校勘古書責任。以叔和對於原文。雖未嘗妄爲增減。其所附序例等篇。在富有學識者。原能分別。延至後世。難免無珷玞類玉之虞。故特立三百九十七法之說。法者法度也。言法而不言條者。因張子原文。言言金玉。字字珠璣。無一條不可爲後世法。非若叔和所附者。尙有瑕瑜之相雜焉。嗚呼。傷寒論之原文。雖存三百九十七條。此三百九十七條。乃定法也。法中有法。法外有法。化而裁之。可得無數之活法。其遺亡諸條。亦可比例而知。是未克僅以三百九十七法視之。元明以來。服膺三百九十七法之說者。代不乏人。而前淸柯韻伯程郊倩等。反對此說。張憲公王晉三等。以各方後㕮咀爲末先後煮啜粥不啜粥飲煖水日幾服夜幾服等法。附會此說。皆強爲分別之餘弊。未免矯枉過正矣。豈特立三百九十七法之說者之本意哉。今欲分別此說。似當合條文數之。未悉然否。尙祈有道者正而教之。

包君識生問曰古人云傷寒論有三百九十七法其三百九十七法如何分別

衛鶴儔

答曰。傷寒以六經爲主。病變無常。雖有三百九十七法之多。總範圍於六經之內。經云。少陽之上。火氣主之。中見厥陰。陽明之上。燥氣主之。中見太陰。太陽之上。寒氣主之。中見少陰。厥陰之上。風氣主之。中見少陽。少陰之上。熱氣主之。中見太陽。太陰之上。濕氣主之。中見陽明。所謂本也。本之下。中之見也。見之下。氣之標也。治法。總以氣之本爲主。旨以氣之標爲對待。以勝氣復氣爲旁參。醫者當如堪輿家。按羅經以定子午。則各向之宜忌。以及乘鍼之可否。無不可按法而行矣。假如太陽病。脉浮緊。發熱惡寒。不汗出而煩躁。審其確無少陰症者。大青龍湯與服。最爲合拍。若脉微弱。汗出惡風。雖有煩躁證。乃少陰亡陽之象。斷斷其不可服。若悞服之。則陽亡於外而厥逆。陽亡於內而筋惕肉瞤。此爲逆也。餘臟倣此。

問曰人身九竅之機能非使之動不能自動惟腎囊之外皮能自行伸縮其理由何在

答曰。人身九竅。上竅七。下竅二。上竅爲陽。下竅爲陰。陽竅外陽而內陰。其機能非使之動。不能自動。陰竅外陰而內陽。腎囊之外皮。能自行伸縮。試爲究其理由。九爲老。一爲少也。老成而少生也。九爲陽數之終。一爲陽數之始。始終上下一陽氣之循環也。能自行伸縮者。運陽也。即天一之水。生地二之火也。

問曰三焦與心胞絡古時云有名無形後人紛紛聚訟或云油網或云脂膜究是何處爲心胞絡何處爲三焦

答曰。三焦與心胞絡。其實有名無形。後人聚訟紛紛。莫衷一是。或云心之下有心胞絡。即膻中也。象爲仰盂。爲心之外衛。凡脾胃肝膽兩腎膀胱各有一系。繫於胞絡之旁。以通於心。此下有膈膜遮蔽濁氣。使不得上薰心肺。或云膀胱有下口而無上口。全賴三焦之氣化施行。轉化糟粕以出者。或云焦者火象色赤屬陽。其與心胞絡相表裏者。以三焦爲臟腑之外衛。心胞絡爲總統之外衛。猶乎北闕之重城。故皆屬陽均稱相火。而其脉絡原自相通。故爲表裏也。各家之議論互異如此。然羣言淆亂衷諸聖。靈樞本輸篇曰。少陽屬腎。腎上連肺。少陽主三焦之生氣。發於右腎。上合胞絡。爲相火之原。左腎屬水。上連於肺。故爲兩臟也。素問欬論曰。腎欬不已。則膀胱受之。久欬不已。則三焦受之。是其見証也。

答包君識生第一期學報問四　錢存濟

答。邪傷膚表。則膚表實而無汗。必用麻黃以發之。麻黃之所以能發汗者。其理由在有桂枝而尤在有杏仁。杏仁能降肺氣。桂枝能温散寒邪。麻黃能直達元府。（即汗孔）甘草甘緩和中。服湯後。肺氣降。毛孔開。（內經云肺主皮毛）復藉麻桂之辛温。鼓動胃中津液。由肌腠而達于膚表。化汗而出。使邪從膚表而入者。必由膚表而出。又恐麻桂之力太猛。逼其大汗。故以甘草緩之。令其和平。不致亡胃中津液。此麻黃發汗之義也。未卜是否。敢請指正。

答問七

答、經云。呼出心與肺。吸入腎與肝。心肺居上焦。肝腎居下焦。濁氣(即炭酸氣)由下達上。以呼出。清氣(即天地之空氣)由上吸入以納下。又云。宗氣根於至陰。至陰者。少陰也。少陰屬腎。故腎囊之內。乃宗氣所聚之處。其能自行伸縮者。是隨呼吸之氣而伸縮也。此鄙之見。未知是否。望祈

指敎。

識生按諸君所答深爲欣佩間有同與不同處容五期奉答

神州醫藥總會二月份收付報告

收上月現存	一元
收仝上	四十八角
收仝上	四百五十六文
收李思伯君會費	二元
收陳泳卿君入會費	一元
收翁水香君入會費	一元
收王庭槐君入會費	一元
收姚純夫君入會費	一元
收徐潤祥君常年費	一元
收姚純夫君證書費	二角
收馬鼎君證書費	二角
收余伯陶君月捐	二十元
收朱堯臣君月捐	五元
收王雨香君月捐	五元
收應鶴峯君月捐	二元
收毛玉書君月捐	二元
收沈琢如君十二月月捐	二元
收張頌淸君正二月月捐共	二元
收包識生君正二月月捐共	二元
收倪銘三君十二月月捐	一元
收藥心如君月捐	一元
收馬逢伯君月捐	一元
收柯春喬君月捐	一元
收鮑承良君月捐	一元
收俞騰夫君月捐	一元
收沈葆聯君月捐	一元
收林渭川君月捐	三十三角
收杜靜仙君月捐	二十角
收陳久香君月捐	十角
收傅春波君正二月月捐共	十角
收沈仲裕君月捐	五角
收盛在餘君月捐	三角
收金萬伯君十二月月捐	三角
收凌永言君月捐	十一角
收仝上	三十文
收診察所號金	三十九角
收兌	一千三百文
共收進	大洋五十五元 小洋一百八十六角 錢一千七百八十六文
付房租	二十元
付租櫥	一元
付仝上	五角
付薪水	二十七元
付郵費	一元
付仝上	八角
付報紙	六角
付診察所會員號金	二十五角
付仝上	六十文
付雜用	三元
付仝上	四十角
付仝上	一千一百零二文
付兌	一元
共付出	大洋五十三元 小洋八十四角 錢一千一百六十二文
現存	大洋二元 小洋一百零二角 錢六百二十四文

神州醫藥總會會計處啓

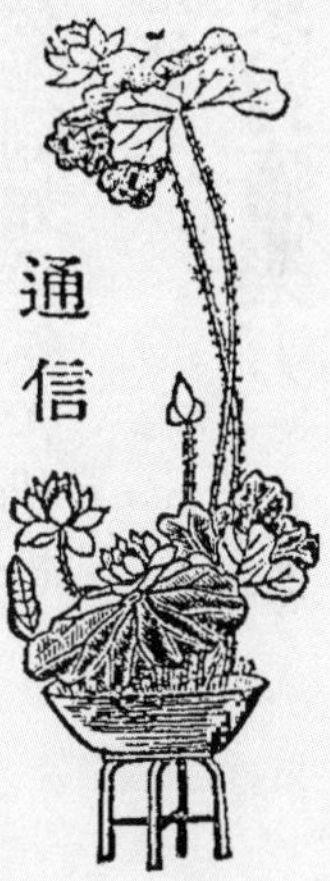

通信

●敬答袁桂生先生診驗兩瘧質疑

蘇雨田

敬啓者。昨閱第三期報。診驗欄內。載有袁君桂生治楊徐兩瘧。皆用竹葉石膏加減。兩瘧皆愈同一用石膏。徐某服藥後少腹如有物重壓。楊某無此現狀。質之同志研究云云。敬閱之餘。將病情方藥。悉心研究。其因有二。一因藥力之緩速不同。一因禀賦之虛實有異。曷言乎藥力之緩速不同也。楊徐兩人同服竹葉石膏去參夏。楊之所加者。青蒿。柴胡。黃芩。花粉。知母。苡仁。徐之所加者。黃芩。知母。木通。柴胡。按青蒿一藥。葉香巖治夏秋之瘧。悉以之代柴胡。取其升多而散少。楊某青蒿柴胡並加。是以兩升品而佐一重鎮。則重鎮者必受其牽制。其下行之力。勢必稍緩。徐某僅加柴胡。是以一升品而佐一重鎮。則重鎮者與之相敵。其下行之力。勢必較速。兼之木通之下降。過於苡仁。速則突然而下。故易知。緩則徐徐而降。則不覺。其所以如有物重壓者。是由中焦之痰滯。與熱相結。熱清而痰滯下行。重壓之象見。而瘧遂解。楊某之解。亦同然者也。楊某服藥後。如飲甘露。是熱清也。隔兩日頗思飲食。是痰滯下行。胃府空虛也。觀其一在服藥後。即如有物重壓。一在隔兩日頗思飲食。則緩速之義。明且確矣。故曰一因藥力之緩速不同也。曷言乎稟賦之虛實有異也。楊某必氣實。徐某必氣虛。氣實則能提攝。雖服重鎮之品不致驟下。即有物下行。亦不甚顯。氣虛則本難提攝。又服重鎮之品。則提攝尤難。若有物下行。登時立覺。如晶瓶盛水。一滿一欹。滿者雖竭力撼搖。全不見動。欹者偶有所觸。即搖動不已。其象畢露。滿者非不動。因其滿而動象不現也。觀乎此。虛實之義。又明且確矣。故曰一因稟賦之虛實有異也。此係遙度。並未親見其人。因見同一來診。同一病瘧數日。一則未載狠狽情狀。一則旁有人扶。猶不能自立。姑擬之以待明眼證實。蠡測如是。然否仍希同志諸君正之

●徵求胃癌藥方

黎肅軍

洄溪醫案有一則曰席載岳素脇下留飲發則大痛嘔吐先清水後黃水再後吐黑水而兼以血哀苦萬狀不能支矣愈則復發按其腹有塊在左脇下非消此則病根不除法當外治因合蒸藥一料用麪作圓放藥在內上蓋銅皮以艾火蒸之日十餘次蒸至三百六十次而止依法治三月而塊盡消其病永除此症極多而醫者俱不知雖輕重不一而蒸法爲要云 鼐軍 按此病即西醫所謂胃癌也除施手術外幾無治法而孰知我中醫固有此妙法乎惜所云蒸藥一料洄溪醫案不詳其方同志中有知此者曷明舉以示不惟開 鄙人 之茅塞而患斯病亦得保有其生命至自出心裁別無經驗及與所謂胃癌之病症不符者 鄙人 不敢領教也

神州醫藥學報 第二年第四期

短評

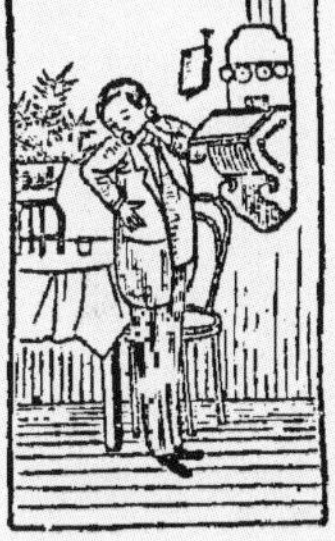

閱國務院批示感言　本會請願保存中醫中藥已經國務院批准批語中並有中國醫藥肇自上古傳人代起統系昭然在學術固已蔚爲專科即民生亦資其利賴等語是政府明明承認中國醫藥爲專門科學而大有濟於民生味其語意對於本會之請願亦甚贊成諸代表之北上可謂不虛此行矣雖然中國醫藥果能達保存之鵠的否尚視此後進行之毅力何如國務院之批准不過爲本會開幕後之第一齣耳其去成功之日尚遠也敢告同人第一不可因此而生驕惰心致將來之失敗第二全體會友當各負責任有學問者擔任著述有財力者接濟經費有人力者擔任推廣第三同人當抱犧牲主義與救世主義不可存功利主義與厭世主義第四本會會友宜各相敬愛棄小嫌而擔大任則本會前途正未可量庶使政府今日之贊成獎勵者不致變爲他日之輕視而失望也同人勉乎哉　　尚絅齋主人

京師考內科二題云奇經八脉現症及治法之膚見奇經者。不與正經同行。爲十二經之樞紐者也。有現症。必與正經連帶。不能定以治法。倘不分虛實寒熱內外陰陽。即謂某經現何症。用何法治之。譬如紙上談兵。詒悞必多。且考醫生與考制藝不同。考制藝得文理暢達。造句老練爲及格。若夫考醫學者。必學識與閱歷並優。譬之良工。閉門造車出而合轍。名將之運籌帷幄。决勝千里。該題目若云奇經八脉現症。以試考者經文之記性則可。加治法二字。則未免蛇足。

隱公

小說

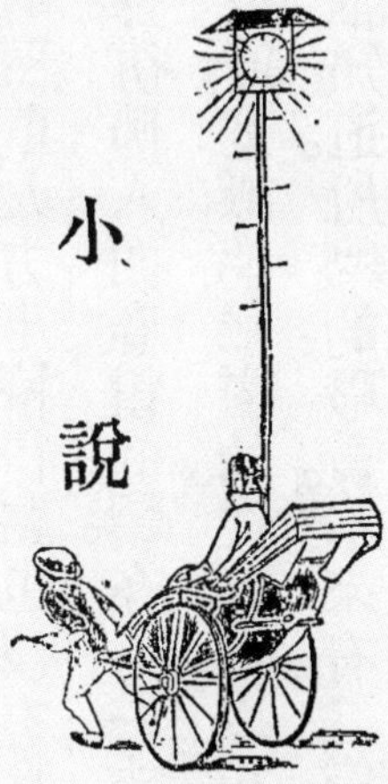

蓮心

社會小說 **燃犀**

第一回 醫藥會張園開幕 請願團聯袂進京

改良社會。莫善于報紙、戲劇、小說。三種。小說之體裁。近報紙而兼戲劇。尤能引起閱者之歡心。在下是個毫無智識的人。自恨未曾受過完全教育。所以文學上。都不清通。何敢以小說家自居。但在下雖胸無點墨。而滿腔熱血。是灑不盡的。有時候、遇着了不平的事。或者、我們國際上受了外侮。社會上。種種黑暗的事件。在下、就怒髮沖冠的拿枝禿筆來亂寫。自己亦知才不驚人。是絲毫無用的。古人云、國家興亡。匹夫有責。在下是各盡天職之意思而已。近來看見社會上的辦事人。都黑沈沈的。無進行志願。天天敷衍過去就算了。在下就不願做个傀儡。決計自從前年冬裏起。什麼

神州醫藥學報 第二年第四期

體育會哩。同鄉會哩。許多團體的職員會員。一概辭謝。樂得放浪形骸。好比雲中野鶴。自由自娛。有時偕二三知己。暢叙酒樓。吃得酩酊大醉。歸來一枕黃粱。管甚麼中原狼禍。蠶食邊疆。這也不在話下。且將歷來社會上目見耳聞的故事。待在下漫漫道將出來。正是

醴泉仙世界　酒國小春秋

却說海上。自從民國元年。發起了不知一个什麼會。在下一時也記不起來。那會內的人才濟濟。都是長官哩。紳士哩。名醫哩。董事哩。以及高賢名士。會集一堂。在下亦濫厠其間。好不榮幸。會議的時節、高談雄辯。建議的議案。高積如山。決議的事件亦甚多。章程上、則歷歷可觀。辦事處、則井井有條。在下、記得那一天開成立會。好不鬧猛。安愷第的電燈。幾同白晝。會場內會員席。代表席。來賓席。坐的水屑不泄。艸地上。都是氣車。馬車。人力車。擠得路也沒有。會場內。黑壓壓的。都是人。演說到痛快時。那鼓掌的聲。彷彿八面春雷的響。在下一支禿筆。也寫不出許多盛況。人人當時的希望。日後發達。是無窮無盡的。從此可以揭去我們醫藥家的黑幕。可以振興醫藥界的生計。誰知道。所舉的職員。本來有二黨。開成立會之後。兩黨的人物。就旗鼓相當

的。對敵起來。遇着開常會的時候。務必鬧意見。所以開一次會。到會的人少一次。不上幾個月。將那好好的會。變成一個荒郊古刹了。在下想來想去。一定是開成立會的日子。時當夏令是不好的。何故呢。因爲夏季的時候。赤日炎炎。心裏熱度究容易升高的。及至西風一起。那當初的熱度。就隨西風吹到大西洋去了。氣候一天冷一天。到會的人亦一天少一天。辦事的人也一天不像一天。雖有幾個會友。始終熱心。被西風吹不去的。因爲勢力孤單。累累受人排擠。無法挽救。祇得望風長嘆幾聲。洒幾泣桃花血淚。後來至十一二月時候。冬盡春來。一陽再復。惱了幾個醫藥家同志出來。熱心勃發。又組織了一個什麼會。驚動全國的志士。重整旗鼓起來。宗旨倒也狠有道理。辦事也狠有精神。比那前次的什麼會。魄力強得多哩。這時候。政府裏向。想廢中崇西。頒了一編課程。都要學灣灣曲曲的字。嘰哩咕嚕的話。這个消息。傳至上海。那會中人。個個熱心勃發。奔走號呼。聯絡了天下同志。欲進京去同政府爭回權利。舉了十數個代表。聯袂進京。臨行前幾日。酒樓祖餞。藉壯行色。動身那一天。江干歡送。臨別贈言。待至汽笛嗚嗚。始握手揚巾而別。正是

欲存國粹須前進　爲保黃農莫怨勞

第二回　永安居醫士訴衷情　長樂樓藥師謀計畫

代表進京。按下不表。却說送行的會友看輪船起錠。直向吳淞口出發了。各人回店的回店。返家的返家。其中有一個志士。性情爽直。不徧私阿。遇見不公不平的事。無論何人。他就當面揭穿他的詭計。人人看他鉄面無私。起他一個混名。叫做鉄面兒。鉄面兒。作事堅忍直前。不畏艱難辛苦。旁人也有笑他愚的。也有罵他痴的。也有憐他熱心的。他也不管旁人說長道短。抱定了宗旨。一意做他的事情。不達目的不肯下場。自從那天。送了代表登輪之後。他心內思潮。却起落不停的想道。不知代表此行。能達到目的否。縱能如願以償。亦不能貿貿然自謂醫藥從此即可保存。必須設學堂。創醫院。實地研求學術。方可能免天演淘汰之慮。所最注重者。偌大之經費。從何處籌來呢。想到了這个難問題。他心上就焦躁起來。家內也坐不住了。隨手向壁間取了一頂帽兒。叮囑家人。看守好門戶。慢慢的向馬路上走去。他本想到二馬路素金精舍那邊去。商議這件事。誰知道。心不由主的走差了路。猛抬頭。看兒金碧輝煌的高大洋房。進出的人。猶如潮湧一般。纔知道走到樓外樓來了。自己也覺好笑起來。心中正在躊躕。要想仍回二馬路去。忽然迎面來了一个老翁。口內呼道。鉄君爾從那裏來。要往何處去。鉄面兒一看。不是別人。就是志同道合的好友守樸子。鉄面兒答道。多日未晤了。吾從家內出來。本想素翁府上去。不料心不在焉。踱到這裏來了。你說好笑不好笑。守樸子微笑答道。你心裏一定想甚麼得意的事。兩脚纔會跑到這裏來。你看馬路上過的。紅男綠女。汽車馬車。如狂蜂穿蝶。一班煞是熱鬧。到此一看。我們中國實在不算窮哩。鉄面兒道。樸翁、看起了這一班人。我們中國實在富足。天天坐馬車。吃大菜。擺酒叫局。看戲碰和。男的到花園裏去弔膀子。女的到銀樓裏去兌金器。身上穿的外國緞子。口內吸的三炮台香煙。風頭出足了。實在快活。不知幾生修得來的幸福。守樸子道。鉄哥、休要說他。這班人。都是中國的送窮神。兄弟到了上海。也有三十多年。前時的上海。那有如此繁華。自從革命後。前清的一班大官府。大富家。都跑到上海來了。這一班吃花酒。坐馬車。都是他的少爺、小姐、姨太太。他的銀子。放在外國銀行。聞說有七八千萬。你說快活不快活。鉄面兒道。樸翁實是老成的人說話。一點不錯。可惜我們中國百姓的脂膏。一點兒被他刮到上海。送與外國人用。眞是送窮漢亡國奴呢。不知他看見大江南北。兵災水災的難民。無衣無食。心中有無感想否。恐怕要捐他銅錢。一毛也不拔。守樸子道。我們不要去說他了。任你怎麼樣說。也是無用的。我兩脚都立疲了。不如到茶樓上。喝喝茶罷。鉄面兒道。好好。二人即刻走到永安茶樓上。擇一個淸靜的座位。叫堂倌泡了一壺烏龍茶。守樸子道。今天看君面上。狠露不快意的顏色。心中有甚麼事。這樣愁悶呢。鉄面兒答道。別無甚事。只因我們會中的請願代表。已經進京去了。能否達到目的。一時也不能逆料。縱然達到了目的。日後怎樣進行。醫藥怎樣改革。藥材怎樣改良。也狠不容易的事。雖然有了個會。作辦事機關。若無經濟人才。切實進行做去。豈不是一個空空洞洞的會。辜負了發起同志的熱心嗎。守樸子聽了這句話。喝了一口茶。低了頭。想了一會。曲起二只指頭。望桌上拷了一下。說道。這樣說起來。實是一個難題目。人才呢。各省許多同志。都可以找幾個出來。若論經濟。則實在難了。醫界中熱心的多。殷實的又沒幾個。藥界中有幾個銅錢。近年生意受西藥影響。大爲減色。無甚利息。又狠不開通。莫想要他出錢。但提起振興醫藥二字。他就連人都跑開了。政府哩。雖可以叫他撥幾個錢。提倡提倡。則又庫空如洗。窮得了不得。社會上哩。雖狠可以想法子。題題捐。而連年兵禍。元氣摧殘。商業凋零。百物昂貴。有錢的被錢莊銀行。倒賬不少。經濟也狠不裕。如且今天甚麼捐。明天甚麼捐。捐得也怕了。我們這個學堂醫院。雖與人民衛生關係甚大。但我國人的心理。穿的吃的住的。色色考究。惟這醫藥事業。關係生死關頭。保護健康的大問題。偏沒有人注重。及至疾病臨床。才肯請個郎中。若病症危急起來。則又一天請幾個郎中。頃家蕩產都不顧了。無病時。要向他捐錢。辦甚麼學堂。設甚麼醫院。斷斷不肯的。你說可嘆不可嘆呢。鐵面兒道。聽先生一番議論。誠是老成見解。深爲佩服。但只是…話猶未說。忽聽街上啊呀一聲。呼喊起來。吃茶的人都跑向陽臺上去看。二人不知何故。驚的也慌忙起來。只見堂倌雙手亂搖道。沒有別事。沒有別事。汽車碾傷了人。被紅頭巡捕捉住了。諸位請裏面坐罷。陽臺會擠塌的。莫街上碾倒一人。茶樓上要鉄殺數十人。有人問道。碾傷的中國人外國人。有人答道。中國人。問者道。中國人不要緊。若碾傷外國人。要吃官司坐西牢的。二人聽得。心中大爲難過。守樸子道。晨光不早了。我們不要吃茶了。還是長樂樓食晚膳去罷。二人還了茶錢。直往四馬路長樂樓。覓了一個小小房間。叫了四五樣應時小炒。堂倌送上一壺花彫。二人漫漫的且飲且談。比那茶樓上。清靜得多呢。守樸子忽問鉄面兒道。將才在茶樓上。爾說但只是話猶未說。竟被那汽車肇禍。將我們的談與都打斷了。此地非常清靜。爾可將前言繼續說下去罷。鉄面兒道。樸翁不提起。幾乎忘記那段話了。但兄弟聽得先生一番議論。一點兒說得也不錯。但只是我們會裏。籌經費如此爲難。偌大巨資。從何處來籌集呢。守樸子道。鉄哥也不要着急。社會上的事業。雖是狠難辦的。但有志竟成。總要想個法子出來。以兄弟的愚見。若要在社會上籌此巨款。必定所作的事。有信用于人。辦事的人。亦要大公無我。不要爭名奪利。致爲社會所唾駡。但我們中國人辦事。每每虎頭蛇尾。發起的時候。人人熱心。個個高興。待事體稍具眉目。則爭權的爭權。奪利的奪利。甚至名字擺前擺後。都要爭個不得了。及至一二月後。明白的看見這樣鬧法。就不敢來會塲觀光了。糊塗的。爭不到權利。也就心灰意淡不來了。沒有多時。鬧猛猛的會。弄得風流雲散。鉄面兒道。先生說的話。一點不錯。但先生說辦事要有信用。大公無我。勢必大家放出精神。整頓整頓才好、守樸子道。說起整頓二字。這就難了。你看目今辦事的人。就知道難整頓了。鉄面兒道。何故呢。守樸子道。不必去說了。說來便要氣煞人。鉄面兒道。說說也不要緊。何故就要氣煞呢。守樸子道。別個閒話。不要去說他。總而言之。講私情不講公理。可以包括了。若要整頓。必須破除情面。大公無私。辦事自然整頓。社會自然信仰。要捐人家的銅錢。也容易一點。二人正談得高興的時候。忽然一個年約四十餘歲的人。身上穿了一件藍寗綢的灰鼠馬褂。叫道、鉄翁。爾同誰人談話。談得如此高興。鐵面兒聽得聲音狠熟。回頭一看。原來是無錫的何吉人先生。便問道。吉翁幾時來的。緣何爾也在此地來。何吉人道。兄弟來申好幾天了。今天醫藥會裏開常會。兄弟特來此地用些便飯。好早的到會。談論談論進行事件。我在隔壁房裏。聽見說話的聲音。狠像鐵翁。到此門口一看。果然不錯。這位先生。尊姓大名。鉄面兒答道。吉翁未曾會過面嗎。這位就是守樸先生。也是會中一個熱血同志。現爲藥界之領袖。辦事非常熱心。而且光明磊落。毫無時下習氣。不愧一個大君子。何吉人道。久仰久仰。實是名不虛傳。守樸子。謙遜了一番。亦問了何吉人的姓名。三人遂一仝吃了晚膳。叫了三部人力車。至醫藥會去。到了會場內一看。來的人不過三五位。三人坐下。候了二小時。來的人不滿二十個。何吉人問鐵面兒道。今天開常會。爲何才到這十幾個呢。鐵面答道。哈哈。先生不要問起。實在令人可嘆。從前幾個月。是狠鬧猛的開會的時候。至少有六七十人。只爲一個姓汪的。辦事糊塗。每每借公爲私。攘權奪利。同一個姓金的。姓于的。搗亂起來。天天鬧風潮。以致各會員。都散心了。祇乘幾十個。同負責任的。熱心同志。今天雖然十幾個人。但個個都講公理。實心辦事的。何吉人道。這個姓汪的。實在可殺。實在可殺。此刻還在會中嗎。鐵面兒道。此人患衆惡的。老早被人。逐出會場去了。何吉人道好好。不然。今天兄弟定要拿一個耳光他食食。無何鐘聲鈴鈴。會長開會宣布議案。大家討論了一番。表決了許多事件。何吉人起立宣言道。本會成立以來。已有一載。若學堂醫院。非有大宗經濟不可。但報紙一種。爲言論機關。當極力鼓吹醫藥同志。使人人有振興醫藥之觀念。將來不難達到目的也。宣言畢。大家鼓掌如雷。時已十二點。遂搖鈴散會。何吉人守樸子。鐵

面兒。亦握手而別。何吉人回旅館後。隨即修拾行裝預備明天回無錫去。正是

還就已經絕頂日　挽回全恃熱心人

短篇滑稽 老先生

霍香

老先生者。鬚髮蒼蒼。視聽茫茫。龍鍾其態。蹣跚其步。一最可憐最可悲之老物也。誰知老運亨通。有醫名揚於四方。雖居鄉村別墅。而求治者絡繹不絕。

夕陽西下。紅光滿照。老先生之出現時也。即有背負者。手携者。面色蒼白。氣喘噓噓而至數椽之老屋中。或坐或臥。或鵠立以急待老先生之一診者。

未幾而一無鬚老人。曲其背。垢其面。髮蓬蓬然而遲遲其行。至病人前曰。老老先生看病哉。快快快來掛號。掛號。

於是爭先掛號。蜂擁而上。環繞四面。聲音嘈雜。弄得那掛號者目瞪口呆。而擲其手中之筆。且厲聲曰。我我我的腦子不耐篤鑽空哉。我勿盡吃吃吃人參湯糯糯糯米粥實實實在嘸不格點精神請耐篤一一一個一個。來阿阿阿好。

諸人唯唯。即徐徐而逐一挨掛。未幾而忽曰。滿滿滿號哉。還有格末明明日看哩。隨即拂拙而入。病人雖苦求。無用也。只得仍扶老携幼而返。斯時已暮夜。四壁燈光。暗然如豆。聞嗽聲。痰聲。履之蹀蹀聲。乃老先生來矣。矮童提燈。先生扶之而行。甫坐定。病者出以手。老先生診其脉。自左而右。即閉目而似凝思之象。一手以揮其鬚。而命開方者寫畢。曰。汝病須靜養。服百帖可耳。一一診去。彷彿皆如此。或有人曰。我病非久病。藥中似不合。得無悞耶。先生曰。你既自知。請我看甚。或云我病如何。或則告以病情。先生均置若無聞也。俄而診畢。老先生即上雲霧台矣。門前病者星散。皆灰心短氣而曰。老怪物診病如此糊塗。乃我中華自爲名醫一派之陋習也。若不匡正這種糊塗之風。悉心考察。則將來之結果。不堪設想矣。或者曰。現在中華醫界。頗形發達。有神州醫藥會之聯合。互相研究。有醫藥報之出版。交換智識。採泰東西之實驗。補我中華未盡之學說。後日必能駕驅於全球。如這種老糊塗。不久將滅絕耳。能無産出。誠幸事也。君以爲如何。曰然然。

神州醫藥學報　第二年第四期

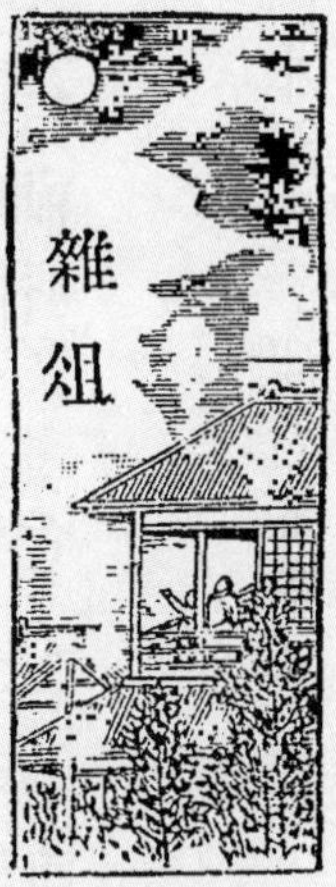

●王不留行

大總統能俯從民意保存醫藥可敬　各省醫藥會報告改組分會可喜

開學堂設醫院人才經濟無着可憫　退職種該死霸佔會中經濟可惡

神州醫藥總會者中國醫藥界集合之團體爲醫藥前途謀幸福者也非發起人個人之私產也發起人當如何開誠佈公爲全體之表率保護其萬世尊崇之名譽若假公益之名以達攘權奪利之目的則始雖功首終則罪魁吾人得羣起而攻之發起人其勉諸

神州醫藥總會者中國醫藥界組織之機關爲數百萬同志謀公益者也非上海一隅之醫會也上海人已若是奔走號呼艱難備至各省同志亦當各盡所能以達振

興醫藥之素志則黃農絕學衰而復興四萬萬同胞得享康强之惠吾同志幸何如之

嗚呼談何容易中國醫藥會失敗于前醫學研究會繼沒于後醫學公會復爭意見而瓦解回思往事寧不寒心吾同志所輸之熱血金錢如今安在噫今何時乎今何勢乎今日之醫會豈可仍蹈故轍乎但防患未燃聖人之告誡吾同志勿作袖手傍觀如秦越人之相視各盡所力指導之督責之維持之勿因私交而傷公理勿以意見而起攻奸若是則有言吾神州醫藥之不發達者吾不信也否則步昔日醫會之後塵中醫中藥永無振興之日矣

遠志

●文苑

閱報紙知神州醫藥會入京請願已得國務院批准喜而賦之

錢緡甫

狂瀾既倒水滔天　砥柱猶能障百川　此日全憑大法力　存亡關係五千

團結如膠大會開　南金竹箭蔚然來　入京請願推豪俊　事不垂成志不回
岐黃神術效堪誇　國粹如何棄似麻　畢竟大明能遠照　而今杏蕊盡含葩
精益求精勿畏難　羣公才智大槃槃　商量進取成完備　學貫中西巧一般
醫報風行公論孚　斯文將喪賴匡扶　何曾伐異分門戶　心理從同道不孤
西醫術妙卻非虛　我道黃農豈不如　舍己芸人眞大錯　只緣少讀十年書
庸醫學陋識昏沈　僞藥欺人罪更深　此後請君去害馬　十全爲上責同任
木朽蟲生事有因　道宜自治莫尤人　神州醫藥昌明日　不患歐風性不馴

步韻　包識生

醫潮澎湃勢翻天　浩浩襄陵沛大川　不是中流輩抵柱　重新絕學待何年
人若誠心石可開　總須團體結將來　若非衆志如城固　既倒狂瀾孰挽回
玉函金匱自堪誇　只恨庸書雜似麻　心法如能宗仲景　定看林杏吐奇葩
離羣容易合羣難　莫使流沙散一盤　誰是有心同負責　輸財勞力一班班
黃學人民已信孚　全憑提倡力能扶　更將西法供參考　舍短從長勢不孤

脉理由來不是虛　聽筒新法那能如　寄言後起英才輩　漫說素靈是僞書
年來醫界黑沈沈　一落淵潭萬丈深　今日葆光纔發越　維持義務合同任
從來後果賴前因　一簣功成莫詡人　若使豚魚能信及　何愁野馬性難馴

神州醫藥學報校勘記

二年第二期

醫學之保守與進化　近來學中醫者。不能不兼知西法。時勢然也。作者學貫中西。將中醫與西法不同之處。確鑿指出。而能爲之分別作用。品評優劣。此種文最合當今學者之研究。　第二十三行。言九味羌活湯之用麻黃桂枝。查九味羌活湯。本以代麻黃桂枝。用字誤否。

醫藥危言　論藥肆之作僞。能確實指出。非平日苦心留神。不能言之了了如是。洵大有功于世道之文。　浸洗一條。性格倘存之倘字。是尙字之誤。應更正。　焦山查神曲山梔。醫家習用已久。不甚誤事。似可弗論。前人謂山查生則引吐。炒黑則不吐。說亦可信。且此品血證常用。似不致變而爲熱。

辨四明醫鐸論中國醫學五行配五臟爲迷信之誤　通篇說俱平正。曰借西醫之皮毛。詈古人之成法。曰中國醫界。各有專科。與宗敎何涉。曰何爲撲朔迷離。曰未悉話之何神。暢快極矣。

中醫之大文章　第十三行。狂爛字應改狂瀾。第十五行。文從茲闢則五字中必有訛誤。

素盒醫話　一壯二字。余不知是何用意。懷疑者久矣。今一旦恍然。文之爲人爲何如。　胎脉一則。見行醫者。雖語言亦不可孟浪。　不傳電氣一則。見人之體質不同。

王不留行　枉醫二字似欠安　不暗傷寒之暗字。應改諳字。

蘭坪先生事跡　未見病症。先訂藥方。此法不可學。誠恐因此誤事。

醫藥雜俎　考其能否一條。首句。應改可勅太常於閑敞之處。　療字廠字俱誤也。秦鳴鶴一則事見唐書但大后應去太作后后即則天武后也。其時高宗未薨不得稱太后也　藥園師一則辦應作辨

二期正悞表　六胡醫譚　從臾二字實非訛可通用詳字典

雜組

頁數	行數	正	誤
八	十二	帝	療
又	又	譏	幾
又	十三	療	帝
十	八	禺	島
十	九	光	色
十一	六	良醫	藥

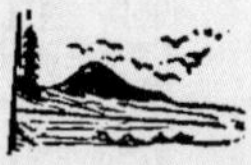

定價表

費須先惠空函恕寄　概收大洋銀毫加水

		項目	一月一冊	半年六冊	全年十二冊
定價		現欵及匯兌	二角	八角	一元五角
		郵票以三分之內者五份以上不收郵票			
郵費		本國	一分	六分	一角二分
		日本	一分	一角二分	二角四分
		外國	三分	一角八分	三角六分
廣告	等第	地位	一月	半年	全年
	特別	一面	二十元	一百元	一百六十元
		半面	十二元	六十元	一百元
	普通	一面	十二元	六十元	一百元
		半面	七元	三十五元	六十元
聲明	特別告白	論後正面概作特別	木刻電版		
	普通告白	後頁夾張俱是普通	費須外加		

中華民國三年四月十五日
第三年第四期

版權所有

編輯者　神州醫藥學報社
上海三馬路小花園寶安里

編譯所　神州醫藥學報社
上海北京路盆湯弄東首鴻生里

印刷所　南華書局印刷所
電話三千七百三十九

總發行所　神州醫藥學報社
上海三馬路小花園寶安里

上海四馬路
五洲大藥房

人造自來血

(一) 胎養
人之未生　是曰先天　先天血足　體質强堅

(二) 初生
人之既生　儘能哺乳　乳水不足　血多乃補

(三) 蒙養
人生七歲　一律入學　血足之兒　聰明智覺

(四) 成童
天眞爛熳　兒童之常　游戲過度　血足乃强

(五) 弱冠
男子二十　年交弱冠　知識已完　血虧是患

(六) 學校
潛心向學　朝夕勤勞　血輪强健　足冠羣曹

(七) 交際
飲食酬應　最易傷身　體强血健　乃成完人

(八) 婚娶
早婚之害　人盡知之　養身補血　在初婚時

(九) 生子
一索得男　能延嗣續　我血不健　兒血不足

(十) 衰弱
已過中年　如日將西　氣血不充　焉能支持

(十一) 老年
人既老矣　去者不來　速速補血　老當壯哉

(十二) 一生
人生百歲　體氣當强　飲自來血　是爲妙方

中華民國郵政局掛號認爲新聞紙類

神州醫藥學報

第二年第五冊

月出一冊准陽歷十六日發行

民國三年五月十五日出版

●本報第五期總目

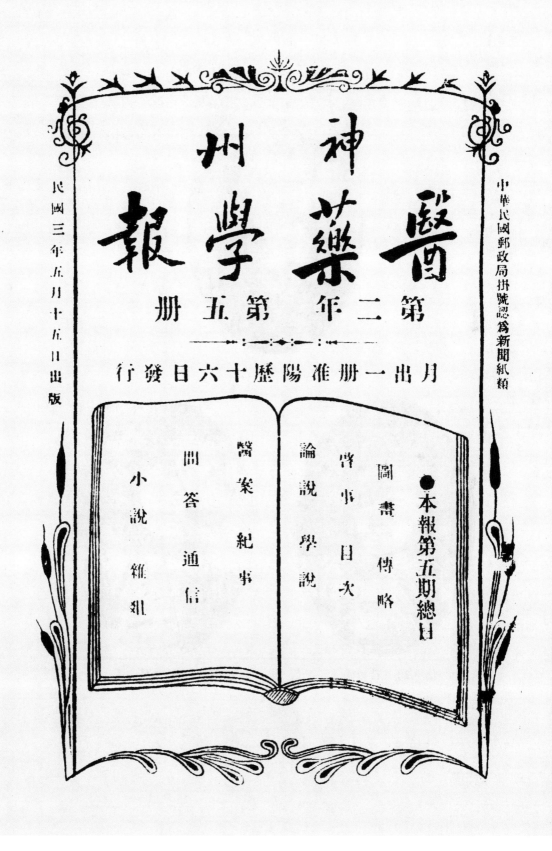

湯君浣香

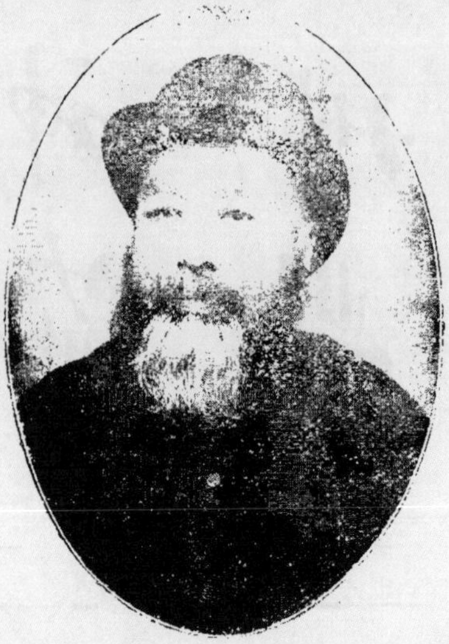

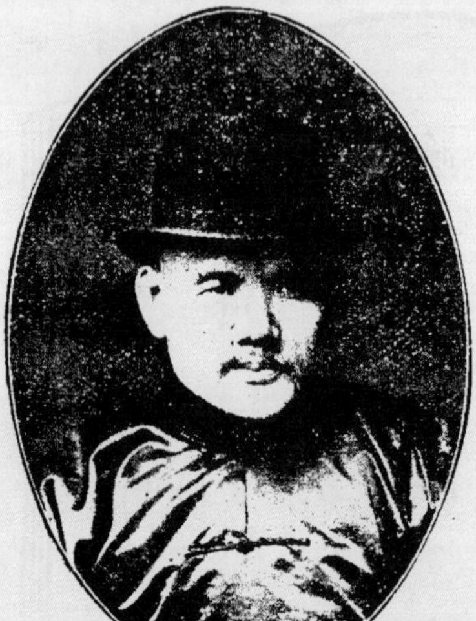

衛君鶴儔

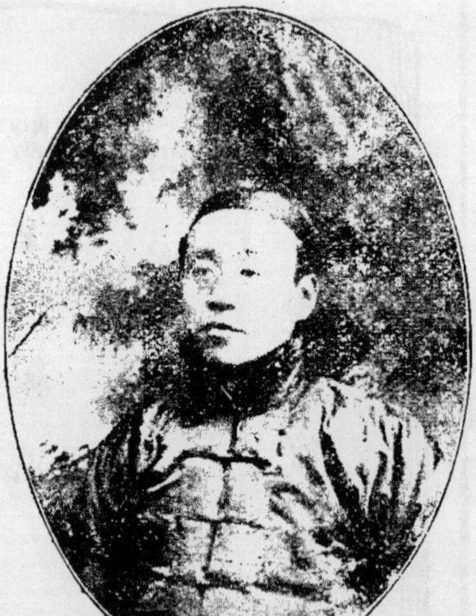

毛君玉書

●傳略

湯浣香

湯君浣香字銘新江蘇南通州人年五十六歲精醫術性仁慈有孝行前清江西候補巡檢辦理通州戒煙官醫屢經地方官賜匾誼篤天倫敦倫尚義之嘉獎並准領帑建坊各在案孝子尤樂善好施對於地方義務首先慨助鄉里無不感頌並組織戒煙局施醫局嘉惠貧病及大德藥材有限公司振興中藥焉

毛玉書

毛君玉書江蘇吳縣人年三十八歲兒科妙手也前任蘇城牛痘官局正辦十有九年並兼任育嬰官堂醫務員精種痘術每小時能種三百人以上而且刀無虛發有種必出其手法之靈敏可慨想矣先生尤善於按摩小兒危急之症一經推拿立能轉危爲安現舉爲神州醫藥總會評議員

衛鶴儔

衛君松年號鶴儔廣東廣州番禺人年五十歲已丑遊庠鑒於甲午之役棄舉子業專習醫經辛丑以後當道力行新政羣向歐風蕩檢踰閑靡可紀極戊申在香港組織天鐸報以尊孔教端風俗正人心爲主旨次年公舉爲主任編輯庚戌香港東華醫院招考取列爲優等並介紹日本長崎華商會館醫席壬子冬見教育部醫藥規程專西遺中函促滬上同志提倡中醫中藥本會發起同人得先生之勉勵進行益力今日本會成立邀准立案先生之力不淺鮮也

●緊要啓事

啓者本報自改良以來蒙各省同志賞閱每期已增銷百有餘份投稿者亦源源而來有如山積惟同人等能力薄弱自開辦以來已費千有餘金每欲增加册頁而限于經濟致鴻篇巨著難以悉登殊爲抱歉然維持醫藥各同志有應盡之義務伏望去年與本年之報費未繳者速爲擲下以充資本而增精神諒區區之數定能贊助也將來本報以便

增至八十至百頁以上則諸君子已獲維持醫藥之譽又得滿目琳瑯之觀諒無不樂而爲之如是本社同人尤當感激無已也蒙賜欵項郵滙郵票或民信局遞寄俱可但須保險保險費可由報欵扣除若未保險倘有遺失本報不負責任但本年五份以上之報保險郵費歸代派人自理先此聲明以免後論

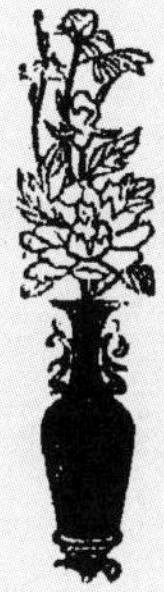

神州醫藥總會三月份收付報告

收上月現存	二元
收仝上	一百零二角
收仝上	六百二十四文
收崔礪山君特捐	五元
收馬鏡清君會費	二元
收張采之君會費	二元
收魏熊飛君會費	二元
收朱醴泉君會費	二元
收汪蓉航君入會費	一元
收許培卿君常年費	一元
收余伯陶君月捐	二十元
收顏伯卿君二月份月捐	十元
收朱堯臣君月捐	五元
收林渭川君月捐	三元
收應鶴峯君月捐	二元
收毛玉書君月捐	二元
收葉心如君月捐	一元
收馬逢伯君月捐	一元
收淩永言君月捐	一元
收柯春喬君月捐	一元
收鮑承良君月捐	一元
收俞牖夫君月捐	一元
收沈葆聯君月捐	一元
收杜靜仙君月捐	二十角
收陳久香君月捐	十角
收吳介臣君二三月月捐共	十角
收周青士君二三月月捐共	十角
收金萬伯君正二月月捐共	六角
收傅春波君月捐	五角
收沈仲裕君月捐	五角
收四明銀行存款	十二元
收四明銀行息	一角
收仝上	五十文
收診察所號金	七十五角
收兌	八元
收仝上	壹千三百文
共收進	大洋八十六元 小洋二百四十四角 錢一千九百七十四文
付房租	弍十元
付租檯	壹元
付仝上	伍角
付薪俸	二十九元
付津貼二月份醫藥報	拾元
付印證書	十六元
付仝上	五角
付診察所會員號金	五十角
付郵費	二元
付報紙	六角
付雜用	二十角
付仝上	千四百八十八文
付兌	一元
付仝上	九十角
付仝上	九十六文
共付出	大洋七十九元 小洋一百七十六角 錢一千五百八十四文
現存	大洋七元 小洋六十八角 錢三百九十文

神州醫藥總會會計處啓

神州醫藥學報第二年第五期目錄

◉論說

◉學說

病理學

目錄 二

第二年第五期

目錄 四

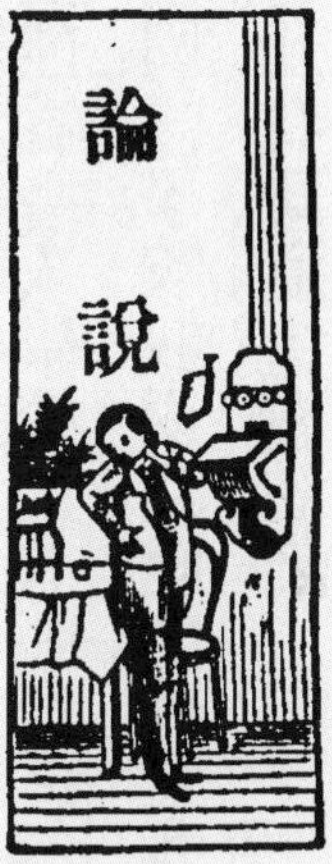

興醫學在創立醫校說

余伯陶

夫愚魯之識。不敵智者之明。匹夫之知。不及衆人之慧。是以末藝雖微。由始迄終。屑累曲折。亦必殫精力。糜歲月。規撫成法而後奏功。而況精深博大之事乎。古人求道。必受業於師。借助於友。故聰明日以啓。聞見日以閎。此學校之所由設也。語曰。百工居肆以成其事。君子學以致其道。此之謂也。醫道肇於上古。神聖相傳。濟民夭折。是爲醫學之眞傳。迨乎成周。醫師列爲職官。當時造就良醫以備登進。其制略而不可攷。意必多明睿之士。研精覃思。得明師益友之傳授。技術有驗於人世者。是以由周至漢。明醫輩作。仲景遂集大成而造其極。無他。上以是道爲重。下以是道爲學也。宋代醫士。猶重考試。雖鮮奇傑挺生於其間。而循誦習傳。不墜師法。則其治療之法。必有可觀者。抑亦國家仁政之遺意。自宋以後。官司之課。不及於方技。賢智者目爲小道。以餘力涉獵而已。專精其事者蓋尠。市醫則墨守舊業。學術譾陋。其所診治。徼幸什一。其傷實多。醫道之日荒。不學之流弊至斯耳。迄於今世。醫業益衆。實學則寡。初非沉痼。往往束手。遂使異方之士。挾其獨擅之秘。爭鳴於時。不亦我道之羞耶。爲今之計。必創立醫校。以培養醫才。而後醫道得以復興。振作之法。雖不提倡於上。終當奮發於下。糾合同志。議定方法。有資者出資。無資者出力。堂室驟難營建。或假公地。或僦民居。仿書院之制。立爲某某醫校。舉深於醫理。富有經驗者數人。爲之教授。在校肆業者。定額若干人。校外肆業者。不拘額數。按月有考。按旬有考。別設診治室。以試驗之。先以一校爲之模範。各處準此以推行。第事在創立。須果毅之心以任之。有恒久之心以持之。又有太公無我和衷共濟之心以包舉之。庶幾事克有濟耳。夫事無不學而能者。身入學校。則有師資之益。有朋友觀摩之益。鼓舞作興。自收日新月異之效。西國醫學。較我國爲晚出。雖無我國之精理。而亦頗有奇特之巧術。唯其有醫校故也。凡我同道。盍奮勉之。

廣告亡國論

江都杜鎣煇

閱者驟覩標題「廣告亡國」四字。其斥著者之爲狂乎。雖然。危言駭論。吾固知其近於謬。吾固知其近於妄。奈何吾之所謂廣告亡國。亦確有根據。亦確有見地乎。吾標此四字者。蓋非有所得已也。閱者其毋躁。其玩吾言。

自交通便利。則爲科學上與商業上一大變遷。此爲千古不滅之名論。諸君盍閉目以思。自我國汽船與鐵道建。其有奇異之物。透吾腦際。且生絕大效力之一物乎。有之。所謂車站廣告是也。

報帋行銷愈廣。人民程度愈高。此又爲西哲之格言。諸君盍屛息以思。自我國報帋與雜誌現。其有奇異之物。映吾腦海。且發絕大醇力之一物乎。有之。所謂報帋廣告是也。

自黑暗世界而入光明世界。由光明世界而入電氣世界。則爲社會上之進步。諸君盍俯首以思。自我國電氣與電燈設。其有奇異之物達吾腦髓。且生絕大縠力之一物乎。有之。所謂電燈廣告是也。

夫廣告一事。於商業上有密切之關係。稍具普通知識者。類能言之。以上所謂車站廣告報帋廣告電燈廣告。不過擧其大要然耳。餘如音樂廣告。屋角廣告。戲幕廣告扇子廣告。影戲廣告。車票廣告等等。日新月異。種類繁多。亦難以贅矣。考廣告之層出不窮。與商業之一日千里。係爲正比例。今我國境內之廣告。乃於俄頃間其發達竟有如是之神速。又豈吾人所可逆料者哉。今廣告既然有如是之大進步。則商業亦與之俱進也。亦可想而知矣。更推進一層言之。凡吾國境內所有之廣告。其十之八九。悉爲藥房廣告。何也。蓋其他之商業。知利用及此者。尙屬少數。尙未普及耳。足見藥房一業。其知識之開通。則又駕乎一般商業而上之矣。吾論及此。可不爲之擧手加額以頌之乎。

雖然。吾試再推進一層着想。則閱者當亦驚心觸目。而發可怖之狀態矣。著者尙忍形諸紙墨間哉。

所謂利用種種廣告之藥房。係爲吾國人所經營之商業乎。抑爲其他之國人所經營之商業乎。仁丹也。自來血也。精神丸也。非洲樹皮丸也。紅色補丸也。清快丸也。中將湯也。安神丸也。光明日月水也。大學眼藥也。玉樹神油也。養生素也。補腦汁也。書不勝書。其間果有一二藥品爲吾中國之國產乎。其間果有一二藥品爲吾中國之出品乎。嗚呼。吾論及此。予欲無言。閱者其以爲如何。

前所云云。吾非誹謗西藥也。吾非抵制西藥也。吾正欲藉此以警告國人。俾知其所以然而謀補救之方法耳。

吾於前年在滬甯車中。遇一仁丹公司之某君。據其云云。該公司所用之廣告費。實占全數資本百分之八九十。閱者其以爲駭乎。然苟爲之通盤打算。如種種奇異之廣告。幾瀰漫於吾國莫大之疆土。其在國外也。姑暫不計。其所費之巨也。亦當如是如是矣。彼人之經營商業。不遺餘力。又豈吾人所可及哉。渠之不惜資本於吾國境內樹立若干之奇異廣告。非瘋非狂。不過以營利爲目的耳。試問所營之利。究從何出。非吾人之脂膏而何。其資本已如是之巨。其利益亦不難據此以推測也。其所吸吾人之脂膏。更不難據此以推測也。

吾深怪我國人民每見政府借外債。則必羣起而爭之曰。「借債亡國。吾當拒之。」不知有形之外債。尙有一定之數目可以懸揣。若無數無目之無形外債。其爲害也。不幾千百萬倍於有形之外債耶。有形之外債。固可亡國。豈千百萬倍之無形之外債。獨不可以亡國乎。以有形之外債而亡國者。人但知有巳往之埃及。以無形之外債而亡國者。人不知有未來之中國也。噫、痛矣。

世界愈文明。人民愈開通。則人民對於衛生上亦必愈注意。觀諸歐美之家庭預算表。每以醫藥費列諸常年支出中。亦可以知矣。今吾國社會之狀況。旣然蒸蒸日上。則是將來之醫藥費。較諸今日當更加千百萬倍也。今而後設不急起直追。冀挽回於萬一。其有不因此而亡國者。殆亦幾希矣。彼時東洋歷史上。當更添一特別新名詞矣。其新名詞爲何。即廣告亡國四字是也。

頃也巴拿馬運河蹤即告成。則太平洋上商業之潮流當益急。吾國之醫藥界設不互相提攜。以注視於此。則吾國之亡也。當更快着一鞭。

吾所望於醫藥界者。無他。不過作廣告之競爭。以及藥品與裝製之改良耳。茲篇所及。謹以廣告爲範圍。他若藥品與裝製之改良。當別論之。太平洋巴拿馬賽會之場。著者曾有新發明之廣告陳諸其間。著者亦未嘗不自知才力綿薄。難以應敵。區區之心。蓋在提倡焉耳。吾甚願吾國之醫藥界。其聆吾言。

●醫藥危言（續四期）

包識生

◉中醫確有強種保民之實據

一生植之蕃庶

夫有世界。而必有人類。有人類。而必有疾病。有疾病。而必有醫藥。醫藥關於人類之盛衰也大矣。觀夫世界各國之人類。即知有醫藥者人類盛。無醫藥者人類衰。醫藥精者種族強。醫藥劣者種族弱。紅棕黑種猫猺獞。無醫藥者也。故其種族日減而漸衰。黄種白種有醫藥者也。故其種族日強而漸盛。東西洋各國。三百年來。醫藥日有進步。其人民亦隨醫藥而健強。中國三百年來。醫藥日形退化。故我國民亦隨醫藥而多病。由此觀之。醫藥之道。可不講乎。然吾醫藥雖較數百年前爲退化。不能保護同胞之健康。果能一旦振興。立可變病夫而爲鐵漢。非誇言也。試觀夫吾國古來之歷史。則知吾中醫中藥。確有强種保民之實據矣。神農作本草而黃種漸興。黃歧作素靈而黃種大盛。厥後扁倉和緩。仲景華陀輩。以及唐宋元明清代有名賢。作此保種保民之事業。今日吾黃種。故得雄占東亞之地域。人口號稱四萬萬有奇。甲於全球者也。或曰支那人口蕃盛甲於全球者。以其地居三帶之優勝也。余則曰非也。夫温熱帶之人民。生植固較寒帶爲蕃。然美洲非洲暹羅安南緬甸印度等國。亦有占温熱帶之地域者。何以生植不見其盛。黃河以北。亦寒帶也。何以人口亦比其他寒帶之地爲多。吾故曰。人口之盛衰。不在地土之寒煖。而在醫藥之優劣也。若中國無黃農之學。以保護人民之健康。恐數千年前早無噍類矣。今日黃種之蕃庶。實中醫中藥之精良。有以致之也。若云取消中醫中藥者。直欲滅吾黃種而後已。悲夫。

二人民之耐勞

萬國人民之最耐勞苦者。華人爲首屈一指。而其所以能耐勞苦者。中醫中藥。有以保護其固有之精神。强健其本來之體魄也。雖有六淫。醫藥能療除之。勿能害。雖有七情。醫藥能調養之。勿能傷。即重病危病。病除而元氣不傷。以王道治病故也。若西醫西藥則不然。蓋西醫西藥多霸道。多尅伐。外症重割。內症主瀉。病雖愈而元氣摧殘。致天付之精神已損。非休養數月不能動作。而每發一病。元氣損傷一次。故疾雖愈而精神已空。總不若華人元氣無損者之能耐勞苦也。譬諸男女之體魄。更可証明此言之非妄。女子有月事。血氣日耗。故其不若男子之耐勞。禽獸之雌雄亦然。雌者有生育。亦不如雄者之强健也。由是觀之。華人能耐勞苦者。以吾醫藥治病之道優勝也。或曰、西人體魄雄壯過於華人。何云不如華人之强健。余曰、外貌雖好。內臟實虛。不過飲食與衛生上精良之所致。不觀夫吾國肥大之人乎。不及瘦小之精幹者多矣。吾故曰。人之强弱在精神。不在軀殼也。

三年壽之耆頤

人類生命之壽夭。全賴醫藥之護持。醫藥精良。民無枉死而多壽。否則强者變弱。弱者夭折。此爲天演之公例也。今吾華人之壽。雖較古人爲短。然較之世界各國人民之壽數。未爲短也。夫古者衛生之術精良。道德之心渾厚。故春秋皆度百歲。今時之人。以酒爲漿。以妄爲常。故年半百而已衰矣。此爲世俗之乖戾。非吾中醫中藥使然也。吾中醫中藥。現雖退化。致民多疾。可無諱言。而壽數平均。每人猶在六十以上。較之各國有過之無不及。今日世界竟目吾中醫中藥爲殺人之術。嗚呼、寃哉。吾道果係殺人。則中國人民。至今日而已無噍類矣。今日何有四萬萬之稱也。更何有七十八十九十之耆叟也。然西醫固稱爲世界獨一無上之學術。亦並未聞其人民。盡皆百歲而無夭折者。試觀其人口死亡之報告。每謂患某症者若干萬人。嬰孩若千萬人。幼童若干萬人。中年若干萬人。則亦夭折之數。不減吾華人也。

由此觀之。吾華之人口數倍於各國。吾人之精神。堅固於外人。黃種之壽數。不亞於白種。此三者。可爲中醫中藥。有强種保民之鐵証。彼云取消中醫中藥者。不知具何等肺腸也。夫欲滅吾黃種者。固必先去吾保種之術。猶在情理之中。而吾同種之人。有種絕國亡之關係者。亦出此自戕之政策。哀哉。

◉臨時政府取消中醫中藥之無理

一不仁

人無仁義禮智信。則不得爲人。國無仁義禮智信。則不得爲國。臨時政府之擬取消中醫中藥也。直無仁義禮智信而已矣。

夫醫仁術也。無論中醫西醫。營業與非營業者。皆以一仁字對付病人。必欲使其身體康强而後已。醫能如此。即爲之仁。不能如此。即謂之不仁。前臨時政府。不辨中西醫藥之優劣。凡是中醫。雖技若扁和。能生死人而肉白骨者。而亦取消之。不准其施仁術於人也。凡是西醫。雖不辨苓梗。魚目即可混珠。不加別白。視爲十全之良工。任其操人民生殺之權。此政府之毫無仁心也。且人民疾病多有西醫不能治効。或誤治加劇。而轉爲中醫治効者。政府取消中醫。而使抱病者。坐以待斃。此非政府之大不仁乎。中醫中藥廢棄後。致數百萬人民之生計頓失。强者流爲寇盜。弱者轉乎溝壑。一家八口。寒無衣。飢無食。此又非政府不仁之尤者乎。嗚呼、吾念及此。吾手欲書而不忍書。吾口欲言而不忍言。目眥俱裂。心肝若摧。茫茫後顧。不知吾同胞與醫藥同胞。將來作何現象也。

二不義

世界各國。無論共和與專制。人民有負擔納稅之義務。必有一種權利以酬報之。獨是吾新共和之醫藥國民。祗有義務而無權利也。既云取消。復行加稅。既曰取締。又使納捐。請願開學堂也。則部批曰無此辦法。請願廢厘捐也。則又曰向來有此規例。嗚呼、政府既不准吾儕興學。則當免吾稅捐。既欲抽吾捐稅。亦必准吾儕興學。方爲公平。今但有義務而無權利。有是理乎。是則政府取我厘稅。所謂不義之財矣。嗟嗟、西醫西藥與中醫中藥。二者之幸與不幸也如此。

三不理

政府取消中醫中藥。人盡知其毫無道理。然對於名義上。更爲不通也。譬如有一中國人。發明一種醫術。世界無有出其右者。政府即以其爲中醫。而即取消。禁止其流行也耶。吾國所產之大黃甘草。六神丸。鏡面散等。外人奉爲至寶者。吾政府因其爲中藥。而亦一概取消。禁止其販賣也耶。西洋參。高麗參等品。非中國之所產者。政府即不取消耶。噫、臨時政府。因噎而廢食。事事仰外人之鼻息。無論優劣。一概取消。不顧國粹之淪亡。不念人民之習慣。喪失國本勿計也。喪失利權勿計也。政府亦曰。吾崇奉西法也。則效西法也。然外國人無婢妾。何以執政諸公。三妻四妾。與西法相抵觸也。外人之妻可與他人接吻握手。執政諸公之夫人。則謹守男女授受不親之禮。何不把此舊習取消之。而致與西法相背謬也。嗚呼、執政諸公之幸福。嗚呼、醫藥同胞之厄運。今而後知政府祗知有己。而不知有人也。祗知己所不能行者。而不知人所不能行也。哀哉。

四不智

夫欲求國勢之富强。固當採文明之政策。然亦必思利害之孰輕孰重也。吾國自行新政以來。利權外溢之事業。十居其九。吾恐國未富强。而人民已窮死矣。今觀政府取消中醫中藥。則知其不智之甚者也。夫日本維新之初。亦猶吾國今日之改革。日本之維新也。取西人之長而最關切者學之。學成歸國。置一器。造一物。必先取本國之材料而用之。本國之所無者。方肯購舶來品。而且亟亟仿造之。不使利權外溢而後已。吾國則不然。凡飲食衣服器用等。雖本國之質料如何精美。不足取也。必欲舶來之物。方足饜其慾壑。即如醫藥材料也。留學西洋。已非一朝矣。千百學生。不爲不多矣。未聞有何種器械。與藥品能自造也。且松香、樟腦、大黃、綳布等。西人且購用之。而華人不用也。今政府徒知效法歐美。不知保護利權。徒知他人之長而不知自之長也。終日碌碌。作洋商之掮客。置數千萬天產藥材而不顧。是不智也。

五不信

中國政府失信用於人民者。百事皆然。今對於吾醫藥界之請求亦如之。其出言處處矛盾。一篇官樣文章。搪塞吾人而已。請觀前教育部電復廣東九善堂。及本會之批示可知。既云對於中西醫藥。並無歧視。又曰所請立案。碍難照辦。至學部所定課程。既云參照中西。擇善詳訂。而課程中。並無一字及於中醫。未知擇善者。所擇何善。詳訂者。所採何條。又曰扁倉和緩。誠能力起沉痾。壽人不鮮。倘能溝通中西。以科學爲本。而殫精竭慮。推究先哲遺書。自當有詣極精微。爲藥界生色者。則又曰所請另頒中學醫藥專門規程之處。應勿庸議。如此矛盾文章。實難索解。況部頒課程。完全西法也。吾人所請中學規程。正所以符中西醫藥並無歧視之旨。則又曰、應勿庸議。嗚乎、政府何立言之不信也。非　袁大總統英武果斷。批示保存。吾道終無希望振

興矣。今

大總統云。釐定中醫學校課程一節。暫從緩議。則吾同胞所延頸而望者。

大總統緩議二字。萬萬不可緩而不議。致失信於吾人。吾人拭目以俟之可也。

●論中醫之學據象數西醫之學據物質二者俱宜互用

黎伯槩

中西醫學之象數與物質。吾前論已言之矣。陰陽五行之說。我先民揆度大宇。穎悟而得其學。屬於物理的。物理今名也。統詞也。若求之於古。則象數爲其的解。其所舉例。約有數十。曰形氣。曰上下。曰左右。曰內外。曰表裏。曰雌雄。曰太少。曰剛柔。曰往來。曰盛衰。曰過不及。曰有餘不足。曰厚薄。曰氣味。曰淸濁。曰多少。曰勝復。曰終始。曰初中。曰順逆。曰邪正。曰貴賤。曰微甚。曰標本中見。曰從違。曰動靜。曰生殺。曰變化。曰遠近。曰大小。曰升降。曰損益。曰異同。曰開闔樞。曰平氣。散見於靈素諸篇者。不可殫述。錯綜變化。神用無方。可離可合。可度可記。始以名天。因以名人。復以名物。繼以名病。終以名治。故曰數之可十。推之可百。數之可千。推之可萬。至於萬不可數。而其要則一雖其爲物不同而其所著之象可知之數盡爲此例所包攝此所謂至誠之道可以前知者吾前者舉孔子之學以爲印證。今仍無妨再證之象數之學易與中庸言之爲政學所從出其旨深徵子貢猶歎爲文章可聞性與天道不可聞厥後呂覽月令中猶能約畧道其一二其言四時政令與內經吻合或謂內經即出於斯時此說近是然其學理必皆爲古說相傳可無疑義漢時象數之學猶爲極盛若周初以至晚周洪範之言平陂往復孟子之言治亂無不如是以此知古人之學皆本於天德曰天德命曰天命生曰天生喪曰天喪換言之天學其原始者也所從而分出之政刑道敎農藝占驗醫藥其分科者也今無暇絮述他科。若醫藥者。不佞請踵前例。舉常識所易知者。更端論之。反復而詳言之。亦可以見吾說之得實也夫。今夫陰陽表裏寒熱虛實八例者此眞論病不易之範圍不破之堅義也辛酸甘苦鹹五味者此眞用藥賅括之大法對付之確途也八例猶如八卦八卦爲用錯綜變化而不居八例爲病亦錯綜變化而不測陰中有陽陽中有陰表中有裏裏中有表寒中有熱熱中有寒虛中有實實中有虛而且熱極生寒寒極生熱裏極出表表盡入裏虛可變實實可變虛陽可變陰陰可變陽故五味之爲用亦互相合雜以爲治從陽引陰從陰引陽或收或散或逆或從揚之減之彰之溫之補之越之竭之瀉之汗之決之各隨所利而行其妙至於不可思議知此例者其惟張仲景乎傷寒之論篇分六經所以定陰陽也而陽經不止陽病陰經不止陰病或陽與陽併或陽與陰併或陰與陽合有表有裏有虛有實有寒有熱交互雜錯或先救其裏後攻其表或先解其表後攻其裏或表裏同治或寒熱互調其於藥也或用單味或用雜味或用奇方或用偶方或取辛甘或取苦甘或取酸辛或取苦辛或五味而用其三或用其四或用其全不可方物分之爲三百九十七法而皆爲八例錯綜所變爲一百十三方而皆爲五味錯綜所變此內經所謂陰陽之變不可勝窮可十可百可千可萬而其要則一所謂知其要者一言而終不知其要流散無窮不佞持此以讀仲景貫徹全書當其未悟思考爲難及其既悟頃刻通過覺岐黃大聖之業精光之道亦惟仲景能得其眞傳迄今相以共饗饋者七千餘日夕矣其用以效靈如鼓之應桴影之隨形尤爲罄紙而莫書噫嘻、何其神哉象數之學其初例也簡其變例也煩醫藥之不出其範圍適用其全例有如是哉有如是哉惟不侫尙有要旨欲宣諸世界者象數之學不但用以我國亦適用於他國所不同者形勢之向背時候之早晚雖彼我不無差異而陰陽寒暑生長化收藏之理凡與太陽系之物性皆同之即如赤道下雖無四時而一年之中歲初與歲晚氣候亦微有小異矧晝夜之別全球皆有則陰陽之例卽無可逃且不必赤道即無寒森林之地礦泉之處積雨之時皆生寒氣不侫居赤道下久固嘗驗之耆夫柯韻伯之言曰早晚霧露四時風雨冬春霜雪此天之寒氣也幽居曠室磚地石堦大江深澤邃谷高山地之寒氣也好飲寒泉喜食生冷酷嗜瓜果誤服冷藥人之寒氣也是誠善推此例者其於象數之學思過半矣其次五行生成與其生尅制化勝復亦皆在陰陽寒暑中之所見此氣象之變不能以化學之化分化合據物質之元素性量者繩之又其次內經所言間有令人疑爲穿鑿者如司天在泉之類驟難索解儘可暫存不論舍狹義而觀廣義自可通達無礙又其次內經不止象數之學他如解剖學生理學衛生學病理學診斷學藥物學皆粗有之然皆包攝於象數之內又其次病有應象數之煩者有應象數之簡者其煩者如傷寒簡

者。如雜病此例本開自內經。至仲景而始分著爲傷寒金匱二書。金匱未嘗不談陰陽。但病變畧簡。然必先通傷寒而後能治雜病。故二書可分可合。明乎此而中醫自有五千年之歷史。嶄然自立於世界上。可知其學之有所本。與政教儒術同出於天。同源而異流。不但與宗教之醫異。與西醫亦異。而今後之所以保恃。所以推廣之手續。殆可知矣。蓋未嘗無最重之價値者也。若西醫者。何如乎。統而言之。則物質之學也。其學確有系統。所分解剖、生理、衛生、診斷、病理、藥物、物理、化學、諸科。無不詳贍精密。燦然大備。不佞固嘗肄習乎其中。而增加無窮之興味。每當攷覽。至於忘食。嘗以爲其所發見有足以補中醫之疎漏者。有足以正中醫之訛謬者。緣不佞素嘗核實得此而後了然。故嗜之不覺其最摯。顧獨少象數公例以包攝之。以不佞所見。倘能加入象數。更爲美善。此見諸診治時而可知矣。今試舉一爲例。猶憶曩年治一癃病。初聘西醫。後更中醫。以余主治。診時見其喘汗交作。病者自訴睾丸脹大。生殖器卷曲。兩腿亦腫。余知此不得徒以利水治也。宗東垣所根據無陰則陽無以化一語。以通關丸治之。頃間蓄尿盡通。所苦頓釋。病者展顏稱快。若此方者。以吾所得科學最新之理別詮之甯患乎其無說而前賢則從象數悟入可見象數之爲用能包舉一切攷前賢醫案多家皆曾用此方獲效其於此證常例所不能治者往往適用此一例幾於有此治則效無此治則不效則此一例確立其他例之各有其確立處而不能泥用誤用又可知是則象數之爲用中醫所千變萬化而莫能外從其應從之例則效從其不應從之例則不效而其例紛紜錯出不易遽徹工之所以有精粗有上中下者此也且可以知倉公扁鵲淳于意之所以大過人者無他精於此例而已矣其綿綿延延歷數千年治驗孔多其間有賢不肖識大識小之分而其傳總未盡墜若西醫乎其分析病原病部病理絲毫不紊其分析藥性絲毫不紊其爲方治極單簡專一其機械其手術尤巧妙絕倫顧皆物質之學也彼雖不談象數而吾例已立彼之物質亦包括於象數中以吾例區別之凡象數之簡者定者彼優爲之或且突過之凡象數之煩者變者惟岐黃所定諸例乃游刃有餘譬之彼之學猶吾金匱一門也而精密過之區分又過之金匱猶有合數病爲一篇互相會通之意彼雖以系統論病然病各分門方各有用某藥殺某菌某藥驅某蟲不能假借雖亦有通用之

品合倂之症而其大意立方論治得一執一多見其分而不能見其合不如吾例之從陰引陽從陽引陰上病取下下病取上見微知著以表知裏互相會通之妙用故夫象數之簡者定者吾當兼攻夫彼以期其專精象數之煩者變者吾當益信夫吾以求其活動兩洲人士各有所得俱成絕技相觀而善借以進化中庸曰萬物並育而不相害道並行而不相悖小德川流大德敦化此天地之所以爲大也中之象數西之物質參看何妨自吾視之只見其利未見其害只見其通未見其悖物質愈分而愈細此小德川流之義也象數愈括而愈神此大德敦化之義也孔子本天以談道不佞本道以談醫兩義漏一即不完全夫醫之爲道亦求其完全而已矣分門別戶何爲乎益之以交相詬病交相怨惡又何爲乎故夫不佞之所以迴旋於腦海中者思欲吸收西醫增益中醫兼擅其美其屬於物質者或溝通之或改從之其屬於象數者則前例自在應許獨立其於應用上化驗全用物質治療參用象數如此庶爲近乎願同志抽靈闡秘相與商確而共圖之

●論醫學報以求實用立說不宜過於艱深

錢緝甫

學問之道。不外窮理。而理有淺深。其淺焉者。中人以下。可以與知者也。其深焉者。中人以上。不能盡知者也。故淺焉者易學。深焉者難學。舉世多中人之質。故愚以爲易學者易能而施之於用常多。難學者難能。即曰能之。而施之於用常少。算術之加減乘除。淺而易能者也。然常常用之。至於命分小數。用之已少矣。若夫天元代數。微分積分。可謂深而難能。然尋常交際之間。需用之乎。觀此可以悟吾道之學。醫自來學醫者。每從事於內經難經傷寒論金匱。是數書者。淺乎深乎。易學乎難學乎。愚意仲景書。易者居多。難者尙少。難經難易參半。內經則難者極多。有不可解者。有可解而解之不能盡其義者。如素問六元正紀大論。所言司天運氣。六微旨大論。所言三陰三陽。皆精深博大。莫測其涯涘。前人推闡其旨。至以專書論之。然理蘊終未盡揭。愚見以爲司天運氣。往往不應。若三陰三陽。則傷寒論已得其要領。後人恐難軼出其範圍。慧心人專意於此用工夫。空談名理則可。若施之實用。似乎事難而功少。夫陶淵明善讀書。妙在不求甚解。不求甚解者。非謂游移影響。一味糊塗。蓋謂疑者闕之也。若必好爲其難。求其高者遠者。而畧其淺者近者。如儒家之說經。一字數十義。一句數十解。旁徵博引。刺刺不休。使閱之者神倦意懶。無論中人以下不可以語上。即中人以上獲益有幾何乎。余爲此言。知高明之家。必笑以爲鄙陋。然孔子希天。且先下學而後上達。小道何獨不然。或曰。天下人之病。自有不可以常理論。淺見測者。一味從事於淺俗。豈非庸醫。何能愈大病。此說誠然。然區區之意。原望人由淺以入深。非謂可一味安於淺俗也。內經傷寒論金匱。可淺可深。既熟讀而精思。復博覽諸家之議論方案。再虛心請益於可恃之良醫。心中沛然有得。然後出而應世。雖不中。不遠矣。余爲啓迪後學計。使不迷於向往。以爲從事於艱深。徒耗心力。不如先從事於淺而易能者。以爲根基。然後進而益上。蓋意在矯好高之弊。而望人開卷有益。一一歸諸實用也。今世不乏醫學大家。其許我乎。其不許我乎。若肯明以教之。則幸甚。

本報第二年第三期余既爲之校勘作記而意有未盡因成此篇

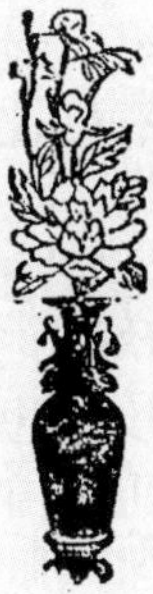

上海采芝堂

景岳百補全鹿丸

鹿爲仙獸純陽多壽最壯陽道能通督脈其兩茸固大補血腋而一身亦均資利益茲合茸角精腦骨肉皮血配合諸補藥按法虔修爲丸其効更倍凡諸虛百損五勞七傷並能治之老年精衰陽痿亦能壯陽種子婦人子宮寒冷亦能暖宮受孕長精神悅顏色强筋骨益精體壯陽固精育嗣保胎返老還童且久服延年益壽一切功效筆難縷述誠仙家之妙品王道之靈丹也實足珍重茲將服法略詳於左

一治男女傷中勞絕腰痠脊痛耳聾骨痿諸症用陳酒吞服四錢

一治男子精薄腎虛陽痿夢遺小便頻數腰膝疼痛筋痺著痺等症用淡鹽湯吞下四錢

一治婦人子宮寒冷多年不孕及孕而小產帶下經淡諸症用生姜湯加陳酒吞下四錢

竊惟藥材一道乃治病養源之要務須求眞正道地服之始方能奏效本堂主人向在關東採辦人參鹿茸全虎全鹿諸上品自運來申發售經有數十年矣四遠久已馳名本堂于乙未淸和月開設申江英租界以來虎鹿參茸仍係自運其各項丸散膏丹精製飲片花露藥酒諸膠等類務求眞正遵古法製虔誠修合以冀實效非圖厚利略不愧我心云爾

上海英界抛球場朝南石庫門采芝堂謹識

告白 二四

●病理學

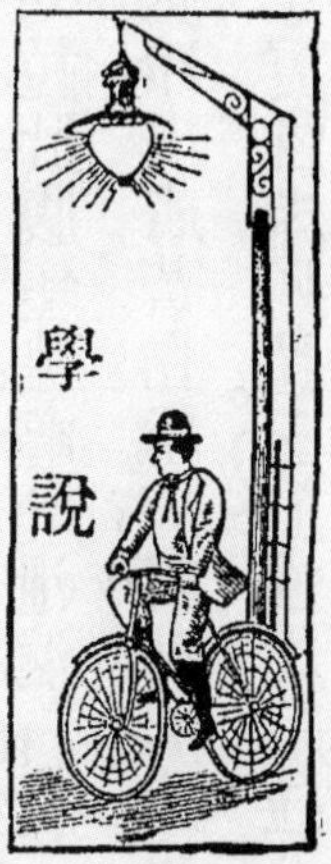

◉論西醫治疫症之不善

孫雨林

疫之生也。不第爲个人之危險。亦有關公衆之健康。小而一身一家。大而一鄉一鎭。死亡相繼。慘不忍言。誠醫師所最宜注意者也。中國古時。民情渾穆。血球强壯。撲滅病菌而有餘。故疫症流行。歷史罕記。稽諸醫籍。亦少發明。至明崇楨之時。吳又可始著瘟疫論。謂瘟疫係四時不正之氣。自口鼻入。伏于膜原。其邪在不表不裏之間。其傳變有九。有但表而不裏者。有表而再表者。有但裏而不表者。有裏而再裏者。有表裏分傳者。有表裏分傳而再分傳者。有表勝于裏者。有先表而後裏者。有先裏而後表者。變症兼症。種種不同。著論制方。一一辨別。中醫守此繩墨。有所遵循。臨症稍知變通。應手即奏奇效。故雖通商以後。虎列拉來從印度。別司托傳于廣東。傾刻巳定死生。中醫仍有把握。非若西醫第注重于制限病者交通。離隔病者居所。消化病者餘毒而已。舉世不察。每以西醫能藉顯微鏡之力。確指分裂菌之形。遂謂中醫治疫之方。不及西醫防疫之善。今無論西醫防疫。耗鉅萬之經費。財政有關。加强制于人民。野蠻致誚。第即西醫所謂八種急性傳染病者。除別司托外。尚無對証之藥。他如虎列拉、赤痢、發疹窒扶斯、腸窒扶斯、天然痘、實布的里、猩紅熱等治法。試一一合諸病情。衡其得失。以供我同胞之參考焉。

虎列拉

（証候）輕重分三等。（一）單純虎列拉。下痢。肚腹雷鳴。暴瀉。倦怠。煩渴。嘔吐。食量缺乏。尿量減少。四肢厥冷。腓腸掣痛。脉搏細弱。患此者或數日愈。或轉于眞性虎列拉。（二）類似虎列拉。肚腹雷鳴。嘔吐泄瀉。便色及吐物均如米汁食量缺乏。尿量減少。或斷絕。四肢厥冷。皮膚蒼白。脫力特甚。腓腸疼痛。脉搏細數。患此者或一二日愈。或數日死。或轉于眞性虎列拉。（三）眞性虎列拉。全身衰弱。體溫下降。嘔吐。泄瀉。便色及吐物初如米汁後如清水一日二三十次　尿量減少或斷絕。四肢厥冷。眼窩陷沒。筋肉收縮。大渴引飲。聲音嘶變。呼吸困難。脉搏細數。患此者多一二日死。間有一二星期而愈者。百中難得三四也。

（治法）初用甘汞。泄瀉腸內積滯。後用阿片及興奮劑。且溫包下部。如下痢甚。則注食鹽水于皮下或靜脉中。及施腸內灌注法。如嘔吐甚。則注莫爾比湼于皮下。將陷虛脫。則注樟腦依的兒于皮下。

按虎列拉南京俗名鬼偸肉。首產于印度康愛斯河中國乾嘉之間。始染此症。王勳臣謂爲瘟毒。特設解毒活血湯及急救回陽湯治之。頗有神效。豈肢冷眼塌者。即不可救藥乎。乃西醫謂病至此時。百難活三四者何哉。以用樟腦依的兒之不當也。考樟腦依的兒雖能治霍亂。解轉筋。然只有行氣之功。并無回陽之力。加以初用甘汞峻瀉。臟氣已傷。爝火之光。一撲即滅。比比是矣。蓋樟腦依的兒只能用于此症初起之時。決不可用于病體已衰之候。不若中醫之重用桂附參芪。尚能背城借一焉。

赤痢

(証候)頭昏。倦怠。惡寒。發熱。食量減少。胸胃悶塞。下行結腸部發疝樣疼痛。下痢紅色。或間白色。如痰如膠。極爲腥臭。一句鐘常泄六七次。泄時腹痛。裏急後重。係因直腸粘膜生疽腫脹之故。

(治法)命病者安臥靜養。愼飲食。先用瀉劑。促便使通。便瀉既通。則用阿片或單甯。如裏急後重甚。則施半身浴或下腹溫罨法。

按痢症初起。即頭昏而有寒熱。其爲邪在肌表無疑。必溫散以解外邪。何能峻瀉以速內陷。乃西醫竟先投瀉劑。意在促便使通。不獨邪陷下焦。臟毒愈重。且大傷脾胃。反促生機。雖用阿片以發表提神。亦已晚矣。

腸窒扶斯

(証候)先頭重頭痛。全身倦怠。睡眠不安。次惡寒發熱。舌唇乾裂。大渴引飲。便秘或下痢。盲腸部雷鳴。知覺過敏。神智不定。耳鳴重聽。此症發熱。有一定模型。初則漸熱漸高。每日上昇半度。達四十度至四十一度後。遂漸熱漸低。每日下降半度。復至常温度。則病可望愈。此症於大小腸交界處。生潰瘍。愈後即不潰。若潰甚時。腸壁破壞。出血。甚危險。恐不能治矣。

（治法）命病者安臥靜養。常與流動滋養品。即牛乳。肉汁。生雞卵。葡萄酒等。初病用甘汞瀉劑。熱甚。則行冷水纒絡法。

按此証宜先用辛凉平劑。以清風熱。及傳入陽明。始用白虎湯以肅肺金。必便秘腹堅。方可峻瀉。華人之患此症。非獨葡萄酒助熱。萬不可服。即牛乳肉汁生雞卵等。亦不可輕投。以爲堅壁清野之計。至冷水纒絡法。若熱重者。外被冷阻則反內攻。爲熱毒伏心而死。前香港疫症。爲西醫十治十死。皆此故也。（未完）

●補論痘科托漿法

劉丙生

痘科托漿之法。前賢有用保元湯等。參著温補之法。其於金水二臟。陰虛津液不足。帶火乾收之症。則闕如也。如今年甲寅歲氣。由去冬先天時而至。相火司天。引動胎毒。天痘大行。且多兼温疫之痘。雖成人尚不免重出。況嬰兒乎。種牛痘而未泄盡胎毒者皆不免焉蓋歲運屬土運有餘相火司天土火相生變成炎炕之空氣凡用陳文中温補者皆難有效每有因用鯽魚湯托漿而反炕裂者以鯽魚甘温補土故也亦有因用芥穗變壞者予因思用芥穗不過八分一錢而變逆如此其故安在蓋肺爲太陰爲腎之母誤散肺氣肺液先傷陰金之氣不足以生腎水腎水眞陰無所稟受陰精之氣不足以抵拒先天相火之毒故毒氣留連無津液蒸爲膿漿每有九日外意外之變知其慮而補助之泥用古方温補必無生理因思得一法耑爲培補先天金水二臟之氣創爲滋補陰氣一法以補前人之闕屢用有效能轉危爲安用以治相火値年之痘不能行漿者如旱苗不實得甘霖大沛皆勃然而興矣金水不足者富者用濂珠貧者用毛燕赤貧者用木耳皆能培補金水二臟之淡氣以排泄毒氣於體外木耳淡氣最富凡脉極數者用之有效單腎氣不足者用猪腰子湯此治腎經逆痘有殊功此外如增液湯三才湯生脉散等皆可採用因本年泥用古方温補多有遺憾特提出滋補一法令温補滋補對樹旗鼓欲爲痘科者當辨其陰陽虛實審愼擇用方不誤事此則區區之苦心也

●三陰三陽講義（續四期）

陳伯壇

然而金匱載中風不載傷寒傷寒載傷寒又載中風則傷寒金匱之中風類不類一問題傷寒載少陽證不及太陽陽明之半太陰證不及少陰厥陰之半則少陽太陰之傷寒略不略一問題不知人因風氣而生長人在天地之氣中即在天地之風中氣行風自行八方之風皆虛風風行氣自行兩間之氣皆空氣惟氣可以形容夫虛風氣覺人以風遂覺其爲寒之風熱之風燥之風濕之風火之風風之風惟風可以形容夫空氣風覺人以氣遂覺其爲風之寒風之熱風之燥風之濕風之火風之風氣遂化爲風氣之標即是風則三陽之標陽直可名之曰陽風三陰之標陰直可名之曰陰風風遂化爲氣風之陰陽即是氣則風之陽直可目之爲標陽風之陰直可目之爲標陰傷寒之中風是中外寒之標陽不明言其以人之標陽中標陽故名之爲中風金匱之中風是中空氣之大風不能別其爲天之本風與標風故實之曰中風金匱中陰邪之風合寒濕爲一類雖互見於傷寒究非傷寒所謂風傷寒中陽邪之風合熱燥火爲一類雖互見於金匱究非金匱所謂風傷寒六經非傷寒即中風

凡傷寒皆傷寒之寒凡中風皆中寒之風而寒不必泥其寒陰而靜者謂之寒發於陰之代詞曰傷寒風不必泥其風陽而動者謂之風發於陽之代詞曰中風蓋窮陰陽之變則以風寒濕熱燥火爲實驗不獨驗在風與寒紀陰陽之名則凡風寒濕熱燥火爲虛稱不獨稱在寒與風太陽書傷寒者四十九中風十陽明書傷寒者十一中寒二中風三少陽書傷寒者四中風一太陰書傷寒者一中風一少陰不書傷寒中風一厥陰書傷寒者二十二中風一非傷寒之外無傷寒不書傷寒可作傷寒觀非中風之外無中風不書中風可作中風觀而獨不能作傷寒之中風觀金匱作金匱之中風觀傷寒三陽之標曰標陽少陽之標陽微有別三陰之標曰標陰太陰之標陰微有別少陽本微標亦微謂之陽微不去而入陰者僅一線太陰本弱標亦弱謂之氣弱不寒而四逆者僅一線往來寒熱是少陽忽而無太熱者亦少陽手足自溫是太陰忽而藏有寒者亦太陰少陽不病則已病則祗有三陽爲盡之標陽太陰不病則已病則等於服四逆輩之標陰是少陽太陰原處於至狹至幽之地位宜爲小部分之少陽宜爲減勢力之太陰又非少陽篇外無少陽少陽無表在太陽之半

表少陽無裏在陽明之半裏太陽主闢不主裏少陽轉之還其表陽明主闔不主表少陽轉之還其裏是二陽之助力賴少陽太陽半表不能闢少陽不轉窒其闢陽明半裏不能闔少陽不轉窒其闔是二陽之阻力亦少陽又非太陰篇外無太陰太陰雖寒不惡太陽之寒太陰巳燥且喜陽明之燥太陽寒水逆陽明太陰崇土制太陽陽明燥金蒸太陽太陰散精布陽明是二陽之助力賴太陰陽明以水津給太陽太陰不灌漑絕太陽太陽以水液給陽明太陰不運化竭陽明是二陽之阻力亦太陰又非徒少陽太陰有礙于二陽太陽被火陽明被火火邪必殃及于少陽太陽被濕陽明被濕濕邪必殃及于太陰是二陽病病少陽尤愈于二陽罷病病少陽二陽病病太陰尤愈于二陽罷病病太陰少陽爲水中之初陽若巳吐下則去其陽太陰爲四時之至陰自利不渴則寒其陰少陽從本本在則陽在少陽之本病即厥陰太陰亦從本本在則溫在太陰之本病即少陰即厥陰陽明厥陰從夫中中在則太陰在少陽在陽明中病無太陰厥陰中病無少陽太陽少陰從標亦從本太陽仍根于太陰少陰亦輔以少陽標本在則太陰亦在少陽亦在是太陰與三陰三陽有關繫少

陽與三陰三陽有關繫無如少陽層見于三陽不復再見于三陰則易盡者是少陽太陰流露于三陽亦復流露于三陰則易動者是太陰

完

●藥物學

◉中西藥學滙參（續四期）

鄭肖巖

草類

白芷

中國學說

本經云、氣味辛溫無毒。主治女人漏下赤白。血閉陰腫。寒熱頭風。侵目淚出。長肌膚。潤澤顏色。可作面脂。○別錄云、療風邪。久渴。吐嘔。兩脇滿。頭眩目癢。可作膏藥。○大明云治目赤胬肉。去面皯疵瘢。補胎漏滑落。破宿血。補新血。乳癰發背。瘰癧。腸風。痔瘻瘡痍疥癬。止痛排膿。○甄權云、能蝕膿。止心腹血刺痛。女人瀝血。腰痛血崩。○元素云、解利手陽明頭痛。中風寒熱。及肺經風熱。頭面皮膚風痺燥癢。○

時珍云治鼻淵鼻衂。齒痛。眉稜骨痛。大腸風秘。小便去血。婦人血風眩暈。翻胃吐食。解砒毒蛇傷刀箭金瘡。

日本學說

白芷爲衝動興奮之藥。即爲安傑里加酸之一種。氣味亦與之相類。故其成分亦當無大差。此下山氏之生藥學所揭載者也。又藥學士村山長之助氏云。以細剉之白芷根。析出安傑里加酸之試驗時。其結果析出無色稜柱之結晶。與安傑里加酸相似。有特異香味料樣之佳香。此結晶有弱酸性之反應。自其臭味並結晶形推考之。殆即安傑里加酸。然尚須再爲試驗也。

鄭肖岩案白芷本經名芳香。列于上品。色白氣香者佳。不香者名水白芷。不堪用耳。香白芷辛香升發。行手陽明。性溫氣厚。行足陽明。芳香上達。入手太陰。爲解利陽明風熱頭痛。及寒熱頭風。侵目淚出之要藥。其所主之病。總不離三經。如寒熱頭風。眉稜骨痛。頭目齒痛。三經之風熱也。漏下赤白。癰疽。頭面皮膚。風痺燥癢。三經之濕熱也。風熱者辛以散之。濕熱者溫以除之。此歷代昔賢本草所說。大略相

神州醫藥學報　第二年第五期

同。實皆從經驗得來。故深合本經之旨。顧從日本學說而研究之。所云白芷爲衝動與奮之藥。實第從化驗有特異之香味而言之。又云即爲安傑里加酸之一種。氣味亦與之相類。此乃想像懸擬之詞。究非定論也。又云自其臭味並結晶形推考之。殆即安傑里加酸。然尙須再爲試驗。從可知試驗尙未精碻。既無精確之試驗。而欲筆之於書。以詔來者。環球之上。其誰信之。以視中學按定手陽明。足陽明。手太陰三經。審症而用之。由理解而進經驗。有未可同日而語矣。

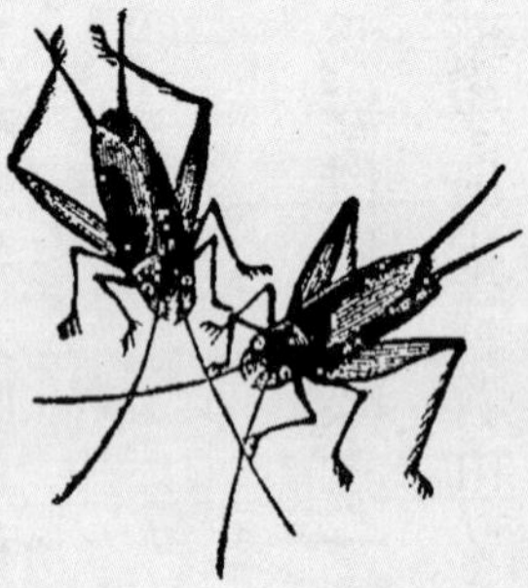

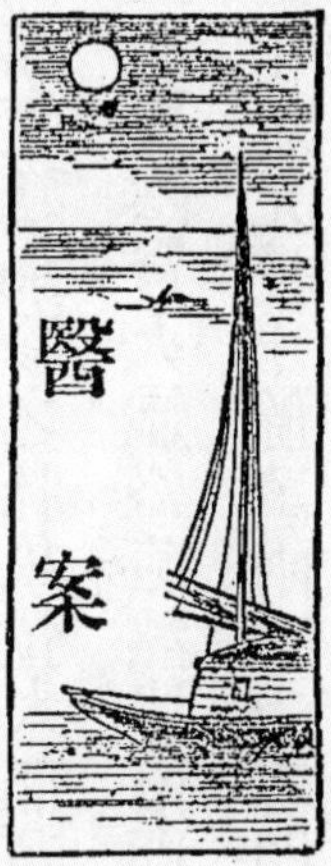

隱溪醫案

類中風（死證三則 治愈一則）

顏伯卿

中風之證古人論之詳矣有眞中類中之不同西北地高而燥眞中恒多東南卑濕常現類中鄙人見四十已外形體肥盛食量勝過壯年好餌肉食肥膩酒色無度紅光滿面自以謂形體充實者不出三四年必卒倒昏憒而亡無有免者此症劉守眞曰熱症張潔古曰形盛氣虛李東垣曰胃火熾盛喩嘉言曰胃風朱彥修曰濕痰風熱今抒所治者數則以貢之社會有醫學　高明諸公以教益之則幸甚

浙寗陳左庚子冬年四十八於彼戚某君與余共席自言渠食量倍常喜啖燉豚蹄日需觔餘三頓老酒數升別無他恙惟少足力囑開滋補之方診其脉洪大而弦重

按豁然謂曰此內不足外有餘冬脈應沉潛今反洪大肥人脈本沉實今反浮虛況冬月行春夏之象是爲眞藏脈見大非佳兆勸其寡嗜慾節飲食用淡泊寧靜之法以衞生渠笑而謝之蓋不以余言爲然耳次年夏六月夜將半敲門延醫即陳某之傭人也云渠主人起更衣卒然仆倒余乘輿往伊家（在湖西）診察之見病者口開眼閉面赤如硃脈數無倫謝不敏不敢立方至次晨而殂

甬江東戴天行堂藥舖執事陳詩餘君余之至友也素體壯旺五十歲後縱肥酒色肉量勝常參茸桂附奉爲保命神丹余極代爲躭憂勸以用淡清養胃之品戒肥膩酒色彼毫不介懷日見其發胖面赤油光乙丑仲春暴仆口瘖遺溺昏不知人三日而亡

甬江下富康錢莊執事彭君寶麟素日形肥食旺丁未患四肢痳木不仁不能食而欲嘔胸悶而煩延余診之脈象弦大而革左關尺代八動一止症屬七情內傷怒氣衝肝肝火犯胃陰胃火熾盛煎熬津液即喻氏寓意草之胃風症同類異源蓋渠乙巳丙午兩年規元長十餘萬兩丁未春間反絀十餘萬因是得病內經云先富後貧

爲脫營先貴後賤爲失精脫營失精者死謝不可治當時有王在揚李魯儀二君皆謂其食積傷脾胃以東垣法六君加香砂等方調理之至秋七月嘔血幾口上氣喘急而終

甬城内醋務橋下勵姓左年五十八患類中風證身軀肥胖飲食素强甲午秋跌仆口眼喎斜語言蹇濇身重嗜臥口渴唇紅痰黃舌燥白肌肉不仁腹脹不能食右半身手足麻木不遂脉右關浮大重按滑數左弦大而勁由高年乏嗣繼室年輕房勞無度傷腎胃强脾弱飲食傷胃外形有餘内多不足蓋腎虛則肝木失養風陽上升尅伐胃陰胃津竭則脾陽不振以致津液内耗不能運化水谷之精積食在胃而生痰痰生熱熱極生風所謂内風胃熱是其候也若作眞中風治之鮮克免矣擬以清燥湯加減先清其胃火以息風合平胃散以消其積滯　桑葉三錢　石斛三錢　麥冬四錢　生石膏八錢　川厚朴一錢五分　蒼朮一錢五分　廣皮一錢五分　炙草一錢　竹瀝半盃　生薑汁一錢

取甘寒複以辛温佐辛潤以清火息風消導豁痰通絡法服兩劑覺腹脹寬大便行口渴潤能進粥飲小便清脉浮大稍靜弦勁稍軟舌尖絳根仍厚白微有生機矣仍

口眼喎斜痲木不遂如故用河間地黃飲子　萸肉二錢　茯苓麥冬各三錢　五味子石菖蒲遠志各一錢　石斛淡蓯蓉各四錢　附子南玉桂各八分　巴戟一錢五分　薄荷葉六分　生薑三片　紅棗三枚　熟地黃六錢　此補養足少陰經腎之主方也甘温合鹹平以酸走肝而壯筋以鹹歸腎而補骨飲子煎法徐徐續進連服十帖語言稍淸口喎略正能自坐臥但足不能任地手不能執筷用解語湯加減　羚羊角三錢　當歸川芎各一錢半　高麗參白芍各二錢　酸棗仁製半夏各二錢半　天痲膽南星炙草各一錢　茯神四錢　入竹瀝半盃藥先煎去滓入竹瀝一滾取服間日化人參再造丸一顆以通經絡又五帖後去天痲川芎加菖蒲遠志各一錢　以桑枝二兩煎湯代水煎藥取去風活血通經之意又服十帖語言成句手足稍能運動囑其素食忌葷腥肉食肥膩之品製二丹丸以善其後丹參二兩　丹硃砂一兩研水飛　茯神人參各七錢　天冬麥冬各一兩　遠志石菖蒲各四錢　炙甘草三錢　大熟地三兩　熬膏煉蜜爲丸每服五六十丸加至百丸空心以桑枝桑根煎湯送下日服三次此方入手足少陰以安心腎而養神入手足太陰以定志和血而補肺淸金入手足厥陰內生津液外華腠理一料之後日見其効連服三料間服附

桂八味湯至乙未夏令能扶筇緩步後舉二子一女至前數年逝世已七十二歲其子女皆十三四歲矣

●診驗紀略(續三期)

袁桂生

沈君之兄及其母其弟皆病瘧亦皆服金雞納霜而愈蓋此藥治瘧實有殊功其作用與砒霜略同蓋取其殺蟲之力耳惟須知其用法用量大抵此藥每服祇可半瓦(一分三厘)至一瓦(二分六厘)萬不可多多則現中毒之症狀而駭人矣又服此藥須在寒熱未發之前六時或三四時若寒熱已作則不可服服之亦現中毒症狀蓋劇毒之性與他藥絕不相侔去年某醫學報論說中稱此藥爲涼性其說非是天下豈有涼性之藥而反不宜於發熱之時哉而涼性之藥又豈有令人中毒之理哉又此藥與石膏之用迥殊石膏治暑瘧金雞納霜則治普通之瘧病也表而出之俾世之研究瘧疾治法者得以考覽焉

趙宜之君夫人年五十餘素體多病舌光如鏡心悸頭眩身體倦怠用天王補心丹

加減作煎劑服兩日心悸止而瘧疾作矣趙君以其體弱恐久延別生他患甚以爲憂余曰無恐也今日服藥明日便止矣與金雞納霜一瓦囑分兩次服如一服覺平適無恙停數小時再服半瓦明日復診述昨藥甚和平瘧亦未作遂又與半瓦並以清化暑溼和平養胃之煎劑相間服之全愈由此觀之雖血液素虧之體亦能用之是亦內經所謂有故無殞也但用量宜輕不可孟浪耳

王姓子五歲其母抱來請診余見其神色衰弱不能言語兩手俱冷脈息小弱汗出淋漓問曰當此盛夏何以手冷若是曰病已十餘日祇有泄瀉今日有某醫來囑購紅靈丹二分與服纔進半劑即神色大變矣蓋泄瀉多日胃氣已虛又得紅靈丹之竄散則陽氣益虛遂現此陽微欲脫之狀矣其母聞余言驚恐失措擬方用理中湯加肉桂黃耆黨參白朮各三錢乾薑一錢炙甘草五分囑回家先用熱米湯灌之一面速即煎藥與服半月後其母來診病問之則已全愈並云服藥後數小時始漸轉機知欲食粥遂手溫瀉止而日漸痊矣夫以如此危險之病一診以後不復再診病家之情誠難預測哉

●婦人溺沫

田伯良

張烏痣徽邑城內人其妻年五十罹一奇病每於空便桶中溲便一次其沫上溢及臀如沸泡然少頃漸消邀余往診關脉弦緊直透尺部知由脾胃過冷肝陽不達木氣下趨膀胱之病也蓋胃爲戊土腎爲癸水戊癸合化而生溫煖則肝木暢達其便如常今中土寒冷戊癸不合腎中失其溫煖則木氣不達下趨成風風動便出所以其溺如水被風湧而成沫也法宜溫中煖水升達肝木之氣乃用理中湯加附子桂枝數劑而愈以理中溫其中氣加附子以煖水桂枝以達木故也病家乃云此症經易多醫皆謂怪病方書所未見聞難以下手如先生者毫無難色何也余曰醫者理也理既得矣萬病皆通何必拘拘於方書耶

●水癥似胎

前人

徽邑咸英村林宗翰宗海兄弟均廪生宗海爲弟其妻經斷數月小腹滿大面色黃瘦諸醫皆謂孕病其兄受業於余曾診其脉疑而不决乃邀余診之見右關及左尺

皆弦細而緊余曰此水癥非胎也以孕婦之脉應尺寸浮動而滑然亦有尫羸者初受胎時見沉細而弱但細察之亦必有動滑之象今此弦細而緊皆由陰寒冷積之氣所結故知其非胎也宗翰未明其理乃問冷積何能如胎狀答曰因婦人月事甫清當氤氳樂育之際小便後仰臥夢交而成也蓋人身精道從背而來溺道從前而出而精珠乃命門所成繫之於脾脾統血而亦主信故經期按月而下名爲月事月事清則精珠吐出而氤氳樂育之情乃動適小便後忽而仰臥精珠吸膀胱之餘瀝入於子宮而夢交媾故其病狀與受胎同非速用温熱散寒以逐其積久則難爲也乃以歸脾湯加香附玉桂及間服温中燥水之藥十餘日忽下水泡盈盆形如蛋狀而愈宗翰奇之余曰脉理能明萬病皆在指中勿以罕見爲奇也

●醫驗彙錄

趙藻階

藥物者治病之器械但求愈病而已不必計中西也予向來治病多用中藥間有中西藥并用者亦有單用西藥者謹錄數則於後以見予之不存畛域焉

房弟喬佐戊申年由安南旋歸患吐血症甚重爲予治愈至己酉十月因恣食辛熱肥甘咳嗽發熱醫疑肺燥初用滋膩凉潤藥不效繼用六味地黃湯加沙參麥冬象貝枇杷葉之類連服數十劑咳頻氣喘不能眠臥右肺作痛吐膿甚多更醫用温補之品參以蘇子半夏橘紅之類亦廿餘劑吐膿更甚羣醫均辭不治其家人邀予診視六脈滑實促數熱高一百零三度半用聞症筒聽之右肺之上半呼吸聲消滅是處之疼痛亦較甚予斷爲肺癰重症擬大劑葦莖湯加萊菔川朴杏仁囑日夜兼服西黃丸各三錢服湯丸五六日祇見喘定痛止咳熱略減而餘恙如故又見其精神頗少脈形略弱不得已改用西藥幾阿蘇和魚肝油同服間用小劑安替批轔清其熱七八而諸病盡退神氣較旺但尚有微咳再令服衣畢格輕四淡綠鴉片末三四日而咳亦全愈矣此症異常險惡治僅十餘日而奏效如此神速若非兼用西藥其果能痊愈否予未敢決也

己酉九月予往新會城納妾因酒肉不節陡患水瀉兩次立轉紅白痢症日夜約百餘次裏急後重身熱溺赤口噤腹痛異常辛苦予見來勢甚烈且係由熱滯而起即

擬大承氣湯加味方爲大黃五錢芒硝三錢川朴枳實各三錢萊菔白芍各八錢焦查五錢木香三錢日夜連進四劑痢不稍減明日照方去焦查加川連三錢滑石一兩又四服而下痢仍七八十行病狀亦復如是細思兩日內已服藥八劑而功效僅如此顯係藥非地道無疑於是改用西藥大黃末輕鉄養衣畢格俱用極量一日夜共服六次痢減至十餘次明日再步前法各藥減服中量痢又減至三四次予遂搭輪返里然以餘痢未清且尚見腹痛後重因腸中積滯盤踞不去仍恐死灰復燃再用元明粉一兩許分兩次化水服之漕瀉黑糞甚多其病遂瘳

治痢管見

范廉賓

痢爲夏日暑濕。夾油膩瓜果。積於腸胃之中。感秋令陽明燥金之氣而病。形質滯濁之物。既不能化臭腐爲神奇。勢不能不去。而又不能逕去。故欲下不暢。遂現腹痛後重等症。其不夾油膩瓜果。而藏於皮膚之內。腸胃之外者。感秋金之氣。收固其邪。若少陽樞機有權。則發爲瘧。少陽無權。則內侵而爲痢。然則瘧痢之原同。而其病則輕重懸殊。何耶。蓋瘧在氣而向外。痢在腑而陷下。同一病之出路。而表裏上下不同也。然痢疾初起。往往有新感風寒者。亦有寒濕素盛者。熱痰素積者。皆能爲痢疾之奥援。如巨寇盤踞城邑。益以外來之匪黨。潛輸暗助。則糧食不能盡。器械不能窮。於此而欲一鼓平之。豈可得哉。斯時用兵者。惟有堅壁清野。以絕其糧。而斷其援。然後膚功可奏。今不先治其外。而治其內。不先治其上。而治其下。則外邪盡從內出。上邪盡從下出。資寇兵而齎盜糧。不死何待。故治痢者。必辨其有無新受外感。以及上焦有無他症發現。如有見症。則予以對症之劑。剗而除之。然後治以痢藥。則源清而流自潔矣。然非臆說也。金匱曰。下利脉數。有微熱汗出。今自愈。設脉緊爲未解。可見微熱汗出。爲表解利自愈。脉緊爲表未解。利不能自愈也。故喻嘉言用逆流挽舟之法。以治休息痢。其亦本於此乎。

按草此篇時。尚未見本報第三册。今觀顏伯卿君隱溪醫案所治痢疾。適與鄙見相符。尤喜非一人之臆說。而於道爲不孤。然則此篇之作。不敢謂表彰隱溪醫案。特自明贊同之意云爾

治走馬牙疳歷驗方法

徐石生

按走馬牙疳一證。險惡異常。至危至速。治法稍緩。齒落腮穿。每多不救。速將桐油塗之。一宿即愈。攷桐油有去毒涎之功。非惟牙疳可用。即喉症亦有奇效。若毒未深入皆有効也。如毒陷深重者。亦難收効。附錄廣佈以備拯急濟人也可。

痺症治驗記

梅詠仙

風寒濕三氣。最易傷人。入於經絡者。則血脉阻滯。機關不利。始則偏體痠疼。繼乃四肢拘急。輕者尚能運動。而重者終年臥床。此症中醫謂之痺。風重曰行痺。游走無定。寒重曰痛痺。筋骨拘攣。濕重曰着痺。重着不移。若不早爲補救。一經化熱。血液被耗。經絡漸枯。勢必由痺成痿。變爲不治之症。況血爲人身滋養之料。其生也有限。最寶最貴之物質。豈容賊邪戕害。一身經絡。賴其濡潤。不啻植物之受雨露。以生以長。非此不營。故內經曰。足得血而能步。掌得血而能握。是人體血液之不可缺乏也明矣。

癸丑春。松江呂巷西北鄉蒲巷深。范姓農夫。年約不惑。患兩足痠痛。右手冰冷至肘屈伸不便。迄已十餘年。徧治無效。一日持杖步至予處求治。並出宿方數帋。予即將來方逐一檢視。有作濕病治者。有作肺病治者。又有作外症治者。方各不同。而用藥亦異。均與此症。風馬無關。內有一方甚奇。用劉寄奴黃芪藿香白石英等。是何命意。殊難索解。無怪病根日形進步。已成不治之勢。予見其誠實可敬。不忍推諉。遂將是症。悉心攷察。脈來浮細而緩。舌苔微黃。中間脫液。顯係風濕浸淫經絡。化熱傷陰。陰傷則孤陽不能達於四末。所以右手有冰冷之現狀。幸斯時胃氣尚旺。脉亦有神。生機未絕。予擬活絡養營袪風化濕之劑。方用酒當歸川桂枝左秦艽絡石藤紅花炒生地東白芍懷牛膝塊茯苓川續斷宣木瓜桑寄生絲瓜絡之屬。投服四劑。竟獲大效。手足漸覺活動。覆方易生地爲熟地。並加川萆薢三錢。接服五劑。霍然而愈。可知治病必究其原。若草率從事。雜湊成方。非惟無益。而有害之。予每遇一症。反覆推敲。必得其病原而後已。

●姙娠痧疹治驗

醫案

台州羅端毅 煒彤

徐氏姙娠六月。患疫疹。邀毅診視。頭目浮腫而赤。遍身疼痛。胸腹鬱悶。頭腦劇痛。脉數。疹形畧見頭面。狂躁不安。家人惶恐。祈神許愿。毅曰。神鬼之事。何足信哉。蓋熱毒盤踞於中。則煩躁不安。熱氣上蒸。則頭腦劇痛。疫疹欲出不能出。正在戰出之候。則遍身疼痛。姙娠患是症者。最爲危險。何則。母病熱疫。則胎亦熱。胎熱則動。疫火煎熬。恐有墮胎之患。少頃。疫疹通身遍出。隣人在傍云。痲疹全身既已出齊。雖有煩躁。亦無妨害。余曰。汝等不知本年患是症者。皆非眞正之痲疹。古人所謂瘟疫流行者。即此等之症候是也。雖全身出齊。而亦有異同之點。疹形鬆浮者輕。緊束者重。紅活者輕。紫黑者重。況伊之症。疹形緊束而兼紫黑。形雖見於外。而毒根深藏於內。故胸腹鬱悶不安。前人謂胃熱將爛之候。指斯時也。若不急治。危在頃刻。擬用余師愚淸瘟敗毒飲。加紫草茸。服後片時。即小產一女。產後瘀血不行。腹大如未產之狀。患者似覺尚有一胎在內。小頃。又產一男。但腹痛如前。家人隨向隣家尋覓薑來煎湯與服。(吾台風俗產後必食姜炒米飯等)余聞其言。竭力阻止。若服此等熱物。人必狂躁。不可療救。不但目前不可服。即至數日。亦切勿一滴于唇。再擬一淸熱去瘀之方。即當歸。芎藭。赤芍。生地。丹皮。桃仁。澤蘭。黃芩。益母草。紫草茸。製香附。甘草等味。書畢。囑服數劑。余即返舍。隨後伊母家請一專科痲痘之老醫來診。病家即將余之言告曰。不可服薑等云云。老醫曰。產後無姜。不能去瘀。不妨服下。幸病家素信鄙人。且觀其症。果係熱病。老醫之言似欠妥當。姜等未敢與飲。老醫書方與服。(未知擬何等方)服後煩躁。仍用鄙所擬清熱去瘀之原方服數劑而愈。

按吾台專科痲痘。類皆不能博覽。僅購書一二種。依樣葫蘆。不知病變隨症加減。況痲科之書。尤屬寥寥罕見。即有而不及疫氣流行之理論治法。無怪乎產後無姜。不能去瘀之語說由來也。且本年瘟疫流行。正月起至今尚未斷絕。如疫痘疫瘡疫疹疫咳等病症。東南未平。西北又起。死於非命者不知凡幾。殊深痛慘。如吾黃之新橋管。廓嶼岙。上雲墩數村爲尤甚。患疫痘死者十之八九。疫疹死者十之三。醫者作正痘痲療治。用溫補頂託錯藥而死者亦十之二三。惟疫咳侵於小兒。村村俱有。極其繁多。父母不知。以小人咳嗽爲平常之症。不服藥可愈。至咳久醫治不及而死者亦十之二。鄙人診。治見有疫氣傳。染不論痘瘡痲疹之屬。如遍身疼痛。有汗煩躁。其脉浮沉皆數。則用清瘟敗毒飲加減。無汗煩躁。遍身疼痛。胸腹脹悶。脉數便結。憎寒壯熱。則用防風通聖散加減。若輕症但寒熱咳嗽發疹。用銀翹散加減。或用荆芥穗。防風。連翹。牛蒡。桔梗。杏仁。前胡。葛根。甘草之屬。如用加味。或生地丹皮紫草或花粉銀花之類。相出入。治愈者約十之八九。觀此。醫者必須隨機達變。切不可拘泥於專科之書明矣。

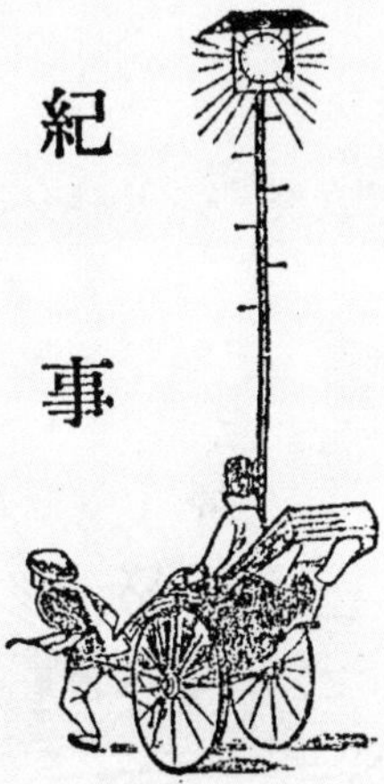

紀事

●神州醫藥總會紀事

四月初一晚八時在寶安里事務所開常會首由余君伯陶報告本會自奉　大總統批示後各省之分支會逐漸成立團體日大會員日衆若非海內外諸君之贊助本會進步無如是之速也然當此學術競存之時吾華醫藥若不從根本着想徒作表面之舉因循自誤仍不免爲天演之淘汰雖批示中醫學校科程暫從緩議而本會不得不以積極主義着手故籌辦醫校醫院爲當務之急今已蒙各界贊成俟籌有的款即行開辦惟中醫專門學校規程政府既未釐訂本會自應討論辦法擬先由本會起一草案刷印通布全國徵求各省醫藥界之意見訂成詳章然後呈部審定以資遵守云云繼由朱君堯臣起謂本會證書今已印就繕發在即現舉定楊鐵

珊君爲本埠給送證書及收入會費常年費證書費等以專責任外埠由介紹人或本人滙寄本會會計處當給發收據想諸君子身列醫藥兩界同負保存之責既蒙贊成以前定能樂輸以後況本會籌辦各事在在進行需款浩繁非滬上少數人所能持久務祈各省熱心諸同志之補助詞意懇切衆皆鼓掌搖鈴散會已鐘鳴十一下矣

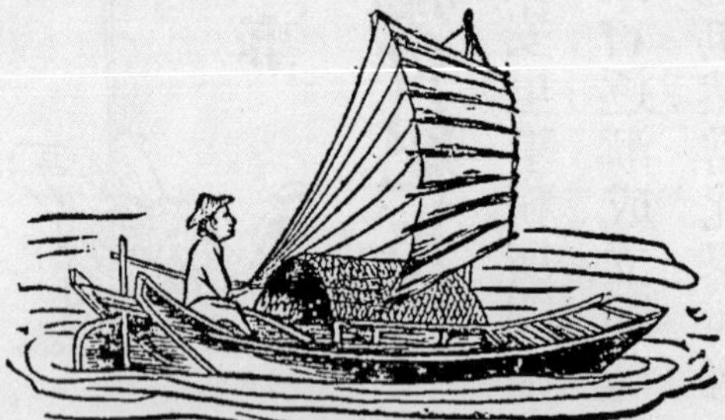

問答

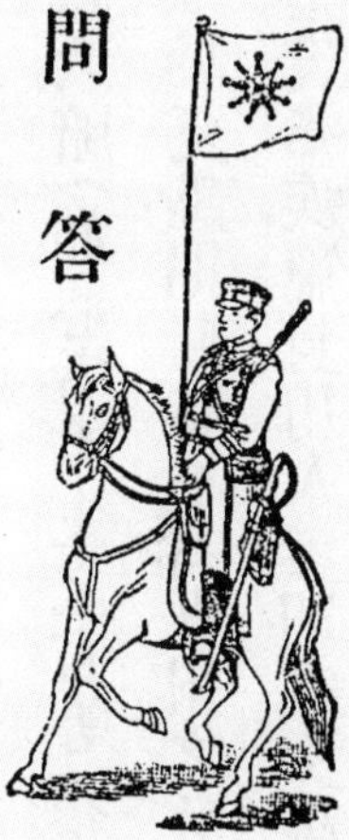

●疑問五條

蔣璺

閱貴報載有可隨時質問例適愜鄙意從此吾儕後學胸腔疑團庶克一旦渙然冰釋而吾道亦藉以昌明誠度人之金鍼濟世之寶筏也茲特錄吾不解問題五條敬以質諸明達　諸公想必有以開我茅塞也

問一

（1）瘧之一症攷西醫書謂有寒熱蟲爭戰故其治療法每以金雞納等殺蟲品蓋此出自顯微鏡之實驗固非色授臆斷而想像也然與中醫學說迥不相同（其原因治法已詳諸醫書中茲不贅述）孰是孰非願請匡正之

（2）晚曾見某氏年方舞勺於疹痦大病後數十日不更衣始延中醫徧投涵潤通導

等劑均失其效用後聘西醫試以通便器灌以肥皂水亦仍依然固塞不下或謂腸套積滯或謂液涸腑燥議論紛紛莫衷一是其原因究竟安在服以何劑大便始克通暢務乞申明之

(3) 竊思吾華人患肺癆病者居其多數於平時衛生上不無闕點固毋贅申矣第每一見聲嘶咯血形寒潮熱等症則藥石無效艸木難挽即束手待斃而不起矣實堪悲憫想 貴會諸公當不乏英才卓識願共籌一完善方法以補救之務須出自實地經驗切弗空作紙上之談則不特吾同胞得永享幸福即病此長逝者亦甘心泉下矣

(4) 攷素靈類纂一書乃傳述黃帝岐伯之問答夫岐黃時代政體不甚完備尚係傳賢不傳子至三代以下始有世襲帝制則斯時不有帝制何有君臣之分以形容其五臟六腑(如心者君主之官等)後有人有九竅地有九州句尤令人不解蓋九州分於夏禹則斯時不有九州之分何有九州之譬喻願請發明之

(5) 統觀葉氏瘧疾篇貫用人參即在少陽正經亦不絕用柴胡豈瘧邪不為固塞耶

抑柴胡之無效歟其義何取乞指導之

●答蔣君疑問

包識生

答一

西醫謂瘧症有寒熱蟲爭戰治以殺蟲之金鷄納確非謬論也然眞理無中西之分証之吾國學理亦何嘗不以爲寒熱爭戰而投殺蟲品也惟瘧有新舊之別新瘧初起邪在半表裏太陽之寒未罷陽明之熱未成在此不表不裏不寒不熱之間寒欲入不能熱欲出不得寒熱爭戰一往一來故爲瘧但新瘧初起而蟲必未成殺蟲之金鷄納亦無効須平其寒熱或從表解以小柴胡或從裏解以大柴胡也若新瘧失治寒熱伏溜於肌腠及臟腑則寒熱氤氳而蟲生不治連綿不愈日一作或間日作三日作必以殺蟲而瘧始愈中醫之鼈甲煎丸烏梅丸砒霜亦殺蟲品也惜吾中醫祇知寒熱爭戰爲瘧而不知有蟲也祇知此藥有愈瘧之功而不知能殺其蟲與西醫之殺蟲品暗合也然西醫雖云金鷄納殺蟲而言能平均人身寒熱之度爲正論

問答四

觀其治腦之功可知矣中醫治瘧更有不用殺蟲而能愈瘧者即平均寒熱之旨也陽虛陰盛有用扶陽而平均寒熱者陽盛陰虛有益陰以平均寒熱者曰平均寒熱曰殺蟲中西學理固無二也

答二

某氏數十日不更衣中西藥石俱無効或屬大病後虛閉然無脉證可斷鄙人未敢妄揣恕不答復

答三

肺勞病爲虛勞中之一種也咳血之症是矣中西無良好之治法誠焉撰肺勞病之原因有二種其症候約分三期一種陽虛肺勞初期僅咳嗽吐白沫若用扶陽而兼破飲如金匱咳嗽上氣篇諸方未有不應手奏効者二期則加咳血神困肉銷治法亦大略如上用藥先分緩急輕重耳然時方與西法皆主清肺誤陽虛而爲陰虛愈清肺則飲愈盛咳益劇而致胃陽薄弱飲食不化爲精血而積爲痰飲終必咳血也皆所用之枇杷葉麥冬絲子牛傍魚油牛乳之所致也於是立成聲嗄氣急喘滿胸

痛不眠諸症病至三期扁倉莫救矣一種爲陰虛肺勞乾咳而無痰飲也初二期即當潤燥如麥冬貝母杏仁燕窩之類不可用耗氣之品若用此品雖有潤燥而耗氣之絲子牛傍太多亦必爲二期之咳血三期之聲嗄也甚則爲肺癰總之治法當分陰陽虛實用藥必別溫凊攻補若墨守時法一味凉肺耗氣未有不殺人者更有因憂慮而成勞不能因勞而斷絕憂慮者及飲食房事不戒者藥石雖効難以爲功故治勞病必二者兼能也鄙人雖無學然治勞病別其陰陽常能愈十之八若以一二方藥即欲愈此勞病則鄙人不敢贊成明達以爲然否

答四

靈素一書後人雖多疑爲周儒所作以鄙見觀之確爲黃帝之書也況黃帝時已有國家制度凡一切政治之設施必大有可觀君臣之名義或不同而十二官之行政機關必有其事如民國變君主而爲總統名雖異其義則同也若九洲九窽之分配九洲之名古或無之然黃帝平蚩尤南征北伐大江南北之地必親歷其間另有名目亦未可知如古之閩粵即今之福廣是也蓋黃帝時代文化已昌非野蠻時代可

比觀其造宮室製衣服器具指南針等至今世猶遵其遺範而略變更其式耳以其形式爲古時所無者即疑爲後人僞托耶夫吾國文字古今大異新字與古字過度時問後人譒譯者必有加增意義可斷言也如今日中文譯西書其中言語亦多爲西國之所無亦將疑爲非西書耶如此更可証明靈素確爲黃帝之書矣然神農之本經古於靈素其間文字亦多有今昔不同者又若陰符黃庭同是黃帝之作並未聞有疑其爲僞托者也總之吾人觀書當研究其學理之眞僞不必因有疑竇而推毛求疵也更如仲景之書漢以後文字大昌時之書也後人亦疑爲叔和編次遺亂或疑原文失散於兵燹鄙人經十數寒暑之研究叔和確未更易一字原文亦一字不失也諸君不信請觀鄙人之傷寒表諸書方謂余言不欺人也

答五

葉氏一代時醫耳其時適爲虛癆者多故其方以養陰取効如東園之補脾丹溪之補陰同一得時是已不可爲後世法也

●三焦之商榷

郭演康

執事諸位先生鑒夙欽
豐範魂夢依馳株守江鄉恨不能千里扁舟造
戴安道之廬以盡一日之雅所幸月讀報章受貺靡已一廬風雨遙犯精誠文章有
神交有道古人先我言之矣鄙人學殖荒落日蘄有所增益苟稍歉於中輙不憚虛
心領略冀收切劘之效　包君識生所著醫藥危言鉅製鴻篇批郤導窾中西比較
尤能闡揚國光昌明學術洵傑搆也中云（三焦爲軀殼之三部自心窩以上爲上
焦心窩至臍爲中焦臍至少腹爲下焦有名而無形）又云（西醫妄指腸膜爲三
焦是中長而西短）說本難經中藏經僕何必横生歧議但僕涉獵方書之始嘗疑
內經于經脉穴道之徵言之詳盡獨於包涵藏府之油膜無一字涉及何疏漏乃爾
及讀至靈樞本藏篇知經之言三焦者如是其鑿鑿也然僅能明其有形不能確定
爲何物迨虞天民以包涵藏府之脂膜爲三焦向疑經之疏漏者至是乃確乎可憑
斯時西學尚未東漸實爲中醫進化之一大特色開王清任唐容川之先聲惜醫學
不能統一又未受外潮之激刺此等學說遂置諸若有若無之列今西醫以腸膜爲

三焦實竊我前人之諸論若仍保守無形之說將我固有之學拱手讓之他人蒙竊有所不取曩嘗著三焦結論一篇刋登寧報令裁出附呈願就 包先生一商榷之叨居會末且事關研究學術務請 包先生勿稍芥蔕如承 惠函賜敎則獲益更多矣專此佈臆附呈拙著祗頌

台綏

●三焦結論

郭演康

自越人剏三焦有名無形之說。(三十八難)華元化王叔和下迄王冰李東垣輩悉宗之。王海藏疑焉。而不能定其說。徐洄溪著難經經釋。知無形之說之非。究未指爲何物。周省吾特著三焦說。斷定以爲無形。信難經中藏經而不信內經。於是三焦之墮於惝怳迷離者蓋千有餘歲。陳無擇以臍下之脂膜爲三焦。雖偏而不全。確能指實。袁淳甫以人身著內一層形色最赤者爲三焦。語雖未的。却能就有形著想。虞天民以包涵臟腑之脂膜爲三焦。袪除障翳。一語破的。實能卓絕千古。張景岳著三焦論。始宗其說。繼復疑不敢從。豈中無定見歟抑不免爲一齊衆楚之所惑。萌蘗之生。牛羊從而牧之。於是三焦復墮於惝怳迷離者又將百年。王清任旁無倚傍。一廓疑障。唐容川光大而昌明之。斯時泰西醫學由北大西洋循印度洋而東以達於黃海渤海之間。乃蔚成一中西醫學交會之時代。互證異同。三焦似可永爲定論。僕曩討論三焦。已宗其說。並勗中西再宜研究。(見本報第二期)包蘅村君之論以簡當勝。(見本報第四期)隨翰英君之論以詳洽勝。(見本報第七期)集合古今羣說。當毫無疑義矣。

或曰油膜連網及微絲吸管。爲西說之特長。中說以爲無形。並無一語及此。嗚乎何崇拜外人而荒經之甚也。素問五臟別論篇曰。胃大腸小腸三焦膀胱此五者天氣之所生。寫而不藏。名曰傳化之府。舉三焦與腸胃膀胱並論。是豈無形者乎。又腠理爲三焦膀胱之應。故本藏篇曰。密理厚皮者三焦膀胱厚。粗理薄皮者三焦膀胱薄。疏腠理者三焦膀胱緩。皮急而無毫毛者三焦膀胱急。毫毛美而粗者三焦膀胱直。稀毫毛者三焦膀胱結。論勇篇曰。勇士三焦理橫。怯士三焦理縱。既有厚薄縱橫。其局部形狀足供組織學生理學上之研究。是豈無形者乎。至微絲吸管。善讀中籍而略通訓詁者。自能言之成理。考手少陽之經脈。散落心包下膈循屬三焦。（此叚與上期討論交腸病篇詞異而意略同）按（博雅）散布也。即分布之意。經脈有起訖之可徵。且下文明言下膈循屬三焦。而此處忽云散落。其爲多數微管。分布而下自不待言。又按（爾雅釋詁）循率循也。（增韻）循依也。必實有其物而後可言率言依。循屬三焦者。其爲多數微管下膈竝音牛胃環絡腸膀。可知經於小腸謂爲受盛之官。化物出焉。並不言其行水。於三焦則曰決瀆之官。水道出焉。其指爲微絲吸管之功用。又可知。然僅言微絲吸管。而不言油膜連網。則有以處散落心包之經脈。無以處厚薄縱橫之說。既云厚薄縱橫。其爲油膜也可勿疑。

經曰腎合膀恍。又曰少陽屬腎。腎上連肺。故將兩藏。夫曰合曰屬曰連。自有相合相屬相連之道路。其道路卽微絲管。而微絲管實在油膜之中。中法不獨能從腎治水。且能從肺治水。（如用麻黃以開支流用桑白皮以濬來源病熱而小解清長責在肺虛能補肺以資提攝之類）行水爲三焦之特長。又能率領肺腎。使盡其排洩之能力。故曰將兩藏。且少陽屬腎云者。三焦司命門之相火。命門即腎系。是生油膜連網。飲食入胃。其精汁爲微管吸去。挾三焦相火以入血而作熱。西說謂係與血中之養氣化合。始燃燒而發熱。養氣即經所謂陰氣。相火爲水中之火。本與太陽之火不同。使變其名爲陰火。原無不可。即變其名爲養氣。亦無不可。乃西人不知相火即養氣。而謂血中別含有一種養氣。將精液由吸管經三焦入血時。所攜帶之相火。亦不暇詳考。嗟乎。元氣元陽之在人身。原非剖解時所能理會。吾於西說無責焉。唐容川歷言三焦。而忘其化血之功用。靈樞營衛生會篇曰。中焦亦並胃中。出上焦之後。泌糟粕。蒸精液。化爲精微而成血。故得獨行於隧道。命曰營氣。此數語唐氏未之見乎。抑値古今之大變。非一手一足之所能。誠有如自叙所云者。

至西說以吸水者名微絲管。吸精液者名乳糜管。淋巴管。此則命名之不同。一如我之以上中下名焦也。其局部。其功用。善讀我書而不囿於有名無形之說者。必知其不能出我四千年以前之範圍焉。

按本報研究三焦。至此凡五見矣。足見我國醫理精邃。淪之愈出。引之不窮。一字一句之間。苟細心紬繹。舉當世之新理想。新學說。胥不能出其範圍。一二淺嘗輒止者。學術本無根抵。又不能旁通訓詁。望洋興歎。變而之他。貌託新奇。妄加毀謗。試問曾面壁十年。一窺究竟否。所據以爲口實者。不過我陰陽五行之代表名詞耳。至道非可輕嘗。吾曠觀中外。不禁爲之浩歎。編輯者附識

●答三焦之商榷

包識生

演康君足下接來函敬悉種切蒙君過譽憾愧交集然拙著論三焦一節確有所本今 足下欲與弟商榷之弟且感激無已何敢芥蒂於懷謹將管見答復於後幸祈有以敎正之

按焦字說文作𤓱从三隹音雜羣鳥也又从火爲焦灸也古人以臟腑軀壳合而名焦亦猶羣鳥合而爲𤓱之意水穀之精微爲三焦之氣所灸而變化之義也更以焦字之象形觀之从亻人也从三部位分層次也从亻雖分數層仍一氣貫通也从火屬陽而無定位者也合言之即人身上中下部位分畫層次爲三焦一氣貫通似火

無形之熱度是已焦有上中下三部之分故曰三焦証之內經難經傷寒金匱莫不皆然

內經營衛生會篇黃帝曰願聞三焦之所出岐伯答曰上焦出於胃上口並咽以上貫膈而布胸中走腋循太陰之分而行還至陽明上至舌下足陽明常與營俱行於陽二十五度行於陰亦二十五度也故五十度而復大會於手太陰矣按胃上口適當心窩之地也並咽以上貫膈布於胸中者言上焦所生無形之熱氣循咽(即胃脘)而上直貫膈膜布散於胸中也走腋循太陰之分而行還至陽明上至舌下是陽明者是上焦之氣布散於胸中肺心之間復從手太陰之脉(即肺動脉)外行循臂至寸口循合谷手陽明之脉復上至舌下入足陽明之脉(即頸動脉)也常與營俱行於陽二十五度行於陰亦二十五度故五十度而後大會於手太陰者是上焦之氣與營血並行也若以腸膜爲三焦胸腔中有何腸膜亦何能布胸中走腋循經脉與營血並行由此觀之自心窩以上至胸至頭至手爲上焦所屬之地有名無形確無疑也岐伯又曰中焦亦並胃中出上焦之後此所受氣者泌糟粕蒸津液化其精微上注

於肺脉乃化而爲血以奉生身莫貴於此故獨得行於經隧命曰營氣按中焦亦並胃中者猶言中焦亦發生於胃中也出上焦之後者胃中在下在胃上口之下也此所受氣者泌糟粕蒸津液化其精微上注於肺者是中焦之熱氣作用化水穀爲精微也故獨得行經隧者非中焦之作用水穀之精微無以化血行於經隧也由此觀之中焦在上焦之下自心窩至臍之位胃與脾及小腸之間亦有名無形非妄語也若以腸膜爲三焦何云亦並胃中岐伯又曰下焦者別廻腸注於膀胱而滲入焉故水穀者常並居於胃中成糟粕而俱下於大腸而成下焦滲而俱下濟泌別汁循下焦而滲入膀胱焉按別迴腸注於膀胱而滲入焉云者自臍至少腹迴腸膀胱間之地爲下焦之所屬也又按成糟粕而居下大腸而成下焦云者則內經已自言明大腸膀胱爲下焦之作用矣黃帝曰上焦如霧中焦如漚下焦如瀆此之謂也更可証明三焦有名無形之鐵據上焦即衛氣之所生中焦即營氣之所出下焦即水液之所洩此爲內經三焦之論也足下所引五臟別論本臟篇論勇篇等乃三焦之標非三焦之本也爲三焦之用非三焦之體也更將難經之三焦証明之

三十一難曰三焦者水穀之道路氣之所終始也按水穀之道路氣之所終始二語凡人身臟腑軀殼莫不包括於三焦之內又曰上焦者在心下下膈在胃上口主納而不出其治在膻中是則上焦所主之地爲心下下膈之胃上口以至胸中無疑也又曰中焦者在胃中脘不上不下主腐熟水穀其治在臍傍是則中焦所屬之地爲胃中以至臍傍亦無疑也下焦者當膀胱上口主分別清濁主出而不納以傳導也其治在臍下一寸是則下焦所屬之地爲膀胱以至少腹更無疑也此爲難經之論三焦者也

若仲景之論三焦傷寒金匱皆有有明文之三焦凡五無明文之三焦凡八先就有明文之三焦先論之少陰篇曰少陰病形悉具小便白者以下焦虛有寒不能制水故令色白也按小便白者爲下焦虛有寒則仲景亦以腎與膀胱爲下焦也又金匱臟腑經絡先後病云師曰煩而微數其病在中焦實也當下之則急是則亦以脾胃爲中焦也又曰在上焦者其吸促在下焦者其吸遠是則亦以胸上爲上焦臍下爲下焦也又肺痿肺癰咳嗽上氣病篇云熱在上焦者因欬爲肺痿是則亦以肺爲上

焦也又胸痺篇云師曰夫脉當取太過不及陽微陰弦即胸痺而痛所以然者責其極虛也今陽虛知在上焦是則亦以胸爲上焦也又五臟風寒積聚篇云上焦竭善噫下焦竭即遺尿又熱在上焦者因欬爲肺痿熱在中焦者則爲堅熱在下焦則溺血亦令淋閉不通按此皆以胸腹少腹爲三焦此爲有明文之三焦者也更將太陽篇無明文之三焦而論之七十法云若脉浮小便不利微熱消渴者五苓散主之按小便不利即下焦之氣不利也七十一法云發汗已脉浮數煩渴者五苓散主之按煩即心中煩悶中焦之氣不宣也七十二法云傷寒汗出而渴者五苓散主之按汗出即上焦之氣外洩也七十三法云中風發熱六七日不解而煩有表裏症渴欲飲水水入則吐者名曰水逆五苓散主之按發熱與煩有表裏証也有表裏証即上中下三焦俱病也此爲五苓治三焦陽實之法也更將梔子治三焦陰虛之法而論之七十八法云發汗若下之而煩熱胸中窒者梔子豉湯主之按胸中窒非指上焦之氣不通耶七十九法云傷寒五六日大下之後身熱不去心中結痛者未欲解也梔子豉湯主之按心中結痛非指中焦之氣不通耶八十法云傷寒下後心煩腹滿臥

起不者安梔子厚朴湯主之按腹滿非指下焦之氣不通耶八十一法云傷寒醫以丸藥大下之身熱不去微煩者梔子干姜湯主之按丸藥大下其裏而煩身外之熱又不去此非指上中下三焦之氣俱不通耶由此觀之五苓與梔子豉治上焦中焦下焦上中下三焦之陽實陰虛諸症更可証明心窩以上爲上焦心窩至臍爲中焦臍至少腹爲下焦之鐵據觀上所論內難傷寒金匱之比較皆無歧議弟之管見本於此也

足下以爲然否並質諸明達亦以爲然否

答包君識生問三　張鎔經

答讀君所作傷寒表序三百九十七法條分縷析詳論靡遺毋庸再贅

答問五

答素問云夏傷於暑秋必成瘧蓋夏季暑熱炎炎而穢污地中濕瘴之氣蒸騰上升化生微蟲若人觸之即成瘧疾是與西醫之謂瘧由于痲拉利亞之細菌原因相同也然中醫治瘧用信石西醫治瘧用金雞納一寒一熱而效果相同者皆以二藥之

性寒熱雖殊而滅菌殺蟲之功用相等故均有能治疫瘧之特效也

問　答

答黎肅軍君蒸藥方

劉達人

昨夕偶閱第二年第四册醫藥學報通信處有黎君肅軍詢及洄溪醫案所載之蒸藥此方在徐氏蘭台軌範卷六諸痛章腹痛節內腹痛方下第三方之蒸臍法是也鄙人曾試用之皆效能詳其姓氏者僅一人即現時鄞縣收發委員董志恒君之胞妹李氏臉腹大痛者三四載發則嘔吐涎水以內服外蒸而獲療已十餘年矣又有一南鄉人某君日作大痛吐水尋死不得典賣殆盡亦用前法獲痊曾有記錄一帋一時無從尋覓大約此人前在重元樓因病歇業近日治一和義門外陳女年十六患痛年許亦用此法旬日已見瘥而未痊既蒙垂詢聊以上聞　五月四號

神州醫藥學報 第二年第五期

通信

與友人論醫書

袁桂生

昨奉手書。循誦再四。欣悉足下留心醫學。並諗尊意欲先習中醫數年。然後再習西醫。各取其長。不拘門戶。善哉言乎。可謂得學醫之本旨矣。蓋醫學無中西也。求其是而已矣。求其能療疾救危而已矣。果能療疾救危。雖古人之成法。無妨師用。否則學說縱新。於病無裨。得之亦奚益哉。足下能本斯旨而猛進弗息。詎非斯民之大幸歟。辱問五行生尅五運六氣諸說。在中醫學術上。居何等地位。焯學識譾陋。何敢妄談。然固嘗論之矣。中國醫學。有物質精神兩大要領。焯前著創建中華民國醫學之倡議。已略論之。且內經一書。雖間有風生木。木生酸。熱生火。火生苦。溼生土。土生甘之說。然上古天眞論。四氣調神論。生氣通天論。靈蘭秘典論。六節臟象論。五臟生成篇。五臟別論。脉要精微論。平人氣象論。決氣篇等篇。皆無一字涉及五行。而仲景傷寒論。金匱要略兩書。又皆言病理治法診斷方藥。亦無一字涉及五行。不寧惟是。唐人之外臺秘要。宋人之本事方。金元人之內外傷辨。傷寒醫鑑。傷寒心法。明人之本草綱目。溫疫論。活幼心法。廣筆記。清人之救偏瑣言。廣溫疫論。疫疹一得。霍亂論。幼科要略。張氏醫通。外科全生集等書。亦皆無五行生尅之說。原書具在。可以覆按。至運氣之說。雖亦見於內經。然亦不過一兩篇有之。爲推論風寒暑溼燥火之理論而已。故仲景書中。亦絕不言運氣也。由是觀之。五行運氣諸說。在吾醫學術上。所占之地位甚微。蓋自仲景時而已然矣。質言之。吾國醫學之精華。決非五行。亦決非運氣。彼西醫家輒以五行運氣詆中醫者。實由學問未深。吠影吠聲。而中醫家之熱心保存國粹者。見人以此相詆。遂亦不暇抉擇。並此末節而亦迴護之。二者皆非也。鄙意以爲吾國醫學之精華。全在物質上精神上發明之精理。暨屢試必效之方藥。其他一切。皆無關輕重。置之不問可也。至論日本人之醫書。如建殊錄產論等。其程度視吾國喻張葉徐諸賢之著述爲何如。則頗有難言之矣。蓋所處之地位不同。則其造詣。亦不能盡同。然可斷言者。喻張葉徐諸賢。雖學古而能化。且毫無門戶之私心。而日本人如東洞氏者。則不免有好高泥古務立崖岸之弊。觀其治清衛兵之病。用巴豆下之而死。而猶自稱爲救人之妙劑。告其弟子。不因家人易其志。似此頑固不通之人物。彼國醫家。猶崇拜之。而播爲美談。其弊可勝言哉。故焯以爲日本中醫之書。雖有可供參考者。而其泥古之弊。則萬不可從。姑舉一端。以質足下。俟有暇日。擬取丹人之書。詳爲論列。以與足下相討論。如何。

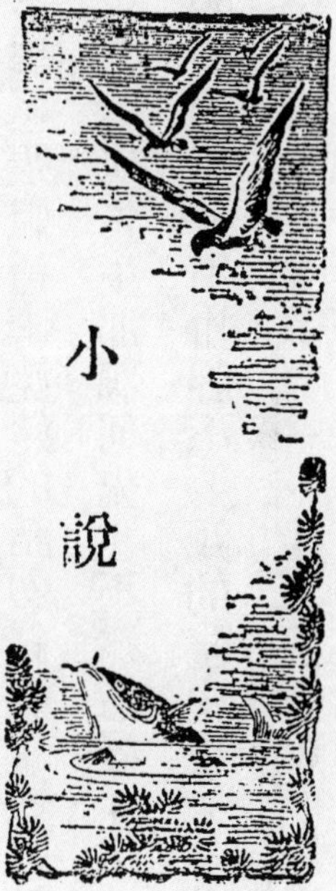

社會小說 **燃犀**（續四期）

蓮子

第三回 田舍郎質物請郎中 農家婦借債購藥餌

話說何吉人辭別了衆人回寓一宿無話次日一早起身趁早班滬甯火車到無錫因爲不帶行李獨自一個緩緩走到城外黃葉村家內他的妻房張氏十二歲的兒子幼吉見着了自然歡天喜地的問長道短按下何吉人回家怡怡融融的樂叙天倫不表且說離村三四里之遙有茆屋十餘間黃泥短垣圍其外老樹數枝參差列於左右四面阡陌交通時見牧童牽牛躑躅野老荷耜往來茆屋前曠地一方垂楊掩映下坐村嫗數輩喁喁共話桑麻猶如世外桃源因絕妙一幅天然圖畫也藹地

裏茆屋內走出一個中年婦人頰上淚痕點點愁容滿面無精打彩的行至村嫗前哀聲道張姥姥便嗚嗚咽咽的泣得不成聲了張嫗見了這個情景忙問道屈大嫂子阿施的病好些麼婦人道多謝姥姥記念自從那天借了姥姥七百銅鈿託隔壁黃家伯伯到鎭上請了一個有名姓包的郎中吃了二帖藥不見得好歹昨兒晚間起格外變重了身體熱得像火一般要吃冷水我不敢與他飲那婦人淚下如雨斷斷續續的道姥姥想吾當家生病至今半個多月了從前積下的銅鈿早早用完吾看這個病是危險的有了三長二短吾們一家老少四個人如何度日呢言畢掩面啼泣張媪屈婦之外傍坐一龍鍾老態李姓老嫗性極仁慈聽了屈婦悲慘的言語不禁老淚橫流遂插言道嫂子不必這樣傷心赶快去點天香求求家堂灶君菩薩保佑步步輕鬆張媪道李姥姥的話勿錯嫂子快去點香燭求菩薩老身與你兒子到黃葉村去請何先生那個何先生不知看好了多少人因此近地上人贈他一個何一帖的美號他是不掛牌不要錢的醫生肯來不肯來不能一定的屈婦回首向屋內叫道阿大快些來只見一個十二三齡的男孩跳躍而至道娘呀呼兒什麼事

屈婦曰你伴張姥姥往村裏請何先生何先生不肯來你跪在地上苦求不許起來阿大唯唯携了張嫗的手緩緩而去屈婦千恩萬謝的別了張嫗走進茆屋聞得床上臥的屈阿施呻吟呼道阿大個娘拿茶來與我吃我此刻好像心內火燒一般難過屈婦含淚向板桌上瓦茶壺捧至病人口邊阿施支撑起來且吸且話道你婆婆的病好了麼吃過什麼東西屈婦答道你自己靜養別管傍的事婆婆病是狠輕的因爲你害了病他老人家愁悶不得了再加夜夜沒有好好兒的安睡靜養幾天就好的阿施聽了妻子之言點頭稱是仍舊睡倒不住聲的呻吟那婦人側轉了頭暗中彈去了眼淚只見八齡的女孩兒嗚嗚咽咽的哭起來屈婦恨聲道阿招的賤丫頭好端端的爲什麼哭起來你的爺有病狠怕鬧你再不閉嘴我要打你個半死阿招帶哭帶話道娘呀女兒肚中實在餓得極了屈婦輕輕的言道你好好的話何必哭呢爲娘看你的父親十幾天沒有吃一粒飯我現在心內像刀割一般這麼喫得下飯你婆婆睡在床上也不要喫阿大又出去了所以忘記你沒有吃過好孩子你自己去廚下拿一碗飯來茶壺裏茶還熱的淘淘胡亂吃仔罷阿招聽了揩揩眼淚

往廚下吃飯按下暫且慢表且說張嫗扶了阿大的肩緩緩向黃葉村而去行至村裏何吉人的墻門口隨手敲了二下門只見兩扇黑漆大門呀的一聲開了裏面走出一個三十餘歲的中年婦人身上穿的狠是樸素張嫗見了這婦人滿臉上堆下笑來道多謝何奶奶親自開門實在罪過李媽想是出去了婦人道好說李媽着他到親戚家去了張姥姥長久不來了裏面坐罷這個孩子是那一家的張嫗答道我老糊塗了沒有囑他叫這就是鄰居屈家阿大隨對阿大道這位就是何奶奶你爲什麼像啞吧一般那阿大好似未出閣的閨女一般怕羞漲紅了臉輕輕的叫了一聲何奶奶婦人笑道裏邊坐罷張嫗道何先生在府麼老身有事相煩婦人道他麼在書房內敎兒子讀書哩那婦人隨即關上了門領了老少從客堂的廊下走進簷下的門兒見有數畝空地雖則規模狠小不像花園却也有花有竹也有亭子也有魚池不能算甚麼精緻可稱風雅宜人向南起有高平屋二楹外間設了個客座裏面收拾得明窗凈儿東壁圖書西園翰墨靠窗口一只長書案坐了個十一二齡面清目秀粉搓玉琢的童子書聲朗朗的念何先生却反背了手對着花架上一枝海

棠花呆呆的出神想甚麼心事張嫗趕上前去叫了聲何先生隨對着阿大曰你母親教你什麼屈阿大趕緊跪在地上不住的叩頭何先生見了駭異起來慌問曰張姥姥這孩兒是什麼人爲什麼來的何必如此你叫他起來張嫗曰何先生說起來實可憐的這個就是鄰舍屈阿施的兒子便將屈阿施染了病前日如何借了錢請個有名郎中看後這個病越發加重了現在如何困苦屈嫂子如何悲傷所以老身領了阿大來請何先生到他家去看病述了一遍又道我們窮人家沒有什麼孝敬的只有點一枝淸香求求天老爺保佑何先生合家年年吉慶歲歲如意罷那何先生本算是一鄉善士他平素矜孤恤寡勇於爲善聽了張嫗的話油然起了惻隱之心答曰天已午後了吾就此去一蹚罷醫金歷來沒有受過半文不必話了隨囑他兒子倘有朋友來訪吾請他坐一下爲父就來的他兒子連聲答應的是張嫗領了阿大辭別了何奶奶與何吉人三人途上嚕嚕囌囌的講不到一句鐘到了屈家門首那個屈阿大早已犇進了門大聲曰娘呀何先生來了裏面屈婦聽了揩乾仔眼淚迎到門口讓何吉人張嫗二人進了屋拖一把竹椅請吉人坐隨指了破板欃曰

神州醫藥學報　第二年第五期

張姥姥眞對不住這許多途程敎姥姥走坐一歇仔在板桌上瓦茶壺內倒了兩碗茶遞於二人女孩兒阿招害羞的一溜烟早往後半間去了何吉人要了個舊枕頭移座到床邊屈阿施要想坐起來却又不能只得睡下拳結了兩只手恭一下總算表感謝的意思口內呼吸短促面上紅潤潤的連眼睛多有血線吉人一望而知熱勢盛極了隨按了脉看了舌苔問明了大小便那屈婦早已借到隔壁人家一副禿筆瓦硯尋了一張素紙放在七歪八倒板棹上何先生拿了一枝禿筆定了定神便問屈婦道你的男人病實在重了先前服的藥方拿來我看看屈婦隨即在牆壁縫裏取了一張包醫的方遞與何先生何先生一看上面寫的脉案云勞力者容易受濕而冒寒也是冬温春發之病矣發熱口渴宜乎藥宜清解倘服藥不見熱退其病危哉危哉

絲瓜絡五分　酒黄芩六分　荷葉一角　荆芥三分　牛蒡一錢

生甘草五分　羌活三分　半夏一錢　金石斛八分　金銀花八分

地骨皮一錢　麥冬一錢　鮮生地一錢　朶朶花二粒　竹瀝半湯匙

吉人看了姓包開的方子只是搖頭屈婦見此情形亦知吃錯了藥因爲病人面上不好問好歹待至開好了藥方屈婦輕輕的慌問道何先生不妨事的麼何先生唯唯不答吉人隨辭了阿施囑他靜養阿施仍舊雙手拱拱上氣接不着下氣不住的哼屈婦送出門外吉人立住對屈婦道你當家的病利害到萬分了起病的時候若赶緊服退熱表邪之劑就容易輕鬆的吾看包先生的藥方一味不痛不癢皆是淡性藥而且分兩極輕正所謂綿紗線如何能拽倒石牌樓呢雖則這宗藥吃不壞病的然而養癰成患是他的罪哩屈婦聽了這話哭的悲痛不堪又不敢高聲嗚嗚的言道先生說的養癰成患是那樣解說吉人答道你不用急吾是不肯敷衍的盡吾的力或能化險爲夷吾開的方用犀角等重劑這藥是狠貴你不要惜錢必須與他吃或可挽轉至於養癰成患就是遲緩延宕好比一家房屋失愼起火的時候赶緊取水來澆不致燎原了豈知請一個救火的他兩手携了兩只茶杯匆匆向池內取水來救你道這個火救得熄麼現在的病好比火勢盛極了吾盡力救就是了吾還有一句話問你你購藥的錢有麼屈婦道吾！有！的隨謝了又謝何吉人別了屈

婦回他家去按下不提再說屈婦進了房對張嫗道這個何先生眞是好人他不受我們錢肯來看病他臨去的時候問吾購藥錢有麼吾想家內錢實在沒有了要他拿出錢來買藥吃這麼過意得去吾回他道有的張嫗道你也忒忠厚了他是個慣做善事的施材施米他老子在時就是這樣的如今別話不用講了你沒錢怎麼買藥呢屈婦道姥姥吾早已籌定了吾儲存三個布本想染好了顏色與婆婆做壽衣的現今沒法了將這個布往典當裏內質了錢想必藥錢之外還有些可以度度哩張嫗道如此你快去村裏質物購藥吾在你家權坐一下屈婦急急在竹箱內取出來三個布又到床前看了看丈夫整一正衣裙匆匆出門却又回來忘記藥方向板桌上取了飛也似的去了正是

勤苦一生衣食足　疾病來時典質空

欲知畢竟何如且聽下回分解

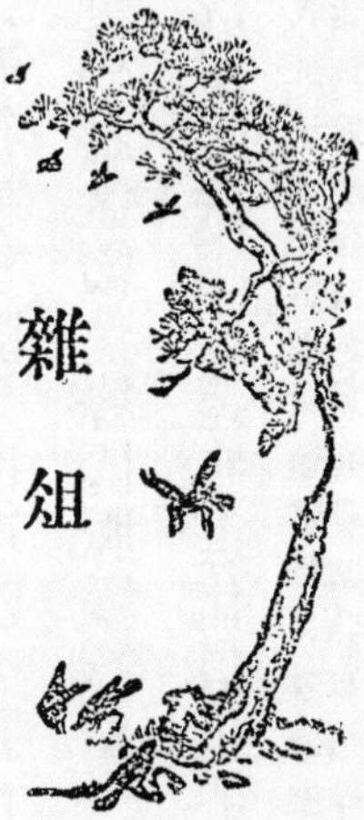

雜俎

文苑

神州醫藥總會成立祝詞　雲南分會正副會長姚長壽李鈞衡補祝

古醫師職疾瘍造之厥制既廢夭札迺滋俞跗云邈鴻術亦盡嗟彼庸工司人之命杖火三斗儗冰一盤貿焉委制十無九全理疾者衆孟浪酎塞綠籍揚名其何可得海外奇方流傳寖盛剖胸探心孰克與競學社諸子愬焉是憂發揮奧秘千緘百郵傳抄展誦口沫手胝聖神工巧誕孕在斯

詠醫　葛吉卿

不爲良相爲良醫。仁壽同登與世期。三折肱能成妙手。六微技在貴深思。漫云壽夭皆天命。常恐死生自我持。萬變惟須知解悟。會看蔭滿杏林時。

◎詠藥

爲濟民生百草嘗。至今藥石有傳方。但求療疾何妨苦。能得回春便是良。金液銀丸精製鍊。牛溲馬勃備收藏。太和常在青囊貯。從此人間樂壽康。

◎閱報載神州醫藥總會請願書批准喜而勉之 蘇雨田

大道存亡瞬息中同聲呼籲豁然通科歸教育生靈幸會立研求學術隆竭力挽回團體結甘心破壞遁辭窮從今共再肱三折莫讓西醫獨逞雄

無端障礙突來前衆志堅持請斡旋一紙願書聯合上萬年國粹保存全磋磨秘奥追先哲闡發精微啓後賢挽定狂瀾崇正學黃農教澤慶俱延

◎前題 李竹溪

黃農大道渺無邊實驗分明理想全百代早經賢輩出五洲誰識學精研刼沈滄海呵新寵寃起烏盆續舊緣國脈靈根留一線此中端賴力回天

狂瀾力挽衆匡扶趨競還宜進化俱世界喜增新智識醫林應闢久荒途解剖乃中國向有之學因仲景以藥代針法出此學遂廢徐靈胎云刀針廢而涸疾難除當此競爭時勢何妨再理舊途以增學識道通天地肱三折學治中西鑄一爐從

此旁觀休弄舌靑囊看取獨歸吾

◉過藥肆偶題　衛鶴儔

惆悵芳時醉未醒　楊枝猶自弄娉婷　金丹保守仍無定　休怨東風怨小星

◉其二

黃雲黯黯張帆底　策杖行吟日易西　道地天然休拋却　園林深處有鶯啼

●滑稽談木通　查貢夫

人稟天地之正氣以生。故人爲萬物之靈者也。上而爲國家砥柱者曰良相。下而爲人命倚賴者。曰良醫。人之靈可知。要非冥頑不靈之木石所可比。然余今日思之。其說有未必然者。古之人談經入妙。使頑石之點頭。手技精良。削木鳶而欲活。木石亦有時而通神也。適有客從自外來。聞余言。莞爾笑曰。頑石木鳶。亦人之靈有以致之也。豈頑石之能自點。木鳶之能自活哉。余曰。然、然則所謂泥塑木雕。而華人崇拜之者。往往正人君子所不齒。而愚夫愚婦之所爲。要知泥塑木雕。何莫非人之誠。能通

雜俎 四

神之靈也。客瞿然而起曰。我知君之迷信已除。又何爲出此言也。余曰。居。吾語女。昔孔子之生。禱於尼山而生也。其病也。子路請禱爾於上下神祇。聖賢且然。何怪乎常人。何責乎今人。客曰。如君之言。人之疾病。非禱不爲功。余曰。非也。孔子疾病。康子嘗饋藥焉。想藥而不愈。門人是以有禱神之請也。揆諸常情。亦何獨不然。藥餌罔效。不得已而乞靈於鬼神。謂人之所欲。神必從之。希冀挽回於萬一。願將牀頭金錢。裝金還愿所不惜也。豈非醫士之靈。不及木偶之靈哉。客曰。既如是。有何事實之可指乎。余曰。有、近有唐某年逾花甲。小腹左邊起一塊。始則間月一發。繼且間日逐日而發。中醫西醫。束手無策。即靑溪陳徵君亦診治焉。其按云。崑崙氣屬肝腎氣痺陰虧。脉見細濇。虛多邪少。治以溫養。藥用肉桂蓯蓉鹿角沉香之類。診治十餘次。其痛自若。乃伊家人變其計。禱於神。得其方。用白朮杏仁首烏益智加烏梅燈心二味。一服而大吐頻年腹中作痛之虫蟲。其色赤。其形細。其數不可計。愈後半載。未嘗一發。而塊亦平焉。木可通神如此。夫醫字古時從巫不從酉。巫上易一靈。即靈字。是爲醫當靈之義。一不謹愼。巫字出頭。下加一匕。即喪字。是庸醫喪人之命之意。醫之關係大矣。

客曰。迷信一途。所以日甚一日而莫之返也。余曰。欲除迷信。莫如整頓醫藥。合數千醫藥界之魄力。一致進行。藉醫藥報之郵傳。交通智識。聯我醫藥界之一大同胞。務祈精益求精。屛棄從前閉門自守之意。苟遇一難治之症。共相研究。以輔我之不逮。若有一新得之術。廣爲宣佈。以彰醫界之光。所謂人之有技。若己有之。人之彥聖。其心好之。無患不十餘年後。爲醫藥界大放光明。而人人信任之不已。雖千百鬼神。皆退避於無有之鄉也。何迷信之有哉。客唯唯而退。

●六合創辦醫藥分會宣言書

孫爲霖

民國成立。政府維新。醫學一科。專用西法。近日教育部汪總長更倡言于北。主廢中醫。凡我醫界同人。處此存亡危急之秋。激烈競爭之世。不得不同心協力。設法維持。於是余君伯陶等創神州醫藥總會于申江。以振興中醫中藥爲宗旨。請願政府。號召同胞。現十六省已共贊成。寗省長亦准立案。誠中醫一大統系也。然中醫劣敗。必有原因。不究原因。難施補救。試即其最要者二端而分論之。

一中醫各分門戶自相水火也。考中醫門戶之分。始于金元。觀金劉完素所著素問元机原病式。宣明論方。觀張從正所著儒門事親。則知二家皆主瀉火。此一門戶也。元朱震亨之學。出于宋羅知悌。羅知悌之學。距河間僅隔一傳。然朱所著格致餘論局方發揮二書。立論重在滋陰。與劉張之瀉火者。一補不足。一攻有餘。已兩不相合。此又一門戶也。金李杲專重脾胃。所著內外傷辨惑論。脾胃論。蘭室祕藏等書。頗言寒涼損脾之害。與劉張之瀉火者。一主峻利。一忌苦寒。更兩相反對。此又一門戶也。劉李張朱。世所稱金元四大家。而其學說已有寒熱之不同。補瀉之各別。他如太平惠民和劑局方之專用溫燥。更無論矣。後人因之分門別戶。同室操戈。張介賓作景岳全書。攻劉張之說最力。其明証也。不知五方之風土既殊也。局之變遷不一。良醫治病。須因時因地。各適其宜。劉張生爲金人。身居北地。北方土燥。非若南方多卑濕之區。北人體强。非若南人多脆弱之質。二家對症下藥。故多用寒瀉之劑。以攻所當攻。自金至明。太平惠民和劑局方行于南。河間原病式宣明論方行于北。此皆因地而制宜也。東垣生當金元之交。神州擾攘。民疲奔命。寢食不遑。以勞倦傷脾者有之。

以憂患傷脾者有之。以饑飽傷脾者有之。加以虛人易招外感。古籍幷無成方。東垣故於兼內傷外感之人。特創補土生金之法。東垣之重脾胃。禁寒涼。亦東垣救時之策耳。丹溪生當承平。天下無事。人多縱欲。火熾精枯。加以斯時和劑局方盛行于世。醫拘其說。相習成風。剛劑一投。病遂不起。丹溪驚心慘目。遂創陽常有餘陰常不足之說。諄諄以飲食色欲爲箴。更於和劑局方。詳加辨論。丹溪之闢溫補。戒燥熱。亦丹溪救時之策耳。此皆因時而制宜也。四家學說。今日雖各有所偏。當時實各當其可。且以四家不拘成法。自出心裁。吾知其易地易時。則皆然耳。後人不察。或以硝黃戕元氣。或以參桂足殺人。聚訟一堂。交相指摘。以致末流之弊。後醫治病。必反前方意見相歧。必加苛責。中醫之名譽自損。中醫之價值日卑。此中醫劣敗之一原因也。然苟有醫藥會。何難矯其弊哉。（未完）

●神州醫藥學報校勘記（第二年第三期）

錢縉甫

論檢疫　曰疫無形可覩。疫而可檢。則風亦可捕。影亦可捉矣。曰西醫檢查有疫之埠。所報死疫之數。動以千計萬計。未聞因檢査而少也。內地亦有有疫之時。死者並不如是之衆也。曰避疫之法無他。正氣存內。邪不可干。此等議論。皆明白爽快。婦孺可知。曰鼠因疫而死。非疫自鼠而生。亦辨得明了。曰久旱久雨。乍熱乍寒。足以釀天行之疫。江海泛溢。濕土溽蒸。足以釀地氣之疫。大兵之後。屍氣薰蒸。小戶之家。汚穢狼藉。足以釀人事之疫。說俱確實。又曰治疫之法。但須辨其是溫是濕是風是寒是燥。分別施治。此更度人以金針。愚意讀者於此文。當奉爲玉律金科。

一解剖學之比較　第十行。無處不無腦氣筋。不字應去之。

二生理之比較　第一行。經者二字。應改經曰。第十行。糪粥二字。應改糜粥。第十行。脾主欲。愚見欲改脾主思。

三陰三陽講義　內經。少陽之上。火氣治之。中見厥陰云云。理本精微。作者加以引伸。說得津津有味。然淺學無能領悟。奈何。

神州醫藥總會紀事　溧陽醫會成立一條內。悉與總會章程辦理。與字應改依字。

問答　答詞。第二行胎腰藥錄之腰字。有訛誤。第四行。熟暗之暗。當作諳。第五行編次遺亂之遺字。亦可疑。似以作移爲是。又第四行以斷之以。雖以巳字通究以作巳爲醒目。

問瘧治西醫金鷄納中醫信石一寒一熱其效果相同是何理由　答詞。效果相同者。正治從治之法也。愚謂金鷄納之性。寒與否尙待研究。至正治從治之說。更不敢信。從治之法。無獨用一味見功者。

創設防疫實地研究會緣起　第九行諸字。應作偕。動字應作慟。第十七行。躓字可疑。

診驗紀略　第二節第一行。跟字應加一點。作跟。第四行黃參。是黃芩之誤。

醫藥雜俎　妄藥之害一條。查晉書原文。旐乃解及還以下。是其婦夢之。其母及家人又夢之。此應改父爲婦。改有爲夢。

隱溪醫案　第一案結句。如神二字可删。第二案黃芩字。須改正。第三案脉治數之治字。恐有訛誤。

●刊誤表

雜俎　　一〇

第二期論說醫學之保守與進化第十八行有旨哉三字當刪去

第三期診驗紀畧第二條第四行黃參之參字當改作苓字

第四期論說振興中國藥業之計畫第十六行菲沃斯越幾斯句菲沃二字顚倒

又學說門喉痧病用散藥辨第五行以喉爲主句喉字下多一痧字又末行作喉

痧病用散藥辨作字上多一故字

四期正誤　末頁二期校勘考其能否條廠字不悞秦鳴鶴條太后之太原係天字

排錯謹爲更正

第四期藥物學

日本學說　第一行漢醫誤作洋醫

鄭案　第十一行隱庵誤作阮庵

第十二行蔣山誤作蔣正

第二十行深達誤作源達

定價表

費須先惠空函恕寄
概收大洋銀毫加水

定價	項目	一月一冊	半年六冊	全年十二冊
	現欵及匯兌	二角	八角	一元五角
	郵票以三分之內者五份以上不收郵票			
郵費	本國	一分	六分	一角二分
	日本	一分	一角二分	二角四分
	外國	三分	一角八分	三角六分
廣告	等第地位	一月	半年	全年
	特別一面	二十元	一百元	一百六十元
	特別半面	十二元	六十元	一百元
	普通一面	十二元	六十元	一百元
	普通半面	七元	三十五元	六十元
聲明	特別告	論後正面概作特別	木刻電版	
	普通白	後頁夾張俱是普通	費須外加	

中華民國三年五月十五日
第二年第五期

編輯者　神州醫藥學報社
編譯所　神州醫藥學報社　上海三馬路小花園寶安里
印刷所　南華書局印刷所　上海北京路盆湯弄東首鴻生里
總發行所　神州醫藥學報社　上海三馬路小花園寶安里　電話三千七百三十九

神州醫藥學報

第二年第六冊

月出一冊准陽歷十六日發行

民國三年六月十五日出版

中華民國郵政局掛號認爲新聞紙類

●本報第六期細目

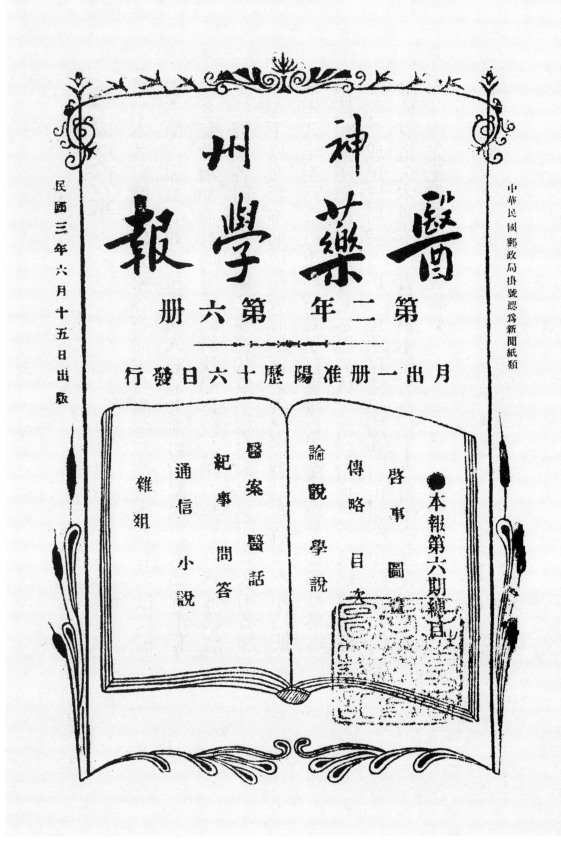

緊要啓事

啓者本報自改良以來蒙各省同志賞閱每期已增銷百有餘份投稿者亦源源而來有如山積惟同人等能力薄弱自開辦以來已費千有餘金每欲增加册頁而限于經濟致鴻篇巨著難以悉登殊爲抱歉然維持醫藥各同志有應盡之義務伏望去年與本年之報費未繳者速爲擲下以充資本而增精神諒區區之數定能賛助也將來本報以便增至八十至百頁以上則諸君子已獲維持醫藥之譽又得滿目琳瑯之觀諒無不樂而爲之如是本社同人尤當感激無已也蒙賜欵項郵滙郵票或民信局遞寄俱可但須保險保險費可由報欵扣除若未保險倘有遺失本報不負責任但本年五份以上之報保險郵費歸代派人自理先此聲明以免後論

錢大經君

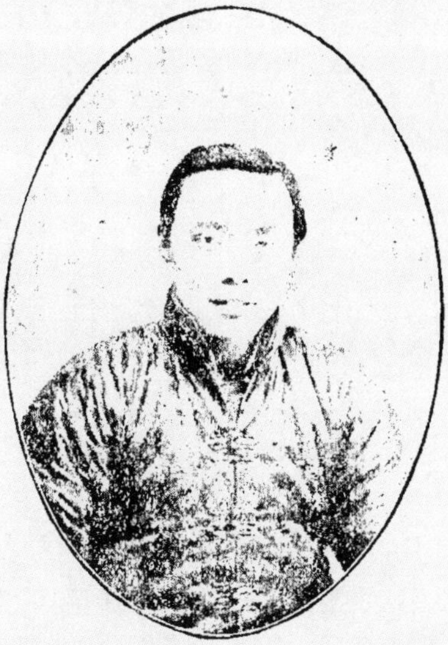

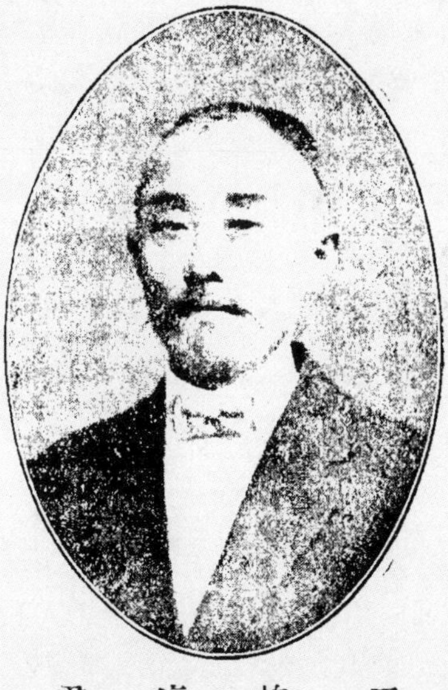

王槐庭君

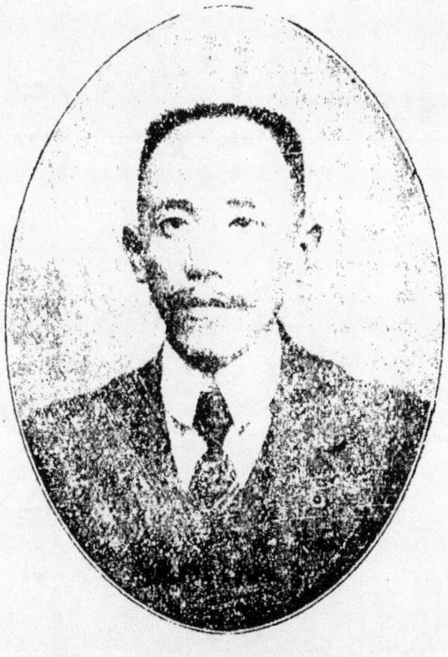

包識生君

傳略

錢大經

錢君大經字洪勛一字選仙年三十一歲江蘇東台人淮南法政學校優等畢業生現任東台商會會員何垜市教育會職員東台醫學會職員神州醫學總會東台交際員先生樂爲公益好行慈善凡地方公益多所贊助承七世薪傳之醫業精內科明藥性前於東台發起醫學研究會及創設廣大生藥號施醫贈藥貧民恒嘉賴之

王槐庭

王君槐庭年五十歲浙江餘姚縣人幼受庭訓研究經史暇輒喜讀軒岐之書弱冠後棄儒習醫知藥物性質不可不潛心考究故入著名藥肆中鍊習數年後盡悉底蘊以資實驗遂出而遠訪名家研窮內科深奧外症治法並一切手術十五年前遊滬經官紳挽留懸壺南北市會歷任官立各醫局醫員對于醫藥團體多所贊助近見西藥盛行恐中藥丸散膏丹利權爲其所奪集生平所得精製各藥秘訣編有神

州製藥新書一卷行世

包識生

包君識生字一虛古閩上杭人童年承庭訓傷寒雜病苦讀十載深得長沙之奧著有傷寒表傷寒章節傷寒講義諸書洵爲註傷寒者空前絕後之作也

神州醫藥學報第二年第六期目錄

●論說

●學說

目錄 二

第二年第六期

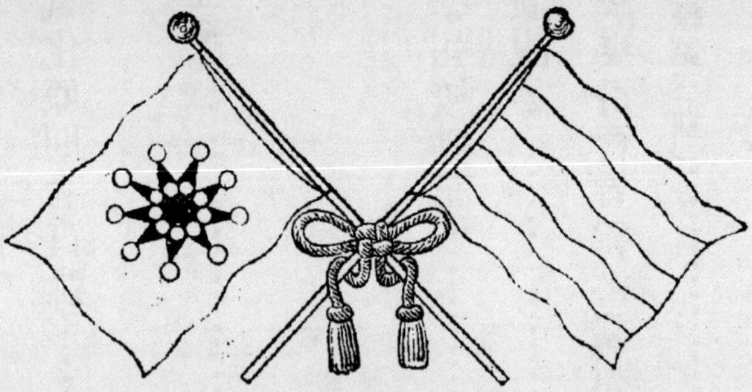

目錄

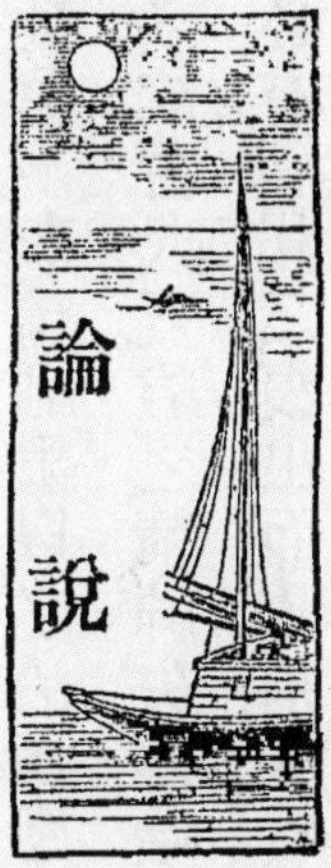

●醫藥危言（續第五期）

包識生

◎取消中醫中藥影響國計民生之利害

一國稅之減收

取消中醫中藥。影響國計民生之利害。篇首已畧言之。茲復重申其直接之利害者。凡九夫吾國天產藥材。原料行銷海內外者。不下數千萬。一經製成飲片丸散。價增數倍而爲數萬萬。國家之厘稅。輾轉抽收。居十分之二三。不可謂爲微業矣。一旦取締。中醫中藥必然衰落。無待筮龜。即國家之收入亦損失不少。可斷言也。此關於國稅之不宜取消者一也。

二人民之失業

中國醫藥界之人數。雖無確實之調查。然二千餘縣。每縣平均二十鄉。每鄉平均藥店四。約二十人。醫界平均。亦約十人。則有數百萬之衆。醫藥界之家人又五倍之。約共八百萬。如果取消醫藥。則八百萬人之生計奈何。國家增此八百萬失業之民。又奈何。近觀革命之後。滿人以官爲業者。及紹興人之以幕爲業者。頓失其生計。不下數十萬人。其困苦之狀態。實有難言之處。聞紹興一府。每年輸入金。已失二百餘萬。其他可知矣。今若取消中醫中藥。則甯波人。四川人。樟樹人。廣州人。亦猶以官爲業者。其困苦一也。以醫爲業者。亦猶以幕爲業者。困苦同也。嗚呼。前車不遠。可爲殷鑒。不知吾醫藥同志夢覺否。由此觀之。關於人民之失業。不宜取消者二也。

三國粹之淪胥

中華醫學。肇自農黃。可稱地球之鼻祖。其學術如麻黃之發汗。大黃之攻下。及其他種種。後世莫不奉爲繩墨。以之治病。應手奏效。歐美學說。亦不敢非之。奈自醫風日降。僞說橫流。古人實驗之精神。失傳殆盡。祇存影響模糊之形式而已。若能提倡而研究之。必有扁和之復出。而政府因噎廢食。慨中醫之庸劣者衆。即數千年神聖之學說而亦取消之。果爾。則神州國粹。從此淪胥殆盡。此關於數千年。强種保民之國粹。不宜取消者三也。

四天產之廢業

中國天產藥材數千萬。可稱爲實業之一大宗。若更從事振興。獲利無窮已也。今取消中醫。廢棄中藥。則國內驟失鉅收。賴此醫業而生活者。必餓莩諸道路。誠非國家之福也。此關於天產之不宜取消者四也。

五國權之喪失

中國國權之喪失多矣。若路權、礦權、航權、經濟權。無不操諸外人之手。今若更將人民生死之權操諸外人。則利害之尤者也。觀夫海關之醫生。對於驗病一端。苛待病人殊甚。將來更有不堪設想者。然中人學西醫者。雖有最高之大學程度。亦未聞有措海關驗放之權。恥屬甚焉。今幸人民生命之權。措諸外人之手者。不及百分之十。若取消中醫。崇尚西法。一切藥料器械。中國一無所有。萬一國際有意外之事。則人民之生命休矣。以此救命之藥料。操於外人之手。不禁將吾人民生命操諸外人之手。此關於國權之不宜取消者五也。

六利源之外溢

中國藥材佔商業大家之一席。人盡皆知。每年消數達二三萬萬元。亦非虛說。若中醫被政府取締。日漸湮滅。試問此藥材有何人購買。則不廢而自廢矣。近年藥業日漸退化者。實緣西藥充斥於市也。吾人若仍在昏夢之中。不知興學堂造就醫才。爲根本之補救。不十年營藥業者。必有如今日營洋烟業之末日也。嗚呼。藥業同志速猛醒。當與醫界合力而謀之。達其目的。藥業之前途。正未可限量也。然政府不知醫藥關係國計民生之利害。不思提倡而振興之。則中藥滅亡之日。即西藥盛消之時。每年外溢之金。何止數萬萬而已哉。此關於利源之外溢。不宜取消者六也。

七經濟之困窮

中醫中藥之果滅亡也。則數百萬人民之生計頓失。數萬萬之金錢已空。必由醫藥業之困窮。影響於社會。社會之經濟已受影響。必復影響於各商業。及國家可斷言也。若是中國欲求富强。其可得乎。直爲一老大窮國而已。此關於吾國富窮之利害。

不宜取消者七也。

八習慣之不便

中醫與西醫學說不同。治法故亦不同也。中人與西人俗尚不同。然其習慣亦不同也。今欲以西人之俗尚習慣强授中人行之可乎。夫西人男女之間。無授受不親之禮。與中國禮教大相反。故露胸聽診。打診習以爲常。褫袴驗陰。亦不爲異。試問今日此法。行之吾國可乎。然不行此法。診斷不明。而强服西藥。不憒事乎。此習慣上之關係。不宜取消者八也。

九風土之不宜

中西風土之不同。故人身體質亦各異。然西人起居飲食。亦與中人有別。西人喜燒食肉食。氣血盛。腸胃厚。風寒難傷其表。病多在裏之實熱。故其治病。每瀉輒效。中人多蔬食穀食。氣血淡。腸胃薄。易傷風寒。腸胃常虛。病多不化。故其治病調養多而尅代少也。然以中人之體質而服西藥。其雜病外科。効者固有。而虛勞外感。治壞誠不少也。此無他。中西人民之體質不同故也。此關於中西人情風土之不同。不宜取消者九也。

●論湯液之代剖解

范廉賓

史記稱上古之時。有俞跗者能湔浣腸胃漱滌五藏。列子稱扁鵲能換公扈齊嬰之心。證諸現在西法。自非虛誕。況經絡臟腑。原非空中樓閣可以意想。當日若不實地考驗。安能言之鑿鑿。獨惜古人抱此絕技竟無隻字相傳。抑實有其書。而爲後世湮滅耶。商之伊尹去古未遠。搜求猶易。何以不傳剖解經。而獨傳湯液經。扁鵲即秦越人。既能攻偕生之疾。何以不傳其手術。而獨傳八十一難。是不可解者也。鄙意謂古人剖解雖精。猶以爲未足。誠恐一有不愼。則生命隨之。行險僥倖。終非萬全之道。必求治病之術。更有精於剖解者。而後行之而無弊。此湯液所由作也。不然、闌雞亦剖解之一術。何以僅傳粗蠢愚夫。而歷代名醫棄而勿習者。蓋實無需乎此也。或曰、汝爲湯液以代剖解之說。不過鑿空妄談。究以何者爲根據。則告之曰。子不觀夫湯名柴葛解肌乎。夫解者。剖解之解也。肌者。肌肉之肌也。第人人從口頭滑過。不加深思耳。則請以傷寒論諸方證之。麻黃湯、剖解皮膚之利器也。桂枝湯、剖解肌腠之利器也。葛根湯、剖解項背經輸之利器也。小柴胡湯、剖解三焦膜原之利器也。麻仁丸、剖解脾臟之利器也。麻黃附子細辛湯。剖解腎臟之利器也。烏梅丸。剖解肝臟之利器也。五苓散、猪苓湯、剖解膀胱之利器也。大小陷胸。剖解胸膈之利器也。抵當湯。桃仁承氣。剖解小腹血室之利器也。十棗湯、牡蠣澤瀉散。剖解大腹之利器也。五瀉心湯。剖解心包之利器也。然有剖解。必有封固。於是桂枝附子湯。四逆湯。以封固皮膚肌腠。旋覆代赭湯。白虎加人參湯。以封固胃。理中湯。建中湯。以封固脾。桂枝甘草龍骨牡蠣湯。炙甘草湯。以封固心。眞武湯。以封固腎陽。黃連阿膠湯。以封腎陰。赤石脂禹餘糧。桃花湯。以封固腸。白頭翁湯。以封固肝。由此推之。藥不外乎通補兩途。通即剖解之效用。補即封固之效用。奈何冬月傷寒。見青龍而咋舌。夏時中暍。遇白虎而驚魂。胃實而譫語。滔滔視硝黃如蛇蝎。陽亡而流汗。渙渙畏薑附若砒鴆。雖有明眼之人。亦不敢爲驚世駭俗之劑。不得而求其次。惟有掇數味無過疲藥。待病氣之自已。以言無效。誠哉其無效也。夫峻藥原不可妄投。故醫書言其功。必言其害。病家聞其

神州醫藥學報 第二年第六期

害幷忘其功。因噎廢食。奚可哉。獨怪今人畏中藥之神丹。而偏信西人之藥石。藐中醫之氣化。而盛稱西醫之剖解。得毋能讀西書者少。但知其利而不知其害歟。

●經學家之醫學

錢縉甫

論語曰。人而無恒。不可以作巫醫。據此知古人以醫爲小道。不甚重視。然習醫者苟不持以恒心。則技必不精。難免誤人性命。　周禮醫師。聚毒藥以供醫事。尚書。若藥不瞑眩。厥疾不瘳。據此知古人治病。不尙疲藥。然十全爲上。並非漫無把握。貿然嘗試。　禮記。醫不三世。不服其藥。據此知古人之於醫。最重經驗。然重在經驗。並非重在世醫也。　左傳晉景公疾病。秦伯使醫緩爲之治。曰疾不可爲也。在肓之上膏之下。攻之不可。達之不及。藥不至焉。據此知古人行醫。於不治之證。必決然辭去。不圖徼幸。

九藏字見周禮天官。然曰五藏。曰十一藏。人皆知之。曰九藏。則知者甚鮮。九藏者。肺心肝脾腎爲正藏。又益以胃膀胱大腸小腸四者。乃爲九也。或曰。胃膀胱大腸小腸。

合膽與三焦爲六府。何以入九藏。曰以其受盛。故謂之爲府。然府可通稱藏。古義然也。何不取胆與三焦。胆爲淸淨之府。三焦爲孤府。非正府也。

五行之說。莫著於尙書洪範。然在古亦有異說。如古尙書說。脾木肺火心土肝金腎水。除腎水外。所言皆謬。漢大儒鄭康成駁之。曰今醫疾之法。以肝爲木。心爲火。脾爲土。肺爲金。腎爲水。則有瘳也。若反其術。不死爲劇。自是異說以息。然則鄭君殆亦深於醫者。此一駁也。於吾道洵大有功。說本禮記月令注

內經斷疑

蘇雨田

客有問於予曰。內經一書。何書也。予曰軒岐之書也。客曰。何以伊古以來有斷定爲軒岐之書者。有疑其爲後人之書者。聚訟紛紜。莫衷一是。子盍爲我言之。予曰皆是也。客曰。理無兩是。而子獨云皆是。得非欺人語乎。予曰否。內經一書。辨臟腑。別經絡。分陰陽明氣運。五行生尅。四時變遷。理想淵微。唯精唯一。名賢代起。不能出其範圍。非聖人而能若是乎。故曰斷定爲軒岐之書者是也。客曰。然則謂爲後人之書。何以

亦是也。予曰。著書有一定體裁。有一定語氣。讀其首句卽知。不待竟讀而始知也。如二論三孟人皆知爲門人記述之書也。故論語首句子曰學而時習之。孟子首句孟子見梁惠王稱子曰。稱孟子。豈非後人語氣乎。既知此爲後人語氣。而素問首句昔在黃帝。既曰昔在。又曰黃帝。則亦爲後人語氣可知矣。故曰疑其爲後人之書者亦是也。客曰。子言是。予疑益甚。何其自相矛盾。反令予無所適從乎。予曰。予非矛盾。子亦勿疑。予當爲子决也。子讀書。子曾讀書經否乎。客曰。讀之矣。予曰。子見篇目之下。注有古文今文有無字樣否乎。客曰。見之矣。予曰。內經一書。當作如是觀也。書經爲虞、夏、商、周、之書。得之孔壁。授于伏生。大半殘缺紊亂。僅周書首句惟十有三年春。爲當時記事語氣。其虞書之二典二謨首句皆云若稽古。夏書首句禹敷土。商書首句王曰格爾衆庶。皆爲後人傳述語氣。故蔡沈于篇目之下。有注古文無今文有者。有注今文無古文有者。有注今文古文皆有者。黃帝較唐虞又遠。或有殘缺而增補之。如大學傳之五章朱子補之是也。或有紊亂而更正之。如書經之武城攷訂是也。甚至語句古奧而顯明之。如陳修園之傷寒淺註是也。其中後人參以已見。增字增句。

容或有之。而謂全爲後人所作。吾不信也。何也。如論語孟子。皆係門人記述。而亦能謂非孔孟之書乎。總之讀書只探其理。宗其法。不必泥其書。如果理明法備。雖時人所作。亦當讀之。豈可因噎而廢食乎。醫家讀內經。當如儒家讀書經。今古互勘。古文長則從古。今文長則從今。儒家不能因書經有今文而廢讀。醫家亦不能因疑內經爲後人之書而廢讀也。子慮無所適從。予引一言以奉贈曰。擇其善者而從之。

本號開設上洋英界抛球場

上洋采芝堂

監製大悲救苦玉雪丹著有奇效之鐵証

本堂之大悲救苦玉雪丹係前清御醫陳蓮舫夫子授方特製與市上玉雪救苦
丹大相懸絕茲略舉其成効如下〇乙巳年關外大疫萬國紅十字會曾定製數
百箱分送疫地功効大著出乎各種治疫藥之上乙已年七月二十五日時報專
電載六月十三日闢外新民屯來電云冬青電均悉新濟泰順二批所運大悲救
苦玉雪丹十二箱避疫散十一箱當即在津提運出關分送各藥以玉雪丹爲最
効特聞任錫琪徐信泰謨蒸〇觀此電文可見本堂監製大悲救苦玉雪丹爲希
世賚品成効昭彰本主人近更加料監製精益求精凡海內外各界諸君如欲防
疫起見請速向本堂購備此丹禆得免除疫癘之危險恐未週知庸此佈告茲將
此丹之性質及用法列后

一治傷寒時行瘟疫寒熱頭痛胸悶骿痠一二候身熱不解神昏譫語開水化
服一丸如身熱不盡再進一丸立有奇功

一治痰厥不省人事用陳胆星五分冲開水化服一丸

一治肝氣厥逆不省人事用生石決明二兩煎湯一茶盃化服一丸或開水化
服可亦

一治小兒痧痘時痧用西河柳五錢煎湯一茶盃化服一丸如未透足再進一
丸輕則半丸

一治癰疽發背腦疽疔毒一切無名腫毒外用土牛漆一兩搗汁調藥半丸敷
之內用開水或生甘草三錢煎湯化服半丸大症一丸未成即消

一治爛喉痧症痰涎壅塞口禁身熱命在頃刻急用開水化藥一丸徐徐灌下
立刻回生再進一丸即愈

一治一切咽喉急症服之立瘥或用荷葉三錢煎湯化服亦可

一治小兒急慢驚風身熱嘔乳驚悸抽搐便青用鈎藤一錢煎數沸去查量兒
大小和服半丸或一丸作四次服之立效如渣內赤子胎驚不乳用藥一丸
分作四塊研極細末安在乳頭上與小兒吃乳同下之立愈

虛勞孕婦忌服

二二

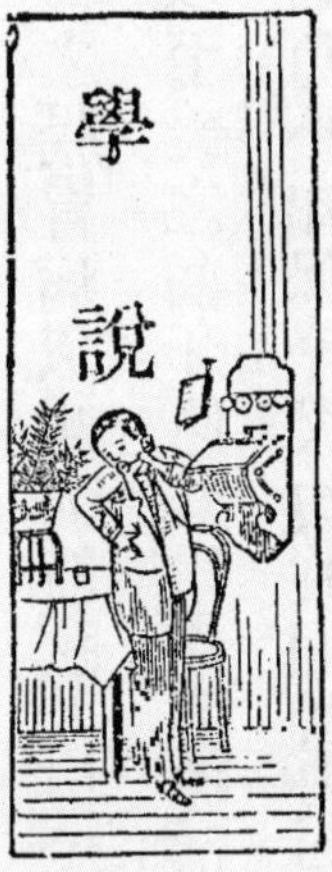

解剖學

肝臟

黎鼐軍

經云肝藏血古聖人片言居要其所以藏血之理未嘗明以示人也自泰東西學說輸入而始恍然矣其言曰肝毛細管之血流比他臟器之血流遲徐又曰分布各區域之大血管當收縮極甚之際彼多量之血液俱自動脉入靜脉復自靜脈入心臟之右房是時動脉收縮抵抗甚强故左房之收縮不能充足且將及其影響于右房于是肝臟出而調節血行之障碍以濟其危而救其弊試設法使動物下行大靜脉與門脉相交通更使門脉中之血流不經肝臟而經注於下行大靜脉然後去其肝臟則見心臟擴張幾達極點大靜脉管亦鬱血而怒張又以大量液體注入動物之

靜脉內則肝臟盡吸收之膨脹而堅如木塊蓋肝臟之善吸血液也猶海棉之吸水觀於吸取液體之狀況可想見其吸取血液時矣云云夫所謂血流遲徐也調節也吸收也皆臟之之義也中醫揭臟血之理而西醫詳臟血之形迹以實之言理可以賅形由形亦可以求理故曰氣以成形而理亦賦焉

●衛生學

●論醫士宜知齒牙之衛生並宜告人以齒牙之衛生　劉筱雲

人之一身。五官百骸。各有機能。而所以爲官骸之大助力者。莫齒牙若也。畧言之。官骸之爲用。祇各盡其一部分之功能。而齒之爲用。尤能輔官骸之所不及。蓋齒之爲用。主磨碎食物與截斷食物。即此二端。其有裨於人身也甚矣。咀嚼不細。則消化綦難。而種種之腸胃病以生。天既賦人以靈明之美質。敏銳之心思。又慮其生之未遂也。復畀以至美之齒牙。使其得以盡天產之美味。滋養身體。發達聲音。天之於人厚矣。而人顧可不知保全。又復從而摧毀以戕害其生。夫亦違天甚矣。

攷齒之構造。齒冠部（即露出之部分）分二層。外層琺瑯質。內部象牙質。齒根部（嵌入齒槽之中部曰齒根）亦分二層。外層白堊質。內層象牙質。齒心有腔。細而長。是曰齒髓腔。齒根之尖端有小管。達齒冠之內部。大而廣。內柔軟而外赤白色。塡充齒髓。分布血管與神經。爲知覺最敏。頻起齒痛之部。至齒之生長。兒生第一期之齒曰乳齒。生後六七月始露芽。至三歲而齒發生上下二腭。各十枚。總計二十枚。至五六歲始脫落。十四歲而全脫無遺。交代新齒。沿乳齒脫落之迹。而發生第二期齒。至二十三四歲完生三十二齒。終身不落。曰永久齒。以其數論。乳齒之數。切齒四枚。犬齒四枚。臼齒八枚。永久齒之數。切齒八。犬齒四。兩頭齒八。臼齒十二。齒形雖同。而作用不同。切齒主齧斷食物。犬齒主截割食物。至兩頭齒與臼齒。則司咀嚼破碎食物。自初生以迄二十三四歲。此二十餘年。兩易其齒。以吾國古書學理而論。則齒爲骨餘。人生七齡而後。腎氣漸壯。乳齒漸落而後永久齒生。迨五十而後。腎氣漸衰。齒亦漸落。於理固然。而其中不明衛生之理。保齒之方。在庸人固無論矣。而我醫業中人恒多忽焉。

鄙人近年所見。若湘鄂燕豫。江浙兩粵。懸壺行道諸君。峨冠岸幘。高談明理。晰辨陰陽。口若懸河。滔滔不絕。偶於狂噱之餘。乍露齒冠。其鮮明皓潔芬流輔頰者。固多。而巉巖列鋸。污黑如煤。或齲或缺。沉澱凝積。異味撲人。令人見而掩鼻避席者。尤所在皆有。此豈吾醫流淸望之好爲若是哉。夫亦曰習慣而已矣。

習慣者何。滿淸中葉。鴉片輸入。士林嗜此恒多。而醫林亦復不少。一染斯弊。則神智昏惰。盥漱不勤。久而久之。遂成習慣。且佐之以烟草。若曩時所吸蘭州烟(產甘肅)皮絲烟(產福建)熟烟(產廣東)等類。質既不純。味尤辛烈。我同業固多嗜之。於阿芙蓉之外。復繼以淡巴菰。以倒海懸河之口。等之汽船煙囱。鎮日之內。灼爍薰蒸。口中唾液。已爲之枯。齒冠之色。亦因以變黑。加以懶於洗刷。食片之腐滓。嵌入齒間。凝積沉澱。而成齒石。齒冠既失其天然之美。而雜質復時時留滓其間。欲其不變壞。而臭腐也。得乎。

且不知保齒之益。尤爲我國人之通病。上中社會。近年已漸知改良。至普通社會。則已茫無所知。而下等社會。更無論矣。曠觀吾國之凡百執役。無論男女。以予所睹。若闤闠市肆。農工商兵。以及輪船汽車擠擁輻輳之際。偶一交言。其氣觸人。鮮不令人作三日惡心。即此一端。無惑乎吾國人之爲外人所輕視也。欲圖補救之法若何。則惟有自醫士始。尤莫急於醫士自行提倡始。

醫士爲清流物望。生民性命所寄託。則其言自必爲人所敬信。苟能將不知保齒之害。及知保齒之益。詳告於人。使其輾轉勸戒。復能以身爲之倡。人雖至愚。聞有關於身命健康之論。有不憬然聽信者乎。且也保齒之事不難。以百數十文購牙刷一具。牙粉一瓶。可敷半年之用矣。所費無多。爲益甚大。人何憚而不爲哉。是在提倡勸導之者何如耳。

夫保齒潔齒之法。不但今人爲然。即古人亦有行之者矣。考衛詩曰。齒如瓠犀。(瓠犀之子)(方正潔白而比次整齊也)宋玉賦曰。齒如含貝。曹植賦曰。皓齒內鮮。孫楚之所謂枕流漱石。其語雖出於辯給詼諧。然其意亦未嘗不注意於漱齒也。前清中葉。人習於惰。並此見面(孟子睟然見於面)之美觀。且不知修飾。至我清流同業。亦蒙此垢。不知湔除。恒爲人所詬病。睹此東西洋牙醫林立。列爲專科。榜門問世。自成一家。能無色然生赧乎。吾爲此言。非敢謂薄視同業也。特以習慣既久。亟宜湔除。且潔齒一道。於衛生前途。大有裨益。

不辭瘖口。發爲狂言。大雅君子。不嗤其陋。進而敎之。則幸甚矣。

●病理學

◉論西醫治疫症之不善（續五期）

孫雨林

發疹窒扶斯

（證候）先頭痛。倦怠。惡寒發熱。精神恍惚。狂躁譫語。三日至七日後。全身密發薔薇疹。更經二三日。疹即出血。輕者十四日愈。重者二十一日愈。或併發肺炎証而死。

（治法）同腸窒扶斯。

按此證與中國熱毒斑疹相似。宜以化斑湯治之。西醫治法既與前同。故其弊亦與前等。

天然痘

（證候）有三日之序期。第一日。惡寒。發熱。頭痛。嘔吐。譫語。薦骨痛。第二日。上下腹及大腿內面發紅斑性血斑性疹。第三日。或第四日。全身發疹。諸証輕快。此証輕重分二類。(一)眞痘即重証。先發疹於頭面。二日後變爲巨疹。中央生水泡。次變爲膿泡。至九日膿泡成。其頂下陷。周圍以紅暈繞之。此時化膿。再發熱。頭面腫脹。手指疼痛。口咽亦發疹。聲音斷變。咽下困難。至十二日或十三日。體温下降。膿泡結痂。瘙痒特甚。留白色或暗褐色痘痕而愈。(二)假痘。即輕証。則發疹少而膿泡亦少。

(治法)嚴行攝生。清潔病室。如熱甚則施冷罨法。如皮膚緊脹甚。則塗擦油類。或將五十倍偏里設林溶液。蘸於麻布。被包全身。

按痘証中國列入專科。以人之稟賦不同。故施治亦異。冷罨法逼熱入心。治此証者之大忌也。何怪西醫一遇痘証。即手足無所措焉。

實布的里。

(証候)先發熱頭痛。身體違和。咽下困難。病愈進則呼吸愈困難。扁桃腺及咽喉粘膜發腫。焮赤微痛。次生白色或黃白色之膜。顎下淋巴腺亦腫。壓之則痛。所生之膜。漸漸下行。布滿氣管。以至於死。

(治法)流通病室之空氣。施冷罨法。令含氷片。以電氣燒灼患部。又令嗽石灰水。或

神州醫藥學報 第二年第六期

鹽剝水。如熱甚則用撒曹及單舍。血淸注射法。奏效如神。然須早用其法以玻璃針注血淸。重量約三格蘭姆。刺入病者胸前及臂上之皮下。次日喉中所生之膜即退去。

按實布的里即中國之白喉。治之得宜。亦非死証。西醫冷罨一法。弊與前同。惟注射血淸。確有特效。乃中醫所當仿行。但注射之時。若非此種喉証。則藥毒留於血內。反成外証。或致瘋癲。亦注射者所宜愼重也。

猩紅熱

(証候)先嘔吐。咽痛。惡寒。發熱。舌赤。頭痛。眼中粘膜俱紅。顎下腺腫大。按之則痛。次發疹於頭部。胸部。後蔓延全身。惟頤部唇部無之。發疹三四日後。紛紛落屑。若脫殼然。病甚則心臟痲痺而死。愈後其神經每遺痲痺性。

(治法)每日服以鹽規白糖及撒曹。如熱甚則行少時間之浴。施頭部氷罨法。用酸性飲料。與之流動性食物。落屑時。則以沃度酒精哥羅仿謨塗擦之。

按猩紅熱與中國之癮疹同。係由風熱而成。宜用辛涼之劑。鹽規提自金鷄納。爲補劑中上品。有表証者何可輕投。引之內陷。至氷罨阻熱。酸性斂熱。均非所宜。心臟及神經痲痺。即邪入心包邪留經絡所致。惟沃度等可以改病。用之塗擦。尚不妨也。

以上七証。除實布的里之注射血清。餘皆有損無益。蓋疫証由不正之氣而得。本非解剖死體所可明。西醫無對証之方。而專爲豫防之計。卒之疫証一發。徧國流行。徒干涉人民自由。難保全病者生命。亦可哀矣。

◉瘧說

王壽芝

溽暑蒸騰。金風薦爽。而魁梧士人。金閨麗質。黃童白叟。多不能免瘧襲侵者。古人云。瘧不病君子。夫君子不病。豈凡庸必病乎。揣古人立言之意。稱以君子。是含有無限榮譽。其人生平。必有高尚行爲。皦然不與流俗同汚穢。尊以高尙名字。確有潔白之操持。其一切起居飲食。如孔聖云。魚餒而肉敗不食。色惡不食。臭惡不食。不時不食。鄉黨一編。推爲孔門衛生學。讀而遵之。則人稱爲君子也。蓋瘧由夏暑地濕汚濁。蒸生微蟲。細者隨空氣以吸入。大者化蚤蚊以刺膚。毒汁在血。醞釀而起。南方已視爲夏令一種流行之疾患。北方土地高燥。瘧疾甚少。有之大半溫疫中。往來寒熱。似瘧之病狀耳。內經有刺瘧之篇。仲聖有瘴牡之名。後賢別爲痰食瘴癘。至歸宿總以少陽爲樞轉。入與陰爭則寒。出與陽爭則熱。大言炎炎。小言詹詹。不能脫此口胳。自歐風東漸。瘧則謂之麻拉利亞。其論病因有與吾華議論相逕庭。謂瘧作有一種微蟲。在血內遞爲生滅。寒熱因之間作。舊蟲滅而遺子。瘧止時也。子孵化而新蟲生。瘧發時也。此蟲喜聚蚊之涎核。由核管而入喙筒。螫人皮膚。便帶進血。孳生頗速。毒汁浸淫。斯瘧作焉。又有謂夏時一種毒草。含結子絨。隨風飄蕩。人吸之而患瘧。此中外之學說。一則泥象以推求。一則憑因而揣測。以不佞經驗所及。在空氣。地污。飲食。三者釀成之主因。敝處地居山中。高山環聳。列若幃屏。每逢夏令。瘧則叢生。無論老少均患。倖免者如鳳毛麟角。至經商遄返。逢夏即促裝外出。畏如癘疫。詎知吾黟山多瘴重。空氣不鮮。居人又喜嗜鱗。無奈桃花流水。鱖魚不肥。而皖省大通濱江之區魚販以醃鱖臭魚。捐售吾黟。黟人嗜之如飴。每觔錢百餘文。味臭價廉。消數有二十餘萬元左右。凡華堂牖戶。以此尾爲款賓盤珍。加以臭毛豆腐。亦爲常食品。食之既久。血分含汁濁而不清。繼以夏霜濕毒蒸炙。其不爲瘧者幾希。醫生僅知開方。不識以衛生二字勸人。方用小柴胡湯。加青蒿。知母。厚朴。當歸。首烏。千篇一律。至金雞納丸。必俟瘧久轉虛。變爲三日瘧。方敢一用。不佞舊歲歸梓。適逢夏令。注意個人衛生。幸未沾染。人瘧求診。量其寒熱輕重。亦以小柴胡湯出入。偏熱加重黃芩及知母。偏寒乾薑草菓。涉虛參朮當歸。鹿角霜。製首烏。虛熱石斛。知母。生首烏。鱉甲。無論初末。必用藿香佩蘭以解穢。另用金雞納丸三粒。每劑清晨開水送服。均二三劑奏效。夫金雞納一味。治瘧勝於常山草菓遠甚。若獨用僅奏效目前。雖效往往腹脹少食。稍勞則發。發之時再治。必用疏達臟腑。俟邪清瘧止。然後進食健復。蓋瘧之發生。首由血液不清。復吸汚壞空氣。如硝磺遇火。必爆烈焉。瘧之輕重。因人之身體强弱以爲衡。仲聖云。瘧脉自弦。弦數多熱。弦遲多寒。脉搏來自血脂。凡浮數遲緩。脉必帶弦。則血液中含此瘧疾黴蟲。吾古聖數千年前。早於指下明之。何新學家。謂吾醫診脉。如捕風捉影。其亦未知此中妙諦。不佞願諸人於夏時。潔其飲食。爽其居處。鮮其空氣。三者時時留意。不獨瘧疾可免。則霍亂吐痢流行諸恙。固我藩籬。而病魔自退避三舍。一得之愚。謹說以貢社會。

●論膈症

虞哲夫

愚按膈症病在上焦而其原實在下焦飲食下咽至膈不能直下隨即吐出乃賁門爲病血液乾枯胃口收口初病漿粥尚可入病久飲食俱難下蓋血液枯槁津液不潤凝結頑痰而阻塞胃脘者有之氣結不行血滯成瘀而阻塞胃脘者有之第賁門之槁頑痰之聚瘀血之阻者皆由憂思過度則氣結氣結則施化不行酒色過度則傷陰陰傷則精血耗竭運守失職而脾中之生意枯五液無主而胃中之津液涸緣虛陽上泛挾衝任二脉直上陽明賁門終日爲火燔燎迫之又迫不稿不已是以膈塞不通食不得入矣雖然膈之食不得入爲有火與反胃之食久復出爲無火迥乎不同而膈症之火其根實發乎腎若腎中水虧不能攝伏陽光而虛火不藏者治宜壯水之主從陰引陽而熖光自歛若腎中火虧不能生化元氣而龍火不歸者治宜益火之源補陽生陰而眞氣上升如是則血液有生動之機賁門有滋養之潤胃司

受納而脾司傳化矣夫酒色操心之輩多有此患爲虛爲實不辨自明若劉氏下以鹹寒之味損胃尤烈嚴氏分有五膈之名惑人失從不若養血益氣以通腸胃補陰助陽以救本源則大便潤而小便通下既宣通必無直犯清道上沖賁門之患也奈因學淺庸工泥於氣結不行阻碍道路之故妄投辛香破氣化痰清火之藥謂病生於鬱結而驟開之或得始效頃刻終必至于乾枯委頓而斃者不可勝數也張鷄峯云病在神思間謂養其神清其思而後津液歸聚于胃中庶能稍延歲月病膈者其可不達觀而退觀內照耶余閱歷二十餘載見年少者無此患年老者有此症其爲氣血之虧水火之弱上焦之枯腸胃之燥已明效大驗治此者不急急求脾腎根本而補救之而反從事於開關詭異之法以爲捷徑也以爲得計也以爲理是也噫亦愚者哉

●藥物學

◉中西藥學滙參（續五期）

鄭肖巖

草類

五味子

中國學說

本經云、益氣。欬逆上氣。勞傷羸瘦。補不足。強陰。益男子精。○別錄云、養五臟。除熱生陰中肌。○甄權云、治中下氣止嘔逆。補虛勞。令人悅澤。○大明云、明目煖水臟。壯筋骨。治風消食。反胃。霍亂轉筋。痃癖奔豚冷氣。消水腫。心腹氣脹止渴除煩熱解酒毒○李杲云、生津止渴。治瀉痢。補元氣不足。收耗散之氣。瞳子散大○好古云治喘欬嗽。壯水鎮陽。

英美學說

五味子一名荎藸。產中國南方北方等處。蔓生。第南方所產者其色紅。北方所產者其色黑。皮肉甘酸。核中辛苦。都有鹹味。以其五味具備。故名五味子。其功用能行氣袪風。又爲健胃劑。

鄭肖岩案五味子氣味酸溫。本經列于上品。列錄一名玄及。英美學說。其所云出產。實本時珍之考据而言其所云氣味。亦本蘇恭所試驗而言其曰一名莖蕏。蓋原本于爾雅。非譯音也。可見昔賢本草亦早爲泰西所研究。惜不諳吾國之文字。故未能由理想而進窺長沙之堂奧耳考傷寒論小青龍湯。治太陽傷寒。心下有水氣。乾嘔發熱而咳。用五味乾姜細辛。歛肺降逆而止咳嗽。小柴胡湯治少陽傷寒。若咳者去人參大棗生姜。加五味乾姜。眞武湯治少陰病。內有水氣。腹痛下利。若咳者。加五味乾姜細辛。四逆散治少陰病四逆。咳者加五味乾姜。並主下利。金匱要畧厚朴麻黃湯。治欬而脈浮者主之。射干麻黃湯。治咳而上氣。喉中水鷄聲者主之。桂苓五味甘草湯。治氣促小腹上衝胷咽者。與此湯以降衝。實賴五味以歛其氣也。他如桂苓五味甘草去桂加姜辛湯。苓甘五味姜辛半夏湯。苓甘五味姜辛半夏杏仁湯。苓甘五味姜辛夏杏大黃湯諸方。必皆用五味而收歛肺氣爲之佐。從可知五味酸收濇固。善歛金氣。降辛金之上衝。而止欬逆。升庚金之下脫。而止滑泄。一物而三善備焉。金收則水藏。水藏則陽秘。陽秘則上淸而下溫。精固而神寧。故亦爲虛勞之要藥。今人多不敢用者。因寇氏虛熱之說誤之爾。惟風邪在表。痧疹初發。一切停飲有實熱者。仍當禁用。彼泰西學說。謂五味之功用。能行氣袪風。既與本經之宗旨未合。又與長沙之論說觸背。惟所云又爲健胃劑。或從李瀕湖甘入中宮。益脾胃而略得理解歟。

性氣和平之瀉藥

周頌堯

瀉藥之中。如大黃巴豆等。寒熱各偏。性頗猛烈。究非常用之品。余有一戚傳來一方。用桃花瓣。於三月間採取。晒乾研末。磁瓶收貯。如遇楊梅瘡毒。係從花柳巷中得來者。每晨服一錢。濃粥湯送下。待數小時。即瀉。毫無所苦。約瀉四五次。翌日再服一錢。毒便盡也。余亦似信似疑。至三月間。姑採之置之廚頭。幾忘矣。忽一日有湘城厘捐局某君。來醫梅瘡。頭面四肢。均已蔓佈。余曰。此花柳傳染之毒也。必須瀉之。某君曰。已服大黃四五錢。未瀉。又服藥房內之花柳清毒水。亦不瀉。何也。余曰。君服大黃煎藥水均不見瀉。余處有桃末一包。請取去。用粥湯送下可也。後果然卽瀉。日瀉五六次。明日又來取一包。又瀉二三次。則梅瘡亦漸漸愈矣。又有一家夫婦。均患瘡毒。已經西醫診過。未曾服藥。僅用黃色之油膏。用新棉花抹瘡上。其臭如硫磺氣。亦不見效。始來余處診視。余付桃末四包。勻二日服。各便瀉四五次。亦漸漸愈也。嗣後有患大便難解者。或數日不大便者。余均付桃末僅二分。粥湯送下。其應如響。斯時余尚嗜鴉片。大便或五六日不解。用桃末二分。亦頗效。所以此桃末余極信爲和平之瀉藥也。但凡遇腎經虧弱。精血不足。而大便難解者。亦不可施用者愼之。

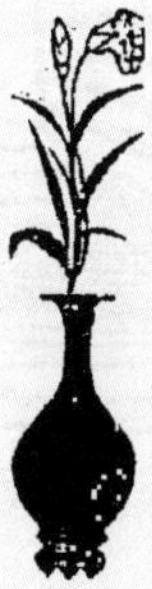

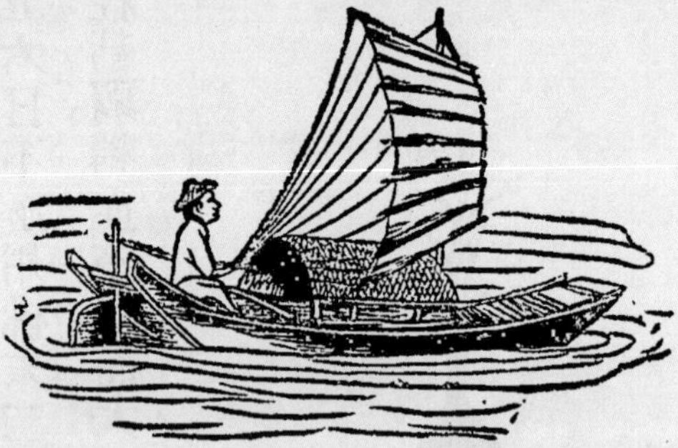

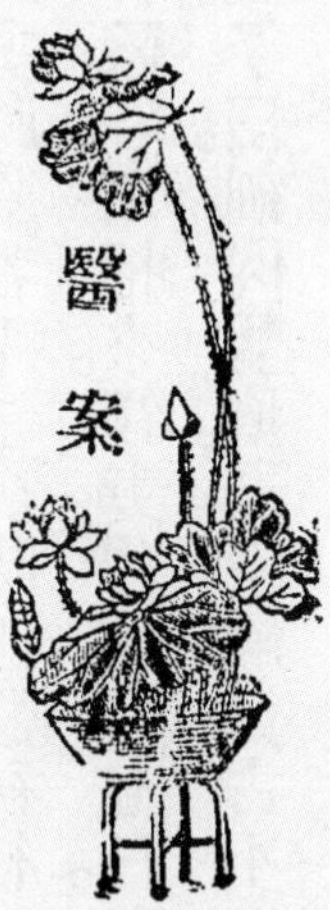

醫案

痔漏治驗

鎮江劉丙生原稿

痔漏一症。生於肛門之前腎囊之後者。爲海底漏。今之醫者。莫不以難治目之。富貴之人。保重身命。皆聽西醫挖割。非不速效。不久復發。再發再挖。鮮有能收功者。予憫同胞之愚。甘心聽人挖割至陰之地。暗中短去壽命。消耗元氣。損失榮血。不過取效一時。不數月。瘡根復發。徒費錢財。徒減壽數。而不忍不傳秘法。以救同胞。以振國學。

予嘗於光緒壬辰年二月。先疝後痔。痔生於肛門右。半內半外。大僅如荔枝核。痛甚。妨碍二便。每當二便出止之際。括約筋夾肛兩夾。則痛徹心脾。恨極以針瀉之。出紫血。冀其毒瀉可以輕減。不意非惟無效。而且愈大如荔枝殼矣。清熱敗毒之藥。又無效。脈變小濇。其時予已遠色四年。不信自己精血虧虛。腎陰不足。然脈既如此。姑用

神州醫藥學報 第二年第六期

血肉有情塡補腎陰。當不致誤。於是以濂珠粉爲丸。用豬腰子湯送下。並未外治。不意其效竟捷於影響。藥後四小時。睡醒如厠。二便皆爽。并無痛苦。再捫患處。前已如荔枝殼者。現僅餘針孔。處如綠豆矣。何速效至於此極哉。自慚學力不及。有意外之功。即有意外之過。因篤學深思。研究收效之速是何緣故。一月之後。方得其解。良以溼熱烟酒煎炒花柳等毒氣。發爲瘡瘍。倘使陰氣不虛。何處不可發泄。乃竟發於至陰至靜之地者。必其人酒色傷身。腎氣先虛。而後溼熱等毒。乘虛而入至陰至靜之地也。已潰不斂。久而成漏者。固虛。即初起未潰。堅硬脹痛者。亦虛也。已潰而虛。人所易知。未潰已虛。人所難解。今欲伸明其理。此症實因虛而起。非初起然後虛也。堅硬脹痛。似實而虛。亦如石疽脫營之症。虛極反實之所生也。安可妄用刀針。况挖割乎。厥後予之針孔。四圍堅硬。小如綠豆者。用原法服之。十餘日。然後消化無形。一針之害。已如此。况剜割者乎。予少時。西醫初行。予家傭婦之姊。錢二妻。患痔漏。華依梯西醫。立福音醫院。以招來。錢妻住院內七日。華爲之剜去多管。復生新肌。平復如舊。衆人神其說。予曰。剜肉醫瘡。吾中國自古不取。言笑其愚且拙也。剜去其標。豈能剜去其本後必復發。不可為矣。逾年果復發。再往求治。華曰不可再割矣。再剜恐不保生命。逾年則死。今年正月望。和泰米店主李鏡湖暴卒。李身體肥胖結實。以剜痔瘡一次。再復發。復往求治。亦如華語。由剜割痔瘡。至其暴卒。不過三年。享年僅四十有七。若非剜割損失氣血。壽考之象。何致中年而死乎。如錢李者。案驗甚多。今特舉一最遠最近者以為証耳。南門道崇觀醫士張君雲甫。前二十年。嘗患海底漏。因予善治此症有虛名。問予治法。予勸之曰。刀針掛線去管等法。皆不可輕試。凡正宗金鑑之法。皆不能成功。予以不外治為治。但內服食血肉有情補腎之品。百日自愈。張以不外治焉能痊愈。不信。固請外治好藥。予以免爵忌疔散與之。張持之去。初猶日日外治。一月後。因購買道崇觀現居之屋。結訟修造。忙碌百餘日。移居之後。心定無事。再欲上藥。已成天衣無縫。諸管不知消歸何處矣。張當結訟修造之日。無暇問及醫藥。但於飲食之時。記憶多食血肉有情補腎之品。故百餘日不外治而自愈矣。予治此症。無論未潰已潰。有管無管。皆以補腎陰得效。清熱化毒之品助之。或不用亦愈。不敢自秘。願以公諸同道。而重整軒歧之旗鼓。以袪世人之迷惑焉。

神州醫藥總會四月份收付報告

收上月現存	七元
收仝上	六十八角
收仝上	三百九十文
收胡一菴君會費	二元
收徐季和君會費	二元
收劉蒼江君會費	一元
收衛鶴儔君常年費	一元
收徐季和君証書費	二角
收徐勤安君証書費	二角
收余伯陶君月捐	二十元
收顏伯卿君三月份月捐	十元
收朱堯臣君月捐	五元
收林渭川君月捐	三元
收應鶴峯君月捐	二元
收毛玉書君月捐	二元
收張頌淸君三四月月捐	二元
收馬逢伯君月捐	一元
收柯春喬君月捐	一元
收鮑承良君月捐	一元
收俞騰夫君月捐	一元
收沈葆聯君月捐	一元
收杜靜仙君月捐	三十角
收陳久香君月捐	十角
收沈仲裕君月捐	五角
收診察所號金	四十一角
收兑	一千一百三十文
共收進	大洋六十二元 小洋一百四十八角 錢一千五百二十文
付房租	二十元
付租櫥	一元
付仝上	五角
付薪水	二十九元
付津貼三月份醫藥報	拾元
付診察所會員號金	二十五角
付仝上	六十文
付郵費	二元
付仝上	十角
付報紙	六角
付雜用	五十五角
付仝上	一千三百十文
付兑	十角
共付出	大洋六十二元 小洋一百十一角 錢一千三百七十文
現　存	小洋三十七角 錢一百五十文

神州醫藥總會會計處啓

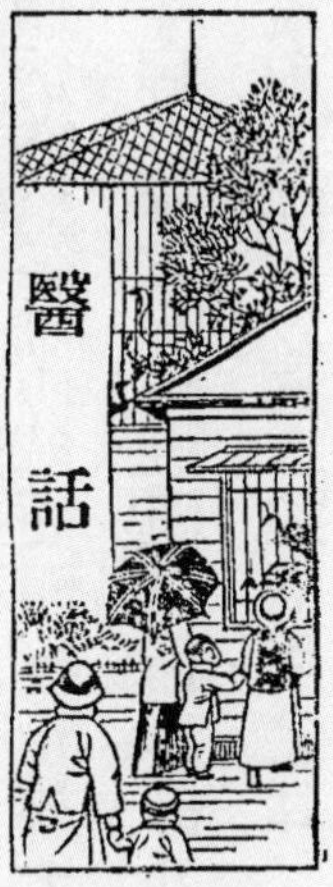

素盦醫話（續第四期）

陰陽人

余伯陶

陰陽人俗呼雌婆雄蓋一身而具二形者也晉五行志謂之人痾遺教經謂之半變佛書謂之博叉半釋迦網目謂之人傀又謂之變體兼男女其類有三有値男卽女値女即男者有半月陰半月陽者有可妻不可夫者此皆具體而無用者也其變態殊出常理之外是迨異氣所鍾歟抑前陰別具收縱機體歟還當質諸博物君子

蔗蟲

蔗蟲拾遺名蔗蛄託生於蔗根形如蠶蛹而小江浙閩粤蔗畦接壤往往有之然亦未易多得也詢之土人云伐蔗留根非三次後不生此蟲性凉味甘美居人每炙以佐酒逆痘助漿尤著奇効

嗜好之異

嗜好之異有令人索解不得者如鮮于叔明之嗜臭蟲權長孺之嗜人爪劉邕之嗜瘡痂唐舒州刺史張懷肅左司郎中任正名李揀之好服人精賀蘭進明好啖狗糞遼東丹王好啖人血明駙馬都尉趙輝喜食女人陰津月水南京祭酒劉俊喜食蚯蚓二酉委談載吳江婦人喜食死人腸胃等噫茹臭含穢其意何取要皆爲方士邪說所愚耳

野雞

外臺載劉氏療小兒野雞下部癢悶方程衍道註野雞未詳醫賸引草木子云漢呂后諱雉改雉名野雞人患痔者名野鷄疾因知本草拾遺蛇婆主治五野雞病即五痔爾而眞指方云大便下血日久多食易饑腹不痛裏不急名曰野雞又醫說云以大便艱難爲野鷄痔謂欲便而復止故也此則不干呂后之諱別是痔中之一証云按野鷄即痔也既名野雞而又稱痔毋乃二而一歟亦猶近人之稱疫必曰瘟疫同一語病蓋前人誤之後人遂沿用之耳

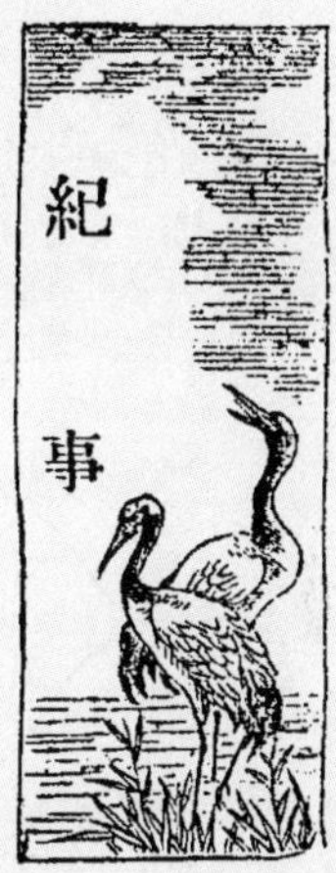

●神州醫藥總會紀事

分支會次第成立

中醫藥希望革新

陰歷五月初一晚常會醫藥兩界到者頗爲踴躍首由會長余君伯陶報告江西棠陰支會派代表吳彝峯君蒞會接洽一切本會當開歡迎會請各會員起立行一鞠躬禮並宣布温州醫學公會改組分會情形及福建上杭雷典如安徽涇縣王頌文君等來函內稱邀集同志討論分會辦法當場一致贊成又六合支會請發給支會各會員証書以資統一而利進行及添舉錢大經君爲東臺藥界調查員俾得醫藥聯合互相協助云云次由各會員研究喉痧之原因及治療之方法種種精奥闡發

神州醫藥學報 第二年第六期

紀事

靡遺誠吾國改良醫藥之先導焉

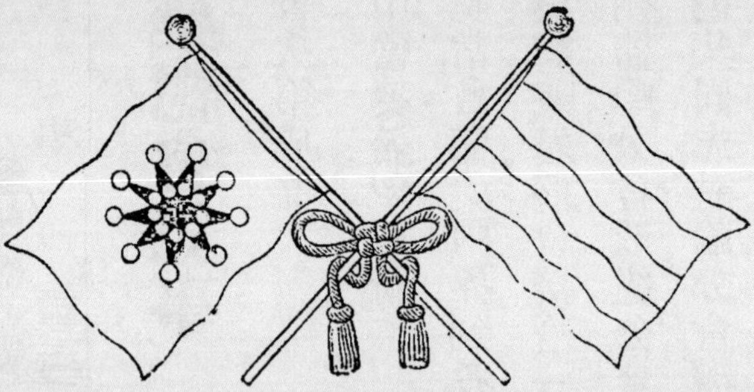

問答

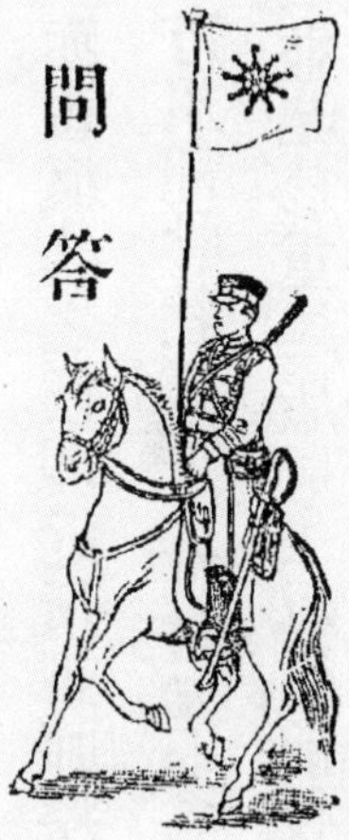

王君肺癆疑問之商確

廣德錢存濟

昨閱第四期學報。問答欄內。載有王君壽芝肺癆疑問一則。其中奧旨。莫闡其隱。竊嘗究之。知王君問題意欲內不失一已外可以濟天下國家者。實與存見有不相謀而適相合也。何則。癆證有五臟之分。陰陽之辨。而獨推於肺。以其欬嗽。欬嗽一證。金匱兩見。一見於肺痿之下。一見於痰飲之下。見於痰飲之下者。意必先去其飲。飲去而欬自已。見於肺痿之下者。意必先潤其燥。燥潤而欬亦自已矣。至虛癆一證。仲師列於血痺一門。其陰虛者則有桂枝龍骨牡蠣湯等。其陽虛者。則有建中湯等。奈後人不能尋仲師言外之旨。誤分門戶。各執一偏。若東垣專理脾胃。丹溪專主滋陰。是偏衣葛也。葉桂專清滋。石綺專保金。是偏衣裘也。邇近世治此証者。且淆於兩可。妄

問答二

測陰陽。此又葛裘並衣者也。夫權冬夏之宜。而協時中之妙。舍會意者其誰與歸。諺云。醫者意也。意者因時變化。惟準諸理。而不膠於一者也。況患肺癆者。多屬青年。縱欲過度。其內已虛。稍一不慎。則感外邪。肺主皮毛。爲周身之華蓋。故先受邪。則必欬嗽。醫或不注意於其間。一見欬嗽。則曰虛癆。不分表裏虛實。遽用一派陰柔之品。藥愈投而欬愈劇。久之。東動藏火。血隨氣而上溢。以故吐血。病人見其吐血。自爲不治之証。遂致坐以待斃。不思藥福人。亦可禍人乎。載舟覆舟。宜所深慎。存憶己酉春。曾治一徐君魯峯之證。與王君所問無異。茲將原案錄出。以備參考。其人年三十許。原因房勞過度。偶感外邪。則發熱欬嗽。醫按虛勞治法。投以陰柔等品。愈投愈劇。未幾。增出(吐血)(潮熱)(骨蒸)等證。斯時醫皆束手。病者亦自以爲不世。適友人介紹於。存臨診時。見眼旋潰爛。滿目紅筋。欬唾稠痰。舌苔尖白中黃厚燥。口乾不渴。脈象弦滑。小便短赤。蓋痰飲之候。即近所謂肺癆證也。謹宗仲師之龍骨牡蠣湯。佐以利濕扶脾等法。方用龍骨。牡蠣。各一兩 桂枝。黨參。乾薑。芍藥。炙草。於朮。各三錢 茯苓。附子。生薑。各四錢 等。調之。並囑珍重起居。屏去私欲。前後共進五十餘帖。其恙霍然。及加減亦不外乎是意。總不敢遽施陰柔。至王君有初中末三層之問。以及何証何脉。用何治法。
存未敢空言無據。但閱五期學報。載有包君答蔣君之三問。其中己詳大概。不須贅。
此存不揣冒昧。就管見所知者。欲與
王君商確。非敢答其問也。此請
裁奪。並祈
有道方家。撥冗指正。

神州醫藥學報 第二年第六期

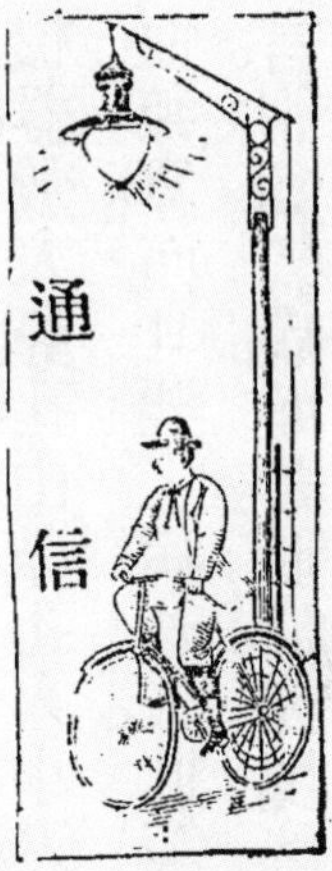

沈君守元氣化原則論質疑

黃眉孫

閱第六期醫學報。沈君氣化原則論一篇。謂人之生也。由于氣化。不由于精化。人之感此氣而生者。乃能形成體具。降生以後。精便成無用之胎衣等語。是說也。僕實疑之。誠如沈君言。人但爲氣所生。何以古云。兩精相搏。合而成形。今日西醫之言胎生。亦云精虫與卵。兩相融合。此中說與西說。不謀而合。試証之家畜。如鷄之孵卵亦然。必受雄鷄精者。乃能孵化。與人受胎同理。而鷄卵尤易察驗。卵黃之中心。確有精物凝結。若謂其卵中之物。是氣也。非精也。可乎。古書云。精氣爲物。蓋不能舍氣言精。亦不得舍精言氣。沈君謂人感溫氣。乃成體質。謂精爲無用之糟粕。謂精爲無用之胎衣。將氣與精劃分而爲二。吾則謂精苟無氣。純然死物。又何能生無用之胎衣。可知精氣原不必如此分屬。胎有温氣。即胎衣亦有温氣。未降生以前。胎衣之作用大。已降生以後。胎衣之關係少。此瓜熟蒂落。自然之脫離。非精與氣不相粘附之脫離。此愚見所欲與沈君一商確者也。沈君又謂內感外傷。皆由氣病。究非形病。此尤偏論。其實氣有病而形應之。形有病而氣亦隨之。故仲景書中。如頭痛項强。結胸痞滿。下利膿血。蓄水蓄血。咽痛生瘡等件。不勝枚舉。病之確然附麗于形者。不得謂專屬于氣也。沈君殆未知形與氣有牽連而病之理由耳。其他書之言形病者。又汗牛充棟。不可更僕數。不然。使但有氣病而無形病。則針砭之法。艾灸之方。湔洗剖割之術。舉可廢矣。沈君如肯虛懷察納。僕請再陳一二。前歲予有堂叔。客大北叻。患耳聾症數年。中西各醫。診治無效。後歸家調理。中醫以交通心腎之法治之。仍不效。則遍查方書。百樣治法俱窮。耳聾如故。後德國教堂醫生。以顯微返光鏡。照見耳中生肉瘤。用吸力機器。放大鼻孔。由鼻孔入小刀。割肉瘤。七日割一次。計兩月。割去肉約三四兩許。出血無算。而耳聾之病若失。此等病症。中醫無此診斷。亦無此解剖之方法。信如沈君言。謂爲氣病。而非形病。彼塊然耳內之瘤。有形有質者。徒治其氣。恐千百劑亦不能消之散之矣。又有同村葉姓。年十七歲。醉心西醫。患喉症。牙床腫起。咽喉漲大。余診看無死症。且腫處尚硬。意俟一二日。腫處略軟成膿。然後用銀針。刺去毒血。當即漸愈。非危急之症也。開方未服。忽往西醫處割之。出血不止。即以次日去世。予爲之歎惋累日。此亦形病而非氣病也。特前者得西醫割之而愈。後者爲西醫割之而亡。由此言之。中醫西醫。各有見長之處。唯擇善而從。不容有意見存乎其間也。僕因沈君偏言氣而遺精。更觸發一舊事。予友陳堂喜君。娶三妻不育。自言生平得奇病。其交媾無精出。與人特異。但久而出氣。陽氣即痿。痿後出黃水數點。十餘年矣。中西百醫。皆不能治。求診于余。余勸服參茸大補諸劑。亦無一效。今年近五十。急于求嗣。諸醫百藥。試遍無靈。若此者。氣固有之矣。精則無也。然已不能生育。質之沈君以爲何如。故今日醫界。當力求實際。不宜以影響之詞。空泛之論。似是而非。渺冥無據之談。以號召於天下。今沈君謂人生于氣。不生于精。病在于氣。不在于形。僕竊期以爲不可。雖然理以愈駁而愈明。業以愈講而愈精。予言倘或過當。同道諸君。不妨匡予不逮。以收他山攻錯之功。未始非予之厚幸也。

通信

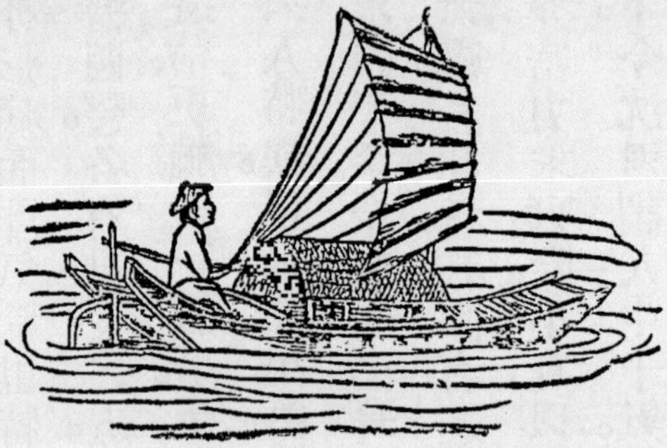

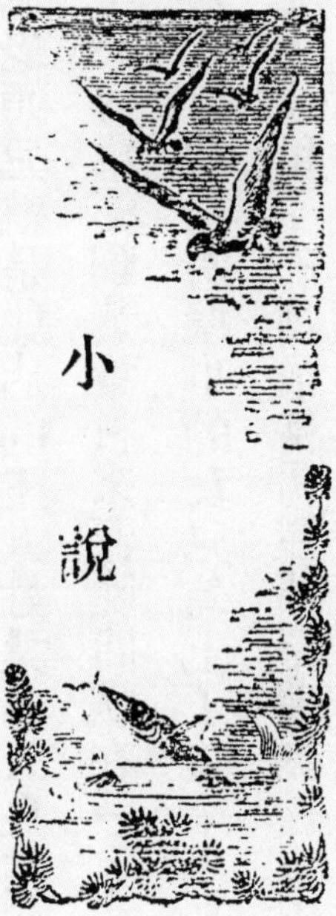

小說

社會小說　燃犀（續五期）

蓮子

第四回　帳鈎權當犀牛角　藥末冲做抱龍丸

話說屈阿施的妻子屈大娘携了三疋布往村裏去他本是一雙天足況而心內又急所以沒有半句鐘時候就到村裏一家典當內因爲布疋粗劣不甚值錢屈大娘再三懇求當了二元四角忽忽取了洋鈿走到斜對門存心堂藥鋪對着一個店夥道先生照方配一帖那個店夥見了藥方不覺躊躇了一回搔一下頭皮答道藥方開的犀牛角我們沒……不料帳桌上坐的老頭兒聽到這裏他放下旱煙袋急忙道你又要糊塗了我們店內那一樣藥沒有全備必果貴重細貨藏在樓上懂不懂你就回復沒有那個店夥狀如不服仍要辯論老兒道你不必多嘴趕緊配藥人家

吃這個藥狠危急的店夥亦不言語取了戥子稱藥那老頭兒對了屈大娘裝着笑臉道這帖藥狠貴的隨手尋了算盤一算要實洋二元一角屈大娘聽過何吉人的話曉得這藥甚貴且痴心盼望丈夫吃後就好答道照算就是相煩赶快些即付藥洋二元一角心內想着手內剩下三角小洋不覺眼圈兒又紅了那老兒取了洋之後上樓去了稍停店夥的十餘味藥都配齊了那老兒還不見下來又停了好久時候聽得樓上溲溲的响了一陣然後踏踏的樓梯響那老兒手中提一枝戥子內擺的黑片一片藥那老兒道這就是叫犀牛角屈大娘聽了點點頭他本已等得不耐煩了急急的取了藥怱怱而歸按下不提看官們這爿藥鋪既稱存心堂他的存心究竟好歹屈大娘配藥他們鬼鬼祟祟說犀牛角忽有忽無從中暗幕待在下縷縷道來那個老頭兒就是藥店的主人姓桑名天良常州人距今二十年前是個賣草藥的擔了一肩草藥到黃葉村來賣晚間臥在一家小戶人家不到幾天與那家一個二十八歲自幼做過壞事的女兒勾上了後來生米炊成熟飯那家父母將這女兒就許配了他租了一所沿街房屋那草藥擔擔也不挑了在門前擺一藥灘仗他

自己的玲牙利齒的本領說眞方賣假藥的慣家所以度過了三四年之後除了天天吃着日用之外可以積蓄百餘元洋鈿他住的東鄰西舍都是做小經紀的人遇着沒有本錢與桑天良借錢他却做了人情之外又可以盤剝重利有一天桑天良的財運到了那村上有一家官宦人家一個千金小姐被個年輕的僕人勾上了豈知靈犀一點早結珠胎那腰兒大了面兒黃了他的母親溺愛得萬分見女兒這個形狀定是患病憂得不得了請了個看慣醫生來診治那醫生亦知閨女决不慮到此層問題亦糊糊塗塗的按脉開方他對女主人道這個病是水癥脹起病不久或可治愈我盡心治就是了那女主人感激萬分却被那家小姐在腹內暗笑世間有這樣瘟郎中明明是懷孕他說癥脹病但是臨近時候必要露馬脚這如何遮過呢暗下裏與小二爺相商妥當取了銀洋交與小二爺囑他不惜重資購最效驗的墮胎藥那小二爺暗中探得桑天良必有這秘方走到他家裏與他商議那事桑天良狠有機變的談到後來知他是一個大戶頭暗想敲他一竹槓就說道這藥如何効驗如何穩當必果雙料藥本狠貴那年輕僕人不知世務信以爲眞就彼他弄了一

百餘元湊巧一家藥店主人故了那藥店沒人管業女主人情願吃虧盤與他人天良費了三百餘元洋鈿就做了藥店主人那時他的妻室產下一個女兒自然是歡天喜地手舞足蹈他自己想一個光身體到這裏目今有妻室有基業雖則沒有兒子有了女兒亦是一樣的今年有這個大進款自己以爲鴻運亨通極了他生下女兒名字就喚做阿運一般人就叫他運姐兒光陰迅速日月如流運姐兒年已十七歲了生得俊俏非凡白嫩嫩面兒水汪汪眼珠不長不短的身材他的性情平時素喜撥草惹花打情駡俏因此日後生出許多風波此是後話暫且不提且說天良的藥店除自己臨場之外另雇夥紀二人學徒一個他雇的店夥因爲不肯多費些辛金所以雇的都是愚蠢不堪然而那種人極容易使喚的天良叫他這麼樣他便這麼樣好似專制國的君臣一般況且天良却狠有權詐專將賤的貨充貴的遇着藥方上沒有的藥他揀形狀相同的搪塞綜而言之移花接木是他的慣技他尋常對店夥們閑說道我們第一能騙錢就有飯吃管甚麼服的藥效驗不效驗呢即似賣的廣蟣丸而論價鈿是狠便宜的他的裝璜又精緻方單上說的甚樣靈其實都是

藥末粗料什麼抱龍丸再造丸連珠粉西黃的影兒也沒有我也早早料到了不願意將錢送他們所以去年將篩下來的藥灰積下了做了幾粒藥丸合巧次日有藥方上用抱龍丸吾就將自己做的蠟丸付他聞說是孩子患驚風服的橫豎好歹是醫生的責任與我們藥店無關係我們最要緊別弄錯藥味弄錯了藥就有人尋事哩我們沖貨雖多必要擇形色相同的方可否則鬧亂子了那日屈阿施的妻室來配藥他夥友兒藥方有犀角回道我們店內沒有備天良急忙道有的有的藏在樓上他心內想這個大生意豈肯回復他沒有但是將什麼藥來冒沖呢胡思亂想再也想不出想了一刻多鐘暴燥起來拿一枝旱煙袋在樓板上亂敲他的女兒運姐兒午睡正濃被煙袋聲浪驚醒了在帳內問道誰人天良正在思想沒有聽見運姐兒的話運姐意爲不知何人到房內慌慌的坐起了身體揭開蚊帳一看見是父親就不覺的撲嗤一聲的笑了就問道爹爹你這樣想什麼事天良道你不懂的隨將視線看他的愛女忽然一聲道有了有了隨覓到一把剪刀急急的到床前將一只牛角帳鈎剪斷了繩滿面上立時得意起來取了把刀一片一片的鎊起來運姐兒

看在旁邊怪異起來了就問道爹爹好端端的牛角帳鈎爲什麼刮碎他呢天良道你不懂的蓮姐亦不語了天良刮了許多尋戳子秤一下又刮又秤急急的携了牛角帳鈎片走下了樓與屈婦看道這就是犀牛角屈婦那哩認識得急忙取歸去了看官們他是慣做這樣事的是個殺人不見血的盜賊哩騙了人錢財又悞了人生命你道可惡不可惡呢看官們莫憤自有冥冥中收拾他的且說屈婦配了藥赶急回家走到門口聽得他丈夫亂叫亂呼道難過呀屈婦聽見淚珠兒又滚下了踏進了門見丈夫臥在地上亂滚張嫗勸他靜靜心別怎樣屈婦走進門內扶阿施上床睡阿施道床上熱得狠張嫗道依他臥在地上罷屈大嫂你赶緊煎藥與他服屈婦急急煎了藥與他喫下阿施漸漸暴躁到力疲神倦似睡非睡的形狀屈婦意爲這藥果然靈驗豈知沒有幾點鐘時候又復暴燥口口聲聲的熱頭上冷汗如雨兩手亂扒像要尋物的一般張嫗是個年老的人自然有些見識情知不妙就立起了身輕輕對着屈婦道屈嫂子你留心着別走開老身回家瞧一下再來屈婦含淚點頭張嫗去後阿施越發雙手亂爪屈婦坐近床邊瞧着阿施臉像白紙一般目光也散

了隨手揩他頭額的汗覺着膠膩不凡眼見得丈夫不中用了心內如醋炙的難過側轉了頭不敢高聲只是嗚嗚的啼泣驀地聽得裏阿施叫道妻…呀…屈婦忙回頭瞧他丈夫摸他的手阿施就握了一下嘴唇動幾下像要講話又說不出可憐雙足一頓喉間咯的一聲就此死了正是

莫道岐黃難濟世　須知僞藥最傷生

欲知屈阿施死後如何且聽下回分解

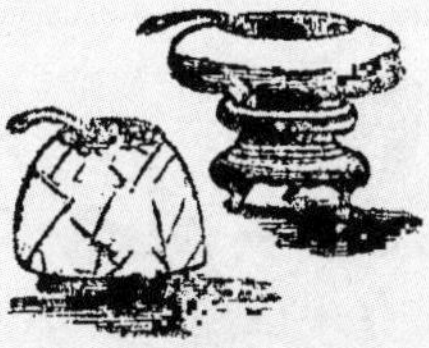

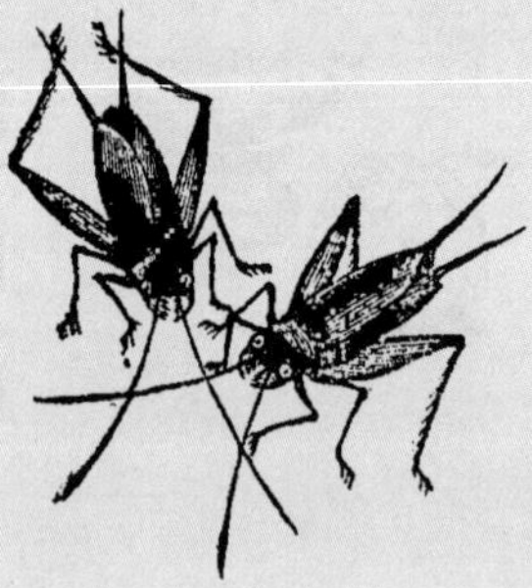

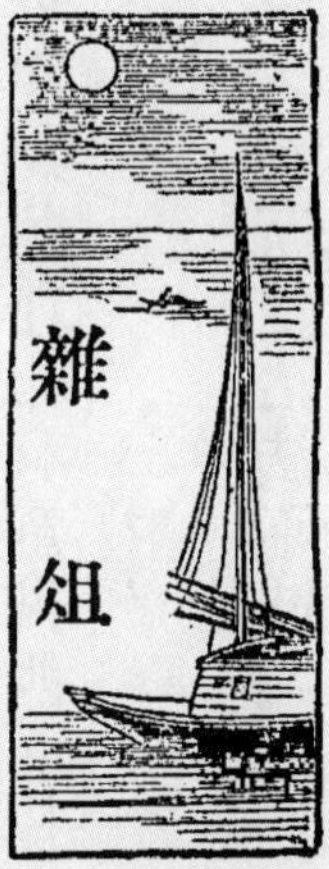

●文苑

◉神州醫藥總會請願書批准祝辭

蕪湖醫學研究會敬祝

黃農不幸突遇狂徒萬年敎澤毀滅須臾有賢者起大聲疾呼驚醒天下醫藥兩途
一呼百諾如鼓應桴設會聯合請願上書批准立案民命永蘇狂瀾挽定踴躍前趨
研求學問何敢荒疎徵集意見報行海隅天涯地角如一室居互換知識吾道不孤
力求發達保存名譽異方詭譎敢亂眞乎爰祝數語深望能符黃農靈爽其默佑
諸

●神州醫藥學報校勘記

錢縉甫

本會呈請袁大總統保存中醫中藥奉批書後　第一行一國之俗尚。之字誤作不。第三行亦莫不欲保守。不字誤作之。第六行種族强盛。族字誤作旅。第十三行鴻儒碩彥。碩字誤作顧。

願各社會重視中醫中藥　第三行。謹字應改僅字。

振興中國醫藥之計畫　考得詳細。說得暢達。有挽回世運之熱心。妙在識力足以相副也。　第十三行敷字。應改數字。

論教育部廢棄中醫不用中藥之謬妄　此稽古傷今苦心孤詣之作也

生命與醫道之研究　第十行滅字。誤作減。

醫藥危言　四病理之比較　引東醫之說。足見吾輩談醫。並非偏護自已。孰優孰絀。雖逃公論也。末二行缺感二字。應改缺憾。　五診斷之比較　說得明明白白。蓋實在如此。並非有意抑西而揚中。　六藥物之比較　末一行攻奸字。應改攻訐。

中西醫學各有所長治法不同論　五運六氣。天下人共之者也。傷寒雜病。各人各樣。倘非時行瘟疫。病情種種不同。且即屬疫氣。病機亦隨人之體質而異。總之治法不能呆板。學醫者苦日不暇給。若在運氣上孜孜不倦。猛用工夫。鄙人實不願意。 第三十一行炳字誤否。

中西醫學巧拙難易辨論　前半篇歷叙中醫之勝於西醫。千人皆見。並無一點矯誣。後半篇說今人之所以崇信西醫。由於西醫用暗方。中醫用明方。亦是確論。

喉痧病用散藥辨　所論多是治喉痧者不可不知。但原書引葉先生治案。謂初起之時。宜進解肌散表。使溫毒外達。不可寒凉強遏。並未言辛溫升散。於法無誤。在讀書者善會之耳。

南人無傷寒之荒謬　南人濕溫病多。正傷寒病少。是實事也。若以仲景傷寒論爲治六氣之全書。固有理由。然當分別言之。

治肺癆疑問　肺癆一症。治之往往不效。誠如作者所言。 第六行脉皆細落落字未知有誤否。第十一行醫述字。應作醫術。

藥物學　說芍藥篇。引古收胃氣。止瀉利。和血脉。收陰氣。斂逆云云。又止下痢腹痛後重云云。又按語。芍藥有赤白二種。白芍益脾。能于土中瀉木。赤芍散邪。能行血中之滯。皆經驗可信。又云。氣虛內寒者不可用。用者亦須知。

包君識生問答辭一　九爲老一爲少也云云。似說得不明不白。答何處爲三焦。何處爲心胞絡。亦未能還他着實。　云膀胱有下口而無上口。說不可信。唐容川云。內經明言下焦當膀胱上口。愚按難經第三十一節。亦云然。

京師考內科二題云奇經八脉現症及治法之膚見　第四行。出而合輙。輙字應作轍。

老先生　描摹名醫陋習。惟妙惟肖。特吾黨所組織之醫學報。此輩人決不入目。無如之何也。

文苑　第八行。歐字誤作毆。第九行。抵字應作砥。

●福州醫會演說

林佑賢 福建閩侯縣

竊以中國醫學胚胎於軒岐。藥物起點於神農。迄今垂四千六百餘年。其間如戰國之扁鵲。漢季之張机。唐之孫思邈。王燾氏。金之李東垣。劉河間。元之朱丹溪。張子和。明之薛立齊。張景岳。趙獻可。李瀕湖諸君子後先繼起。紹古聖薪傳。闡前人奧旨。我中國之醫學精益求精。宜無缺點矣。胡乃猶待改良哉。蓋天時地氣。既隨世運爲轉移。體質身心。亦視世風爲升降。況夫世界大同。東西洋各國之文明。其輸入我中土也。凡政界學界。農工商各界。莫不逐漸而改良。獨醫學藥物。猶墨守舊章。而不知參用新法可乎哉。顧中西醫性質不同。中醫崇氣化。西醫重實驗。惟其崇氣化也。故當和陰陽。調寒暑。參五行。辯六氣。惟其重實驗也。故須諳解剖。講衛生。窮理化。究生理。精之則各擅其長。未精則各伏其弊。安見西法之獨占優勝。中法之盡屬腐敗耶。特中醫治療之範圍。較之西醫不無縮小。西醫爲社會任治療。兼足補助國家之行政。故於治療學外。並及法醫學。衛生學。檢驗學。衛生之學。我國素未講求。凡有關水泉之提驗。服食之潔淨。傳染病之預防制止。中洲尚未有專書。西法則極之地勢土質。與夫宮室之居處。空氣光線之吸引。莫不究其理而窮其蘊。此西國之醫學範圍。所以較中醫爲獨廣也。然中醫之精其述者。亦何嘗不備其理哉。政府不知引其端而竟其緒。使之探西學之良。以輔中學所不逮。徒以性質異同。範圍廣狹。救弊補偏。詒我國醫學之不良。欲舉數千年來國粹。盡歸天演淘汰之例。黃農在天之靈。能勿恫乎。於是醫藥聯合會出而提倡保存。顧欲保存必先改良。改良當如何。分普通專門兩科。普通者如解剖學。生理學。衛生學。理化學。俾醫員互相研究。勿淺嘗而輒止。專門者。如中之外科傷科。叅之西法則足以補助行軍。法醫學中之洗冤錄。叅之西法則足以補助裁判。行政衛生學中之堪輿書。叅之西法則足以補助衛生警察之役務。各醫員擇其性之所近。咸使致廣大而盡精微。他如產婆學則仗陳女士組織女界。於歐西之產科中。擇淺近易知老嫗都解之學問。隨時體究。以應民間妊娠生產之用。如此則窮乎氣化。叅以實驗。安見中醫不遠邁西醫哉。至於藥物學。尤宜與藥界叅酌中西。配製美備。漸改社會之習慣。兼收內外之功用。如此則醫藥均得改良。而強種衛生。此其權輿矣。所賴醫藥界諸君子。合羣策羣力。相與進行。具世界眼光。存國家觀念。然後對于中可以保存。對于外可以抵制。則醫藥界之發達。可拭目俟之。

六合創辦醫藥分會宣言書（續五期）

孫爲霖

一西醫大肆譏評時加攻擊也。考中醫發達。早在四千年前。後靈素等書。由羅馬醫流傳西土。歐西哲士。始師承有自。精益求精。至十九世紀時。而解剖組織生理病理衛生諸學科。遂大放光明于世界。西醫不察。竟忘報本之義。反彎射羿之弓。恃其解剖精詳。動謂中醫藏象等書。言多舛誤。聽者又從而和之。詬病中醫。不遺餘力。今爲弭謗之計。能不參考古籍。以明辨是非哉。案西醫譏中醫言左肝右脾。位置顚倒。不知脾左肝右。淮南子早已言明。第以漢以後諸朝。曲體仁人孝子之心。嚴定殘毀屍體之罪。中醫無從解剖。遂以肝之應脉在左。脾之應脉在右。誤定臟腑之圖。此後人以訛傳訛。非中醫之本誤也。又案西醫譏中醫言肝有七葉。數目全非。不知肝有兩葉。早詳于難經四十一難之中。其又言左三右四。共爲七葉者。蓋以肝左葉較小。隱分三四。右葉較大。隱分四四。古無寫眞之具。圖書不精。後人妄作聰明。遂增七葉之說。此又後人以訛傳訛。非中醫之本誤也。又案西醫譏中醫人之知覺在心而不在腦。不知腦主知覺。中醫早已知之。李時珍曰。腦爲生神之府。金正希曰。人之記性皆在于腦。喻嘉言曰。心有所思。必反目上視而求諸腦。綜觀諸家之說。謂中醫爲不知腦主知覺。亦求全之毀矣。他如東垣謂心氣通腦筋。爲人身神氣之主。此說尤爲特色。蓋心之于腦。如電綫之有陰陽。心主靈明于中。而腦受知覺于外。故心有感觸。腦必應之。腦有戟刺。心亦應之。此種情形。人人皆可意會而得也。況實地研究。心部大傷。腦不知痛哉。則中醫謂人之知覺。在腦筋而尤在心氣。然乎否乎。以上各說。乃排中醫者之口禪。亦習中醫者之憾事。究之毀者言過其實。受者又習焉若忘。此中醫劣敗之又一原因也。然苟有醫藥會。何難辨其誣哉。

同人等既痛今日中醫之劣敗。復慶神州醫藥總會之勃興。特聯合六合醫藥界諸君。創醫藥分會于本城。以爲改良全縣中醫中藥之計。改良方法。約有數端。略舉于左。

一籌辦醫藥研究所及醫藥講習所。以萃中西之精華也。考中西醫學。理本貫通。中醫之理想。不証以西醫之實驗。則其說亦空無所據也。西醫之實驗。不參以中醫之理想。則其法亦粗而不精也。故欲求醫學完全。要不可心存軒輊。況經文所論臟象。歷時已久。襲謬良多。此非古聖之訛。實緣後人之誤。尤宜參考西醫解剖組織生理等學。採其精粹。熔爲一爐。此本會之急務也。

一籌辦醫院以較中西之成績也。考中西醫學。各有短長。中醫雖能窮氣化于陰陽。時病之方。應手奏效。然如神經病。外科各病。往往不如西法之擅長。故診病之時。宜斟酌病情。中西參用。俾互相考証。得失分明。庶劣敗者有所師承。優勝者垂爲定則。至西藥之瀉劑補劑平火劑消毒劑等。其功效有速于中藥者。亦宜詳其功用。以輔中藥之窮。此又本會之急務也。

一籌辦藥品陳列所以資醫家之化驗也。考中醫藥品。草木爲多。凡草木之氣盛者。可以榨油。汁濃者。可以製散。是宜仿照西法。棄其糟粕。擷其精華。更須將各藥化驗成分。而辨析性質。庶神州天產。不爲外人利源。此又本會之急務也。

他若方案程式宜劃一。診斷手續宜變通。各種丸散膏丹。宜存眞相。各藥收藏泡製。宜定新規。此又本會所當講求而責無旁貸者也。惟將傾大厦。非一木可支。既倒狂瀾。非拳石可砥。仍望同志于醫界藥界。時有發明。既可挽回利權。兼能保存國粹。則四萬萬同胞之幸福也。

◉醫藥雜俎（續三期）

周伯華

治十起九

今有良醫於此治十人而起九人之所以求之萬也（呂氏春秋）

知疾所自起

譬之如醫之攻人之疾者然必知疾之所自起焉能攻之不知疾之所自起則弗能攻（墨子）

衛生良言

神太勞則竭形太勞則疲形神早敝而能長久者非所聞也（後漢書）

竹筵導脉

翟義黨王孫慶捕得莽使太醫尚方與巧屠共刳剝之量度五臟以竹筵導脉知

所終始云可以治病（漢書王莽傳）

茶飲序

綦毋旻性不飲茶著茶飲序云釋滯消壅一日之利暫佳瘠氣耗精終身之累斯大獲益則歸功茶力貽患則不謂茶災豈非禍近易知禍遠難見乎（唐新語）

柿漆忌蟹

柿有一種利以作漆漆與蟹相犯故不宜與蟹同食（爾雅翼）

雞舌香

雞舌香治口氣故漢郎官含雞舌香取其便於奏對（日華子）

鯉魚枕骨治久痢

五月五日取鯉魚枕骨燒灰治久痢大效

石流黃

帆殿國南界有火山山旁石皆焦鎔流數十里乃凝堅人取以爲藥貨之中國即石流黃也（後魏書）

溫泉

凡水源有石流黃其泉則溫或云神人所暖主療人疾（博物志） 痿痹瘵疴浸之則痊功邁藥石勳著不言 王廙洛都賦

李祐神術治破腹

李祐爲淮西將元和十三年送款歸國裴度破吳元濟入其城祐有婦姜氏懷孕五月爲亂卒所劫以刀劃其腹姜氏氣絶踣地祐歸見之腹開尺許因脫衣襦裹之一夕復蘇傅以神藥而平滿十月產一子朝廷以祐歸國功授一子官子曰行脩年三十餘爲南海節度（獨異志）

能解人而視經絡

無爲軍醫張濟善用針得訣於異人云能解人而視其經絡則無不精因歲饑疫人相食凡視一百七十人以行針無不立驗（邵博聞見後錄）

梁革有起死回生之術

金吾騎梁革得和扁之術太和初爲宛陵巡官於城門逢柩車問其所葬乃御史崔

中國近代中醫藥期刊彙編 第一輯

某妾蓮子也梁曰非死乃尸厥耳乃令破棺出之遂針其心及臍下各數處鑿去一齒以藥一刀圭於口中衣以單衣臥空牀上以練索縛其手足又微火於牀下曰此火衰蓮子生矣且戒其徒煮葱粥伺焉其氣通若狂者愼勿令起逡巡自定即解其縛以葱粥灌之遂活矣崔以蓮子贈梁革得之以神藥敷齒未踰月而齒生如故

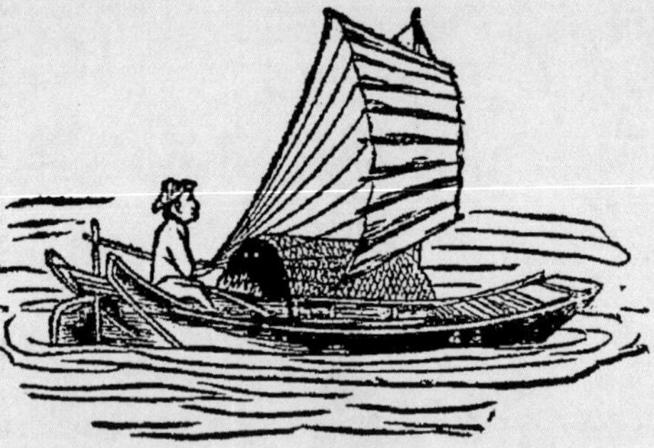

定價表

費須先惠空函恕寄
概收大洋銀毫加水

定價	一月一冊	半年六冊	全年十二冊
項目	一月一冊	半年六冊	全年十二冊
現欵及匯兌	二角	八角	一元五角
郵票以三分之內者五份以上不收郵票			

郵費	一月	半年	全年
本國	一分	六分	一角二分
日本	一分	一角二分	二角四分
外國	三分	一角八分	三角六分

廣告 等第地位		一月	半年	全年
特別	一面	二十元	一百元	一百六十元
特別	半面	十二元	六十元	一百元
普通	一面	十二元	六十元	一百元
普通	半面	七元	三十五元	六十元

聲明 告白		
特別	論後正面概作特別	木刻電版
普通	後頁夾張俱是普通	費須外加

中華民國三年六月十五日
第二年第六期

編輯者　神州醫藥學報社

編譯所　神州醫藥學報社
上海三馬路小花園賓安里

印刷所　南華書局印刷所
上海北京路盆湯弄東首鴻生里

總發行所　神州醫藥學報社
上海三馬路小花園賓安里
電話三千七百三十九

中華民國郵政局掛號認為新聞紙類

神州醫藥學報

第二年第七冊

月出一冊准陽曆每十六日發行

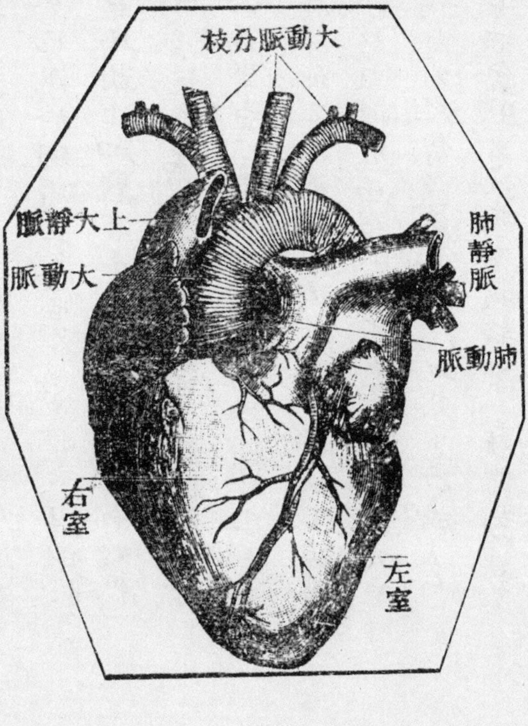

民國三年六月十五日出版

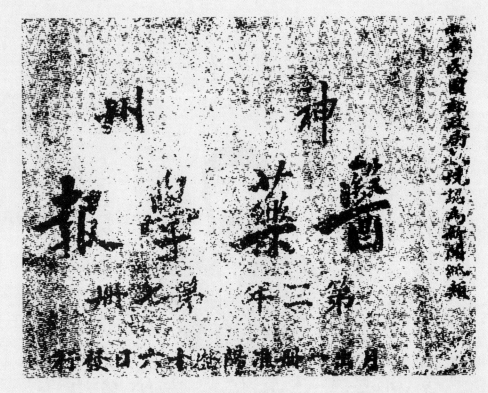

徐君寶卿

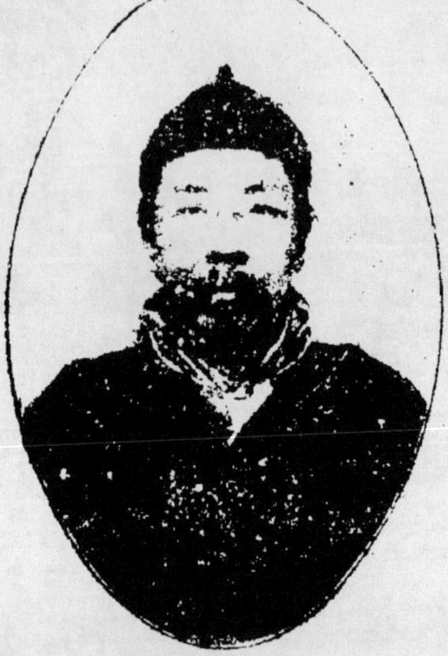

徐君寶卿名啟鼎世為浙之會稽人王父由孝廉宰江西之東鄉有惠政遂占籍焉父以甲科官黔中因往於黔賦性敏慧甫直讀書數行俱下及長慷爽有大志不屑屑為章句訓詁之學未弱冠補博士弟子員光緒癸巳舉於鄉兩上春官不第遂絕意進取於納內粟為湖北知縣亦未赴官益默察時局又秉性恬澹簞瓢屢空晏如也游青油幕及參贊行政公益事垂三十年草檄飛書聲稱籍甚生平於學無所不窺尤肆力於醫上溯軒岐下逮時賢以及近世東西譯本多所瀏覽不拘牽文字恆得意外之會通故其治病也不墨守成法而動與古會歷充江西省城醫學堂教習明經學堂陸軍軍醫院警務施醫院警官經驗既多成績益著蓋以醫知名於社會者亦二十餘年矣滄桑後心志益頹喪盡棄所學獨不忘情於醫殆將以之終身焉故又自號壺隱云著有醫中一得待梓現充神州醫藥總會評議員江西分會評議長

本期醫書第三頁誤排新聞之三頁新聞之三頁誤排醫書之三頁

神州醫藥學報第二年第七期目錄

●論說

●學說

論　鯤

目錄

目錄 四

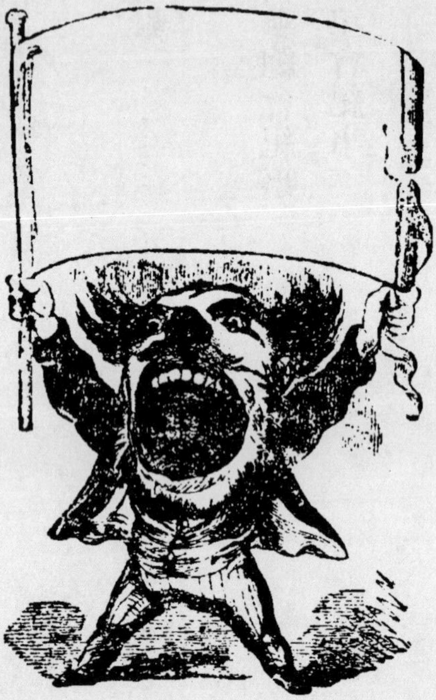

與同志論醫學書

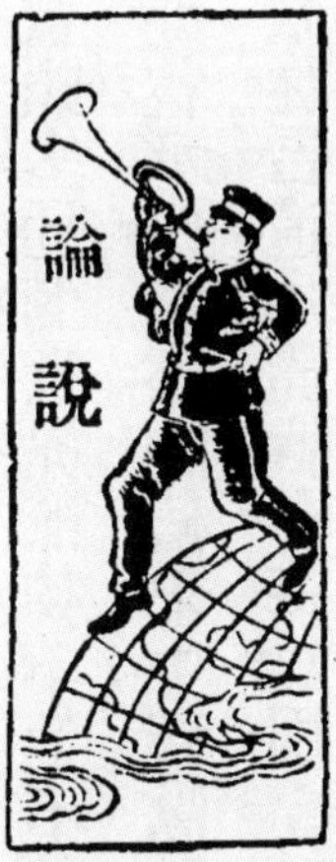

黎伯概

竊惟在醫言醫。在藥言藥。本吾輩之職分。亦民國之要需。十年前識時之士。早謂吾國醫藥必變。近年來保守之儒。又謂吾國醫藥必存。意見錯出。議論紛岐。戰漏舟於風濤之中。奚由抵岸。生惡感於衝突之下。何以爲情。伯概力求折衷。心無忿懥。以爲醫藥之學。宜主張世界大同。不宜强分界限。宜緩進。不宜急進。宜研求實學。不宜辯駁虛理。謹掬微誠。伏維鈞聽。所謂大同者。不但中之同乎西。卽西亦當同乎中。有如泰西諸國所規定之醫藥學。諸科系統分明。秩序順善。洪纖悉備。物我同參。元始以理化爲眞。天地之機緘盡闢。依據由剖驗而信。摹想之理障胥除。其察百病也。如光入寫眞。諸形莫遁。其析一物也。能算窮微秒。原子不遺。所以檢疫衛生行政資爲利

論說 二

用治療診斷臨證得其方針其能通行泰西而又駸駸乎輸入遠東者非關不根之魔力實由徵信而歡迎若求吾國靈素甲乙諸書古時今日所見各殊迂闊之論已覺多所牴牾近道之談亦恨未能完備試一比較而虛實精粗多寡疏密立見與其株守古籍何如師法近人然中醫雖立說稍疏而自昔亦回生有術其遠者如先民絕技歷史長留其近者如各處時賢沉痾日起叩之則婦孺皆識用之而俛徃咸宜雖流品不齊瑕瑜互見而師承未沫奧妙猶聞搜羅及於馬勃牛溲豈止蓄三年之艾轉運通乎遼參蜀附方思培一國之材今以一旦歐風概令歇絕不但拂乎人情亦且違乎事實蓋嘗身經目驗如治療諸方諸法諸藥中西俱不能偏廢有中所不能療而西能療之者有西所不能療而中能療之者況瀕湖本草已聞重譯而西豆腐公司又見接踵而起閱海關報告如大黃斑蝥文蛤麝香諸藥不下數十品每年出口爲數頗多通商世界無物不通不能禁彼藥之不來亦不能禁我藥之不徃如僕愚蒙亦嘗承西醫諮詢稽求中藥歐兒就診調撥經方是見彼亦能借助他山虛懷若谷欣從吾道病體皆春每思困學勉行洽聞殫見循科學之定軌繹先哲之遺

書去粗取精略詞會意中西自可以溝通今古因之而締合障魔皆去水乳交融滴滴歸源頭頭是道則中醫之進步非復舊觀世人之賞音自然洗耳豈必硝酸臭劑但輸來海外之丹或者十棗五苓亦盡入西人之室也此世界大同之義也大凡世界者進行不已之世界今之視古所變已多後之視今變亦如是萬事皆然何處醫藥惟進化自有時期經過必須階級誦先哲之格言百慮一致細將來之眞理殊途同歸現在醫界程度不一社會好尚不齊語中醫以微生物之名聞者大半欲嘔語西醫以手太陽之號聽者彷彿欲嗤兩方面正在交爭義理未明流爲意氣意氣不已釀爲風潮僕嘗扼腕歔欷籌思聯合舉一爐而共冶使四座之無譁自必寬以歲時多其功果習中醫者更漸摩歐化見識廣而理解愈深習西醫者更國粹考求根柢深而道術愈備大公無我門戶奚分得意忘言筌蹄皆棄此所以策醫或藥方猶舊而製化忽新或物質既明而運用更廣一國天產仍自保存百般藥商依然執業固不必鰓鰓過慮疑及荒蕪岌岌救亡謂將淘汰此所以籌藥而其手續則醫藥兩界互連團體共策進行遠者留學他邦近者結交學社智識期於互換師友可以相

貲或設校以大造生徒或作報以廣輸學說旁搜遠紹共證互參不學不休不善不止以中國幅員之大同業之多習慣之深風氣之異未知何日始可相偕於大道則一視乎交通之便否又視乎人事之暗明昧昧我思殊難逆決當此潮流過渡新舊爭持在政府早經提倡新醫示以正鵠而千年舊學其腐敗者固無保存之必要其精粹者亦無劃除之可言去取一聽之醫林而不必過爲干涉勝敗徐觀乎天演而無妨稍示通融急則咄咄以迫人緩則徐徐而入道觀乎東方先進三島扶桑變法之初首先醫藥雄飛突進四十餘年舊醫至今尙然存在雖由其融化之要術亦可知改革之難遽全此緩進之義也夫理想與實驗相輔而行未有實驗不符理想可以純然獨立在昔海宇未通見聞狹小技巧未進器械麤疏以暗中爲摸索之鄉以紙上爲談兵之地惟其游心無主故亦定論難憑烟濤微茫若談瀛之海客詁疏煩屑類考古之經生竊謂過矣不知形質氣化俱有實在之物可憑故張長沙之作論雖號六經而血水汗尿屎諸物未嘗不詳岐天師之作經將近百篇而外內高下中諸端最爲扼要徒以化驗未明解剖猶漏大綱雖具細目未張此正宜繼志而研求

豈可笑昔之徒。讀際茲科學發明物情表著顯鏡驗血一滴而有無數小球膠汁養閑移時而有環生小體凡此皆須目見未可遽以舌爭亦惟人有他長無妨借以益我不恥下問孔文子之謂文有朋遠來大聖人之至樂毋盛談氣運而今日所據之地球豈猶是內經爲底本毋强分中西而今日所關之理科已爲全球所公認凡建一言而須不悖於天地標一義而須翕服於他人則學問安可蹈空功歸格致賢者無妨背備義本春秋　諸公乘時觀化酌古準今孰得孰失必有能辨之者若夫編輯課本教導後生知而後言徵而始信則佳書晚書稍俟何妨而近年來學分兩派劃若鴻溝鬩起同舟爭如滕薛嬉笑怒罵恐非大雅之風搪撞號呼似失吉人之度眞理求曾明至消未曾見則何益矣此研求實學之義也總之以應世界大勢爲前提以利不斟酌爲進取以避虛就實爲指歸今日者學變政變法變國體亦變惟茲醫藥爲國民命脈之所關種族興衰之所係其當變而益上抑又何疑悵華扁之不興撫刀圭而沉慮伯概寸心量度斗室徬徨既不敢故步自封棄新術而不講復何敢偏師決勝喪國粹之無餘所望通國同消多賢共扶斯學發揮要論開我管窺海

神州醫藥學報　第二年第七期

內外聲氣遙通。稍慰去國十年之苦。日往來夢塵無限。猶餘獻曝一片之忱。萬里寄言。江天雲樹。春風和好。敬問起居。

醫國

朱鎮儔

國病矣。國病矣。列強之迫我邊疆。一外感症也。白狼之擾我內地。一新感症也。財政窘迫。津液已乾。一內傷症也。以內傷之症。加之以外感。因之以新感。而遂引起革黨之伏氣病。嗚呼。老大不堪之中國。元氣已傷。血脈已枯。淹淹一息。使國有良醫。對症施藥。猶得苟延日夕。長享此大好河山。而乃紛紛擾擾。未得方針。其治列強之外感也。動輒讓地說和。是不用發散之藥以防禦。而反用溫補之劑以順受。則邪必內陷。其治白狼之新感也。時聞匪潰滋亂。是不用和解之藥以解散。而反用猛攻之劑以攻擊。則邪必爆烈。至革黨之伏氣病。因其和而行專制之意。使其和失其神。即冬不藏精之候也。若能正其本。清其源。以清涼之劑散之。自能瓦解而冰消。所最難治者。惟此內傷之一症也。譬如人當口渴舌乾之候。將用參麥以保津乎。其如新舊之外

神州醫藥學報　第二年第七期

感何用之未當反以助邪。猶今之借債於外。而內邪未淸則所入悉助邪熱。是非特無益于國而適以增國之病也。國危矣國危矣。際此政府倉皇之日。蒼生痛哭之秋。百計圖維。欲得一門第震于全球聲聞著於寰昔之大方家。出而調理以冀回復元陽。詎知斲輪老手。雖於湯頭藥性諸書。爛熟胸中。而于斷病則模稜兩可。未識病源之專屬。製方則甘淡平庸。不合調和之制度。忌寒忌熱。一任病家之酷好為轉移。以是而治國之小恙猶難。而欲治百感交集之中國。庸有濟乎。於是交相謂曰。中國無醫。中國無醫。嗚呼。中國豈無醫乎。夫名師薪傳。翹然特異。如扁鵲和緩輩。散處於四方者不乏其人。而國家必欲拘成格以取醫士。則盜虛名者。皆得錄用。而眞樸之醫。懷實學而埋沒者。何可勝道哉。不僅此也。甚且當道者不思醫國之未得其人。反因不信中醫。遂亦不信中藥。侵假而有取消中國醫藥之命令。夫中國醫藥。生中國津液之原料也。保獲之猶恐不及。而尚可取消之乎。近年東西洋醫藥。散布環球。已不知凡幾。今日取消中國醫藥。而外人之懷技懷藥而進者。此後之慈大漏卮。更增我中國遺精之一症也。嗟嗟。急則治標。區區白狠之新感。乃惟聞曰。今日白狼逃矣。明日白狠傷矣。而實則白狠之猖獗如故。新感如是。其于列強之舊感。又將何以治之乎。而腎虛水涸之症。日深一日。諸君子學問淵深。志趣遠大。日在實報中窮極醫藥之精妙。深造神州之幸福。當必有醫國之手。雜乎其中。夫國家興亡。匹夫有責。國之不存。會將焉附。醫國醫人。無二理也。諸君所當極力研究。速施良方。以保全我黃農四千餘年世傳之醫藥界。以補救我同胞四萬萬人共享之獨立國。中國幸甚。貴會幸甚。而鄙人得聞所未聞。更不覺喜甚。

●論針灸爲宜保存之國粹

黃眉孫

嗟乎。居今日而言針灸。精其業者鮮矣。內經素問。爲中國古書。如黃帝岐伯問答之言。凡飛經走氣。子午迎隨。陰陽補瀉。經絡流注。針刺俞穴。灼艾禁忌。五刺以應五臟。九刺以應九變。十二刺以應十二經。以及難經之旨。扁鵲之書。詳論節穴者。今世渺無傳人。嗚乎痛哉。揆厥由來。原因于漢代仲景一書。詳論傷寒。一百一十三方。大著奇效。以湯液代針灸。實由此始。後人見仲景書中。用針灸者。寥寥無幾。且九針之絕學寡傳師承久失。雖有銅人明堂之圖。千金外台之要。資生神應之經。濟生拔萃之卷。詳論臟腑圖穴。歷唐宋元明千餘年間。皆以針灸補湯劑之窮。而非先針灸而後湯藥也。淩夷而至於今。醫道混淆。流品低雜。習內科者咸趨於湯液。有終身診者。未嘗一用針艾者。嗚呼。豈知疾在腸胃。非藥餌不能濟。疾在血脈。非針刺不能及。疾在腠理。非熨灼不爲功。是故井滎俞合之源。迎隨開闔之機。進退動搖之法。撚彈按攝之術。上衍黃帝岐伯之心傳。中鑿環球士夫之願望。下塞醉心西學之侮口。毋可昧昧焉視爲可有可無之學術。聽其散漫廢墜。殘缺湮沒而不一爲研究。可乎哉。雖今日瘍醫開口放膿有用針者。癰疽陰毒有用火者。其效則捷於桴鼓。其不效則轉以貽口實。求如丹溪之針少冲。東之之灸三里。疾隨手愈。渺不可得。推其原因。盖由今日瘍醫多不審經絡。不辨陰陽。凡外江流氓。目不識丁。嗚鑼賣藥之徒。皆得爲之。烏知有六陽數六陰數之學識。三百六十五絡之歸宿。八風八邪四縫四關之簡要。窮行側行刺肥刺瘦之不同。徒挾其相傳之口訣。以奔走四方。烏怪其爲儒者所不屑爲。而針灸一道。將衰微歇絕於今日也。且吏有二原因焉。其一因於醫家。其一因於病家。因於病家者。世人畏痛之心。較畏病之心而更甚。凡手足痿痺。胸脇閉塞。心腹腫漲。血脈凝滯。痃癖痞瘕諸症。之宜於針灸者。不一而足。余嘗遇此症。語以針灸之利。彼絕不相信。甚至家人父子上下環聚。歷舉成效。以相勸。彼始肯一試。且力囑針不可深。艾不可大。凡年深歲久之病。一次不能愈。必用三五次針灸者。斷難施於今日。蓋病者之心。以爲無故受針砭之痛。無故受炮烙之刑。疑懼之心盛。信用之心衰也。此病家畏用針灸之原因也。其原因之在醫家者。則因今日醫學品類龐雜。此誇祖傳。彼詡秘授。唯善於鑽營。以媚豪富。多賣新聞。以疑庸俗。乞人薦引。不以爲恥。妄言病症。不以爲羞。便足於享盛名。而欺當世。此等人格。不特內經針灸。未曾夢見。卽仲景傷寒諸書。皆未過目。只抄襲百十時方。大言不慙。以爲當世華佗。可憐亦可笑也。奈何今日病家。遇此種人。多親之信之。而品學兼優之醫士。轉難相信。縱有神針法灸。立起沉疴。亦無從而施治。卽偶然遇此必用針灸之症。其當面奏功者無論矣。其深重久遠之疾。有用針艾一次不愈。病家必更他醫。他醫治不愈。則歸咎於針灸之所害。而交口詆之。嗟乎庸醫不知針灸。而針灸蒙冤。病家不喜針灸。而針灸無用。

此針灸之敗壞於今日庸醫者又一原因也余祖肩谷曾以針灸之書教余而囑余曰針灸一道可施於相信之病家而不可施於泛然相遇之病家余深昧斯言誠者於醫界者也余以為今日醫界大勢皆趨於湯劑而不可不以針灸補湯劑之窮自古以來聖賢相繼確著奇功華佗刺環跳懸鐘使蹩足立行甄權刺曲池肩井使臂痛即愈越人刺維會而太子甦秋夫刺腰俞而鬼病除更如灸氣海以愈氣痛灸水分以除水濕灸膏肓百勞以除勞瘵灸風池百會以愈風寒余常師其意以治諸病無不奏功古人誠不欺我也而可令其消聲匿跡於二十世紀之世界哉故今日之眼光宜上觀千古下觀千古將吾道之游移無據者變更之吾法之確鑿可憑者修明之吾圖說之差謬者改正之吾學科之不備者補輯之取四千年絕學昭示於五大部洲使不敢輕視我中國醫學今即華佗破腦取髓之法已亡剖腹流腸之術已失而針灸遺書猶存數十部援古証今非無確效此在集我同道之人以精益求精克臻完備庶吾中國醫學籍以砥柱夫中流而不為世界潮流所沖擊豈非我中國醫學前途一大快心之事也乎

中西醫藥平議

祁問堯

習東西醫者果皆優勝乎。習中醫者果皆劣敗乎。此急宜研究之問題也。處廿世紀弱肉强食東西潮流激刺之時。習東西醫者苟一味從風而靡。刺取古書內不合時宜之一二語。長篇累牘。斤斤而非笑之。以自斥吾國醫學之陋。習中醫者苟一意守株不變。忘却古人攻錯他山之旨。祇取湯頭歌訣陳陳而相因之。并不求前人醫理之精。吾以爲楚固失矣。齊亦未爲得也。肝左肺右及運氣等說。吾中醫如徐洄溪王淸任輩已駁斥而糾正之。卽五行五色等語。（傷寒金匱爲吾中醫湯藥治病最精之書何嘗有拘泥此等之說）開通者亦久已不道。無煩諸君諜諜爲也。而諸君偏卽此顯而易見者。津津樂道。以爲吾拿到中醫之大錯。猶如目前自號偵探。拿到無足重輕之人。詡詡然自以爲得計。至其內蘊之精華。經驗之良法。未知果破少許工夫涉獵及之否。甚至謂陰陽營衛等字。亦不能標爲學說。要知陰陽營衛諸名字。不過假定爲病情形層之淺深。且凡物之始。必有所標名。諸君如以爲陰陽等字均宜腠不知臟原之利、天何以名爲天、地何以名爲地、日月五星亦何以指名、而且古不改、要知古人亦不過仰觀俯察。指定一字以便稱呼耳、吾知果精於西醫者、斷不肯舉術輕詆也。夫西醫之良者、解剖既精、于術亦敏、聽筒驗聲、電器療病、一切治術。非不卓著功效、而一考其成績。其治西人固有驗、有不驗、其治吾人、則尤驗者少而不驗者多、何也。一則氣體不同。習慣亦異、執其治西人之法、以強施吾人、未能從吾人之氣體、習慣細細研究。即如牛乳、西人無論男女老幼、均恃爲養命之源、吾人食之。有宜有不宜。先後天均不同故也。又如水菓、西人每餐後無不食之、從前朱葆三先生。西人囑其飯後食水菓。不料食之既久、竟成停飲胃痛之病。歷年經余治愈。切囑其勿再多食水菓。前年與一常服方、用茅术滑石（二味助膵汁）肉桂三味。研末常服。今已二年不發矣。伊將此效方抄送友人吳蔭庭等、亦無不應手獲效。倘使守西人習慣、而不聽余言。該病其能愈耶。食物如此、藥亦同然、一則不耐拘束、西醫治病。每使病者駐院。一切飲食起居日數多寡、規定極嚴、醫生不命出院、不能擅自回家。吾人非特於經濟一方無力駐院、且亦無此耐性、受其拘束、所以治中人之病、西醫

神州醫藥學報　第二年第七期

收功者固有而失敗亦多也。然此猶指西醫之上駟而言。其有學術未深。徒襲皮毛。於普通輕淺之病。或有愈者。一遇疑難大症。學識經驗均有不足。即有舉鼎絕臏之虞。而病人危矣。此等西醫偏喜索取中醫之疵而輕詆之。不知西醫之翹楚如寶隆醫生。久居中華。年老而好學不倦。據沈仲禮君言。伊曾請人將內經傷寒金匱等書。擇要譯講。深佩中國醫理之精。惟嫌學說太繁。謂苟有人能提要編輯。系統分明。俾淺學者亦易領悟。譯成西文。吾西醫亦必歡迎云云。沈君以前延余診病時。輒述及之。可知西醫之良者。亦深佩吾國醫學。而吾國淺嘗之西醫。反視如仇敵。是人尚有心肝耶。然而吾中醫一方面。苟由今之道。無變今之俗。其能爭存於廿世紀。免天演之淘汰乎。讀書不成。宦餘無事。略涉醫經。便掛牌而衒技。稍得師訓。即設硯而開方。甚至三家村學究。少數拆字者。亦藉此爲餬口。醫之卑陋。至於此極。蓋由於國家放任。一聽醫界之自進自退。自生自滅。自唐宋以來。日爲小道。遞沿遞退。以至於今。既無醫官之考驗。又無學校之教育。且無醫會之交換知識。而藥學一道。亦無人研究改良。甚且以僞亂眞。物腐蟲生。此召謗招侮所由來也。而精於學術富於經驗者。通都大邑。未始無人。不過悪莠亂嘉禾。劣馬混良驥。遂爲習西醫者所藉口耳。

●振興醫學必須先去妬忌論

朱醴泉

丙寅歲。振在師門學習醫道。當時無暇參閱運氣。辭師後在家臨證十餘年。自愧未能深知醫理。應接之暇。偶閱劉守眞先生序云。夫醫道者、以濟世、爲良。以愈疾爲善。蓋濟世者。憑乎術。愈疾者仗乎法。故法之與術。悉出內經之玄機。此經固不可力而求智而得也。況軒岐問答。理非造次。奧藏金丹寶典。深隱生化玄文。爲脩行之徑路。作達道之天梯。得其理者。用如神聖。失其理者。似隔水山。其法玄妙。其功深固。非小智所能窺測也。振觀此序。即知運氣之道。竟有如此之妙哉。於是參考內經運氣之理。及諸明家運氣之論。數年之後。將天時地化人病。先行試驗。往往大半不應。日夜思之。竟不知其中奧妙。屢訪師友。知音罕偶。蓋因運氣一門。雖經諸明家疏註詳明。亦未能盡透其玄微。後學讀而不能解。解而不知用。俾聖經妙典。日就荒蕪。習之者寡矣。振雖愚陋。而揣摩運氣之志甚堅。以謂非經文之不驗。由未能盡透其玄奧。故

神州醫藥學報 第二年第七期

耳。於是殫心研究又二十餘年、向之耿耿在心者、一旦若有神指、古人云、思之思之、鬼神助之。信不誣哉。自是之後始知天地之變化盛衰。將逐年運氣、參天時地化、寒熱溫涼。合人之疾病。藥之生尅。屢試應驗。臨證自知大得其益。用藥可以不伐天和。然後纂輯內經運氣要旨。搜括今古明醫註解歌訣、并附以臆見。繪圖六十有餘。計六卷。共五百餘頁。專論陰陽五行生尅五運六氣之理。此皆數十年中苦思力索。有所感悟、卽動筆加註數十處。附辨正諸家五運六氣數十篇。此書始就。夫中國醫學之衰。衰於無人廣傳運氣、無人識此道之微。且無人振興醫學。故醫道日見衰象。反被西醫駕吾而上之。振欲挽回此風。研究數十年。然而風化之開。豈一人所能獨任乎。今春始悉醫學會醫學報成立。門下俱曰、此次可以將全書帶滬與會長會員面商一切。萬一此學廣行。有益於世無量也。振因見貴報論說雖多。而獨少陰陽五行生尅及五運六氣之理。故先將論說等十餘篇寄上。且看會中宗旨。豈料大王錫蓮登中西醫學各有所長治法不同一篇。其報甫出。卽有一種兼西醫者、未習運氣者、妬忌心生。故後册或有借書信而痛詆者。或有論說中暗罵幾句者。可見諸會員尙未脫昔時之舊習。如欲醫學振興。其可得乎。然而不信則可。痛詆則不可。痛罵令人則可。痛罵先賢則不可。正言批駁則可。強詞奪理則不可。推其故。吾惟有怨先聖賢立學太深。不易窺其項背。遂使傳少日久。以致近世之醫。但知其淺而不知其深。但知其近而不知其遠。惟有頭痛救頭。脚痛救脚。舉世同風。難以挽回。至於天時之溫涼寒熱。人病之虛實淺深。地土之高卑。年歲之水旱。則未之知也。反以考求實際爲迂談。以致權利放棄。醫術愈下。深可哀也。是以諸公創設醫學報。所以興利除弊。交換智識。以彼之長。補之吾短。旨宗合同。團體自能固結。於是和衷共濟。協力同心。醫界生色。在此一舉。不料團體未固。而宗旨各殊。醫學未發達。而妬忌先生。以極好之新名詞。仍欲蹈昔時之舊弊竇。甚至貴報所登論說。實用者少。而徒籍文理者多。甚至專好口詞。而弄筆墨。揚揚數千言。無非唇舌相戲。實則不出乎妬忌之心。名爲挽回中原醫學。實則自相殘害。自相消滅耳。何益之有。且天下之奸巧。莫甚於醫。天下之妬忌。亦莫甚於醫。姑前賢已有痛論之者。不待多贅。惟醫學會爲振興醫學起見。必須先去妬忌。而後事可成。功醫校可立。醫學可進步。不然私心自用。故步自封。自己無能而又忌人之能。徒貽外人之笑。吾以爲不取也。又觀報中傷寒論極多。將來挽回中國醫學之宗旨。必用傷寒方法治病有益北方病人。而南方則大受其害。南方溫病多而傷寒少。大槪將傷寒方法治溫病。豈不害人。非淺。南方雖有溫疫論溫病條辨等書。而南方醫士常用傷寒方法治南人溫病。及木疫火疫。枉死無數。至今風氣如是。莫可挽回。且無人識破此弊。甚至醫牌上有寫傷寒大方脈及傷寒專家等名。噫何不知五方風土之甚耶。抑或但顧一方面而可以醫百病者耶。區區愚見。幸勿見怪爲幸。

記者按朱君是論責備本報記者及投稿諸君之處。是朱君誤會也。亦即朱君之妬忌也。此種論說本不當選登。然朱君所投函稿已有三十餘篇。大都提倡運氣之空論。而語氣吞吐。篇篇雷同。未肯從實學上下筆。似有秘而不言之意。其寄來運氣輯要。又是序與目錄及跋。凡十餘篇。其中云興清某年某月及我朝國朝字樣甚多。亦於運氣之學毫無關係。又本論末云報中傷寒論極多。將來挽回中國醫學之宗旨。必用傷寒方法治病有益北方人。而南方人則大受其害云云。觀此

則朱君之學識可慨想見矣

論學醫宜以中醫爲體西醫爲用

今之談時務者。動謂中國醫學之腐敗。至今日而達於極點。往往執守昔舊。談空名理。不求實際。其於臟腑經絡之形狀。則茫乎莫知其所在也。今欲業醫術者。倘不先從洋醫等書潛心研究。終不能有濟於事。噫此尤徒守一偏之論。非深明醫學之源也。夫醫者意也。又曰醫者理也。學醫而不能明理。又不知會意。是猶未可以言醫。中國醫家。精於窮理。而拙於格物。西洋醫士。長於格物。而短於窮理。是窮理在格物之先。格物在窮理之後。凡欲學醫者。必先從中國理化等書細心攷究循序參稽溯以醫源。參以理想。凡夫證侯方法脉法治法。以及天地運行之機。人身臟腑之奧疾病之變。診候之宜。一一體會於心。於醫學之理中有把握。然後再取洋醫實驗等書。剖晰詳明。互相參攷。或往外國醫院親驗眞形臟腑。幷筋骨經絡神經腦筋血輪如何聯結。如何運行。如何形狀功用。一一驗明實質。較以書書。參以理論。繁微畢引以匯

其全觸類引伸以窮其奧則於窮理格物不致顛倒先體後用庶可兼全矣

醫藥危言（續六期）

包識生

振興中醫中藥之芻議

一召集全國醫藥博覽會

近年來振興中醫中藥之提議上如政府下如醫藥同志莫不日言振興也維持也改良也種種佳音充盈於耳然觀其結果大率設一施診所傳習所而已不數年即風流雲散矣噫欲達其振興之目的其可得乎憶前清末年各省督撫有交諮議局議訣取締醫生及振興之法聞各議員搜索枯腸莫籌一策後竟復以中醫無取締之資格八字可恥哉中醫無取締之資格可惱哉中醫無取締之資格然吾中醫果無取締之資格耶而江湖郎中亦有數種百試百效之靈藥然中醫果有完全醫學智識耶而時下鼎鼎大名之醫生竟有魯魚莫辯萬疾不易之庸方嗚呼今日欲振興中醫中藥誠難矣其頑固者流固無庸論即吾最熱心之同志有遠大眼光者亦

各執一見有言先當編輯教科書爲興學之基礎者有言物色一二人才先設傳習所者有言先設醫院送診給藥者然教科書傳習所醫院等固人人所歡迎以鄙見觀之個人可辦全體不可辦也一部份之分支會可辦全國之總機關不可辦也何則按本會爲全國醫藥界集合而成一舉一動卽在衆目視線之中如辦事之有成績也則中醫中藥卽從此而興若事事腐敗則吾中醫中藥卽從此銷滅矣況編輯教科書亦非一二人之力所能爲卽一二人之力可爲而各省又未必公認況時派與古派反對北派與南派又反對三江派與二湖派又反對修園派景岳派及劉張李朱等派亦無不各遵師法互相反對也由此觀之欲振興中醫中藥非統一全國藥不可欲統一全國醫藥非設學堂不可欲設學堂非編輯醫藥專書不可欲編輯醫藥專書非先搜羅全國人才不可欲搜羅全國人才非開全國醫藥博覽會不可於是乎博覽會關係吾國醫藥之存亡大矣茲更將博覽會之利益及手續詳細說明之

（未完）

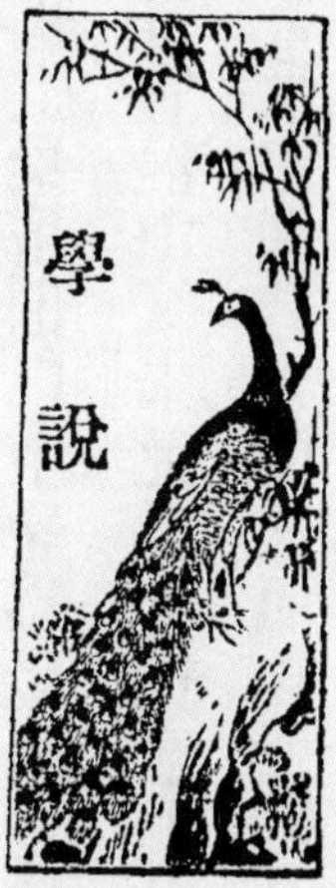

闢張景岳陰暑之名及治法之謬

病理學

蘇雨田

從來命名必符其實。治病必求其本。庶無他岐之惑。而足以資法守也。暑爲陽邪。彰明較著。煩熱渴汗。是其明徵。李笠翁云。使天只有三時而無夏。則人之病也必稀。是謂其時天氣下降。地氣上騰。人在氣交之中。貪涼飲冷。疎於調攝。則易受病。而非謂總病於暑也。蓋暑爲無形之熱氣。易感易散。若無風寒外束。水溼內搏。雖感暑邪。隨汗而散。無能爲害。其純受暑邪而病者。謂之中暑。兼挾陰邪而病者。謂之傷暑。醫宗金鑑云。中暑陽邪。傷暑陰邪。斯言誠是。又有謂動則中暑。靜則傷暑。其理亦通。何也。暑爲清邪。乃天之氣。故先入肺。而逆傳心胞。所以中暑每多卒倒。寒溼濁邪。乃地之氣。張兼善云。清邪中上。濁邪中下。感受不同。中暑者。直中暑邪也。動則生陽。陽氣外泄。空竅悉開。暑氣下迫。乘虛而入。邪害空竅。隨感隨發。大熱大煩大渴大汗。故名曰中暍。仲景所謂中暍是也。治用白虎湯。獨取手太陰。以其部位最高。邪由上受。首先犯之也。若卒倒。則先以益元散開洩心胞。此爲奔走勞力之人。得者居多。發之速。故見之少。傷暑者。爲暑所傷也。靜則生陰。暑氣先受。或居深堂大廈。貪風乘凉。或過食生冷。寒溼遏鬱。使暑不得從汗外出。盤踞於內。臟腑受其蹂躪。故名曰傷。頭痛寒熱。與傷寒等。治當去寒滲溼。不與暑相搏。故淸暑益氣湯。以微辛溫微之品。以去寒消暑丸。則以甘淡佐微溫之品。以滲溼。皆因本有暑而不敢過於溫散也。此爲膏粱安逸之人。得者居多。發之緩。故見之多。又有發之遲者。內伏暑邪。夏月不發。留戀募原。復感秋凉。與伏暑相値。直行陽明病痢。橫走少陽病瘧。卽內經所謂夏傷於暑。秋必痎瘧是也。張景岳則以中暑爲陽暑。以傷暑爲陰暑。未免巧立名目。畫蛇添足矣。惟宜溫散。惟宜溫中。又未免膠柱鼓瑟。顧此失彼矣。何也。既曰夏月之熱病。總由于暑。又曰因暑受寒。則是先受暑而後受寒。其爲寒外束而暑內伏也。明矣。惟宜溫散。惟宜溫中。則舍溫散溫中而外。別無他法矣。溫散固足以去寒。溫中亦足以去溼。得毋助內伏之暑。而速其化燥乎。葉香巖治外感溫熱。深得發奧。散風不用辛溫而用辛涼者。乃因內熱外風。恐其抱薪救火也。去溼不曰燥而曰滲。不用甘溫而用甘淡者。亦因溼與溫合。恐其推波助瀾也。如謂葉氏在後。張氏在前。不足以正張之謬。而抑知葉氏之法。實本仲景治傷寒之法而來也。仲景治傷寒。除麻桂二湯外。餘皆爲變方。如大青龍。麻杏甘膏。桂枝加葛等湯。雖治誤汗。而實通治傷寒化熱。冬月挾溫熱而必本傷寒之方加減。因其氣候本寒。因寒而病。標熱本寒。去標不忘本也。葉氏治溫熱挾風濕。不用辛溫。亦因氣候本熱。因熱而病。標寒本熱。去標兼顧本也。仲景治冬月之溫。香巖治夏月之寒。易地則皆然耳。又如香薷飲。爲古人治傷寒專方。景岳獨闢其謬。以其藥品與所論相反。恐形已之短。而故掩人之長也。若景岳不云總由于暑。因暑受寒。則溫散溫中。以傷寒之法治之。確是正治。何以言之。蓋深堂大廈。其地幽靜。過食生冷。停飲于中。天日不見。全無暑氣。由口鼻吸入外寒。內濕陰邪凝結毛竅悉閉。陽氣不通。若非大辛大濕。則陽不得通。寒濕不得去。既云總由于暑因暑受寒。則不能將暑全然拋去。而專以傷寒之法治他邪矣。既專治他邪。而不必兼顧乎暑。則當名之曰陰寒也。寒濕也。又何必名之曰陰暑乎。暑出於日。斷爲陽邪。千古定論。果使暑天受寒。能名之曰陰暑。則寒天陽亢。感之而病。何以不名之曰陽寒。而名之曰冬濕乎。暑上不能加陰字。亦猶寒上不能加陽字也。仍不若謂中暑陽邪傷暑陰邪。理明而人易曉。隨證施治。萬舉萬當也。總之命名。必出自然。不能勉強立法。必宜活潑。不能板滯。若強立其名。印定其治。遺誤愚人。豈淺鮮耶。管見所見。未敢爲是。質之

同志諸君。研究然否。如蒙

指謬。感戴良深矣。

●論病原學之邪氣及微生物

祟肯葵

邪氣者。中醫診斷病原之名詞也。微生物者。西醫診斷病原之名詞也。二說相持。各不相通。然所以不能相通者。非病原上不能貫通。特中西醫學文詞不同。名稱不同。

著書之體裁不同而已。竊思世有醫學。所以謀人民之健康也。醫識病原。賴以知疾病所由生也。凡屬醫界。毋論中華人日本人德意志人。其希望之目的大都如此。其主張之原因。亦莫不如此。故將中醫邪氣說西醫微生物說略舉要言以便研究病原者。知中西醫學可融會而貫通焉。

(甲)中醫邪氣說　中醫研究病原。以邪氣立說。稱邪氣者。對於正氣而言也。謂人在氣交之中。稟氣而生。亦稟氣而死。凡生理病理與物質作用之理相進者。莫非氣化使然。特人身元眞之氣曰正氣。侵侮之氣曰邪氣。中和之氣曰正氣。偏勝之氣曰邪氣。天食人之五氣。地食人之五味。其能培人身固有之氣。增生活之機能者。亦曰正氣。其異乎人身固有之氣。而不合乎生活之機能者。亦曰邪氣。正氣清輕。邪氣則重濁。正氣無形。邪氣則多有機體。亦有無機體者。故無論風氣寒氣暑氣溼氣燥氣熱氣。以及人類或各種動物。從呼吸器消化器泌尿器所排洩者。與疾病時所排出者。或街巷溝渠各種有機體腐敗時所排出者之濁氣穢氣毒氣敗氣瘴氣疫氣等。種種不正之氣。皆得以邪氣目之。不寧惟是。即水也。食也。痰也。瘀也。精也。汙也。虫也。七情也。經絡留着者也。藏府偏勝者也。凡足以阻礙生理。致成疾病者。亦得以邪氣目之。

邪氣之中人也。或中於陰。或中於陽。上下左右。無有恆常。中於陰則溜於府。中於陽則溜於經。中於面則下陽明。中於項則下太陽。中於頰則下少陽。其中於膺背兩脇者。亦中其經。中於陰者。常從臂胻始。

氣有定舍。因處爲名。上下中外。分爲三員。其受於口鼻者。邪從呼吸或飲食入中於三焦。歸於募原。或傳藏。或傳府。或蘊蓄腸胃之裏。或蒸達軀殼之表。其始於皮膚者。邪從毛髮之孔竅入。或著孫脈。或著絡脈。或著經脈。或著輸脈。或著於伏衝之脈。或著於膂筋。或著於腸胃之募原。上連於緩筋。邪痞淫泆。不可勝論。

正氣存內。邪不可干。邪之中人。其氣必虛。故壯者氣行則已。怯者則著而爲病也。

(乙)西醫微生物說　西醫研究病原。以微生物立說。稱微生物者。統微菌微虫而言也。謂微生物係最微細之動植物。非顯微鏡不能得其眞象。屬於植物者。有桿狀球狀旋螺狀等微菌。屬於動物者有毛滴胞子等微虫。其傳染也。或附於塵埃以風氣爲媒介。或混於水穀。以飲食爲媒介。繼則病人之汗氣口鼻氣糞溺氣及其衣服器具。蠅蚊蚤虱之類。在在皆可傳染矣。身體壯者。機能活潑。抵抗力强。養氣有燃燒之力。胃酸有殺化之功。縱有侵襲。弗能爲害。體弱者受之。則滋生最速。而疾病成焉。

據中醫學說觀察之。病原爲邪氣之作用也。據西醫學說觀察之。病原乃微生物之滋生也。今欲別其是一是二。有兩法可證明之。

（一）別之於空氣　人類生息於空氣中。猶魚之游泳於水內。稟氣以生長。因氣而存亡。內賴藏府經絡之氣。循行周身。以神其循環消化呼吸排泄精神運動却病諸作用。外賴空氣之風以動之。暑以蒸之。濕以潤之。燥以乾之。寒以堅之。火以溫之。吸入心肺。化生氣血。以呴濡之。固有利而無害也。自雜之以種種不和之氣。淸變爲濁。正化爲邪。受日光之暴促。因地氣而上騰。飛揚風氣中。充塞人身外。苟呼吸不愼。或腠理不密。則體溫不調。而疾病由之生矣。中醫所謂邪氣者在此。西醫所謂微生物者亦在此。

一別之於飲食　飲食亦人身不可一日缺者。體重百斤。日食固質二斤流質四斤強者常人也。而此二斤四斤中之不潔物附有若干。人固不得而知。但外來之塵屑與內含之滓跡著於杯箸間者。固目力所可見也。由是日增而月積。殘留於腸胃消化器者。勢所必有。其平時無有刺激而相安若素者。藏府有自然却病之功能耳。苟藏府之力未能抵禦。消化之器失其常職。而疾病亦由之生矣。中醫所謂邪氣者在此。西醫所謂微生物者亦在此。

由此言之。是中醫所稱邪氣。即西醫之微生物也。西醫所稱微生物。即中醫之邪氣也。以微生物云者。就顯著時體以言也。以邪氣微云者。包括微生物一切體質作用之代名詞也。蓋邪氣之生也。由清而轉濁。由無形而至有形。邪　之解也。由濁而轉清。由有形而化無形。物之始也。自無形而成有形。自渺小而至巨大。物之終也。自巨大而轉渺小。自有形而化無形耳。

夫中醫之邪氣說。西醫之微生物說。皆研究病原之學也。名稱雖殊。理實相通。診斷時憑中學解之可也。參以西學亦可也。治療時宗中法處方可也。參以西法亦可也。

要在臨症者能融會貫通。有擇善而從之識力而已。

◉肺癆病學說

劉丙生

肺癆病。西人新譯之名詞也。其意殆指咳嗽病爲肺病。久而不愈者。故稱之曰癆。癆者病篤。形瘦。神困之總稱也。竊謂癆病有五種。故內經有五癆之目。凡正臟有一臟虛損。則癆病成矣。肺癆居其一也。此眞癆也。外此尙有多種似癆非癆者存焉。辨別之法。愚有經歷雜論中有一篇虛癆眞僞辨。言之詳矣。今姑勿論別臟之癆。但就肺臟因咳嗽而成癆者言之。咳嗽者。肺病之証也。肺病之始也。肺癆者。咳嗽病之終也。請以肺病之初咳嗽言之。咳嗽之因不一。有外感六淫。內傷七情。飲食不愼。不內不外。由跌打傷力多種。若初見咳嗽之始。卽分別診治。用藥不誤。何致成癆。成癆者皆醫誤也。如外感風寒欬嗽者。中醫用三拗湯。西醫用阿斯必林。治之皆效。若外感燥氣欬嗽者。中醫用蘇杏湯。西醫用阿斯必林亦效。若外感風溫或燥已化熱者。中醫用桑菊飲。桑杏湯。效。西醫用阿斯必林。初用有效。再用則頭痛作嘔。如中醫用桂枝湯治風温病之弊一轍矣因此誤而成肺癆者固不少也外感熱邪而倉欬者當用白虎湯或麥門冬湯若用阿斯必林桂枝蘇杏必致欬倉吐血亦成癆之漸也法當以清潤之藥滋養之則愈若用西法必不合拍外感濕邪欬者三仁湯誤用潤藥必成水飲停積變爲哮喘外感暑邪而喘欬者生脉散治之或白虎湯亦可有寒飲而欬者當用小青龍湯有熱飲而欬者當用麻杏石甘湯皆不難愈之症西法多不合用且西醫診斷不如是之分別治之也所最難愈者則莫如病不在肺而在胃之欬嗽病此則新發現時新病之一種也其欬嗽之因由胃熱蒸肺而爲欬嗽徒治其肺毫無實效或反生假痰飲而騙人燥之若誤被病欺則禍不旋踵亦有因有燥結在胃肺胃相近燥傷肺液而爲倉欬亦能變爲燥極反澤之假飲以欺醫士若誤被其欺而燥之則有失血吐紅或吐粉紅水之變皆成癆不治之症也若僅以肺癆目之徒治其肺非不暫效終無愈期此外感欬嗽而變爲肺癆之大略也西醫書中亦曾有此論否如上所言燥氣化熱風温誤表欬嗽吐血成癆之症朱丹溪葉天士等尙有成法溼邪誤潤成欬癆東垣仲景亦有治法若胃熱冲肺之欬嗽而成癆者病

根在胃非通降陽明下去熱結不能脫體豈西洋參川貝母沙參麥冬生地阿膠生脉散玉女煎人乳燕窩所能勝任哉燥傷胃肺之陰燥屎結於腸胃胃氣上逆燥氣刺喉喉咍如灰嗆欬嗆連聲牽引少腹週身骨骱震動亦非下去燥屎病根不除又豈清潤之藥所能治哉西醫治燥熱二結成癆之症非不用下法但下之未得法耳而且又屢用嗎啡止欬安神恃爲要劑不知更益其燥熱愈傷其津液故每致吐血而死無一生者且較中醫治之者其死更速也其餘內傷因於七情者大喜則心陽上亢火氣刑金致成欬嗽嗆欬無痰或僅有些少白沫喉中乾癢非滋生腎水使水制火不能愈也若認作水飲而誤燥利之必致白沫愈多刦盡肺中津液肺葉枯焦成肺癆而死者多矣大怒傷肝木氣冲激迴血行速入肺化分不及而欬嗽吐血之症作矣當甘酸以緩之辛涼以平之助肺化分使肝之迴血上行力緩而後能愈否則木扣金鳴肝風煽動厥逆瘈瘲諸症起矣此卽人身之電力無血養之抖戰則死不治矣大鬱傷肝肝氣遏鬱橫逆尅土土病不能生金甜肉之汁缺乏不能上輸於肺而化爲肺液此又肺痿成癆之一症也病根不在肺而在肝脾久則二陽之病發

傳爲風消息賁女子不月而成癆。即世俗所謂乾血癆症也。中醫西醫皆未能治者也。愚則以薄荷椒梅湯合調胃承氣以治之。血瘀者加吳氏加減桃仁承氣以治之。血乾者加增液。先滋其乾而後通行之。務於土中瀉木。使各安其先天之位而後已也。大悲傷肺。金氣乘肝。五臟不相生而相尅制。肺氣爲悲傷所迫。如受天空之壓力悲已。肺虛木挾火氣以復仇。亦能欬嗽。而脈象遲緩而結。如寒邪所傷。誤用辛溫必成癆瘠。大悲之脈。沈遲而結。大鬱之脈。沈細而濇。大悲似傷寒。大鬱如傷燥。此脈學尤當亟宜知所分別也。小鬱可以舒散。大鬱則氣傷不可散而反當補矣。大悲則氣遏。升陽益胃。補中益氣。東垣升舉之法。可以師其意矣。六淫見於人迎。七情見於氣口。丹溪言之詳矣。東垣內傷外感亦先言之詳矣。何同學諸公不思反求諸古。而徒掠外人之皮毛哉。思慮傷脾。其脈沈結。見於右關。始則食少事繁。繼則土不生金。心陽獨亢。欬嗽夜不能寐。心腎不交。實黃婆不來爲媒。脾病而累及於肺也。病根在脾而不在肺。當休養以舒脾氣。若再尋煩惱。則食入作脹。飲入不消。陽維脈見。寒熱如瘧。治不得法。誤作溼邪燥之。則成肺痿之癆。誤作陰虛潤之。則成傳尸之眞癆矣。恐懼則傷腎脈不至寸口沈細而左右彈小便頻數尿有白底足軟無力行步蹣跚欬則抖動引少腹痛當補腎升氣使腎水上濟君火涵養肺金則可已矣如以陰脈誤用陽藥耗及腎陰必無生理好色之人所傷精血腎臟虧虛腎形縐縮子盜母氣肺虛而欬其脈芤濇甚則弦勁法當塡補精血用血肉有情以滋養之若徒恃生地麥冬草木陰寒之品恐陰虛者陽亦不能獨足無陽氣以煎煉之能化水素而爲稠厚之精血乎反致陰虛未已水病又起矣若西人補以糖燐酸鐵液酒之類則又嫌與養化合者多身中養氣濃烈能發大熱而耗及眞陰故不如用中醫血肉有情塡補精血使爲直接之化合較之間接者化合稍易也經云精不足者補之以味藥補不如食補之爲愈也其餘飲食不愼所生之欬嗽如膏粱厚味能生肺癰油膩果品生痰助熱好酒嗜煙終成肺病好食煎炒辛熱必成肺痿喜食生冷水果必生水飲初吸鴉片繼而戒去肺乏收縮之力丸藥戒煙毒質堆積以致肺胃俱病而成癆者最爲難治扛抬舉動勉力受壓血瘀胸膈亦成欬癆吐血之症當和絡和血去其瘀積而後能愈以上所言肺癆欬嗽吐血各症各因種類如此之衆治法出入加減進退

神妙在人。非可膠柱鼓瑟。按圖索驥。問病用方也。醫道之高卑。全在辨症之學力。辨症無毫髮之差。立方有巧拙之異。辨症不差。方法雖拙。及其成功一也。彼西人懸重金求一特效之方。以治各種之肺癆病。不亦愚哉。世界貴有醫士者。以其能辨症耳。不能辨別清楚。問病用方。與賣藥者何以異乎。

●喉痺續說

濮鳳笙

神州醫藥報二期喉痺說。周君濟平謂君相二火。結甚則腫脹。脹甚則氣痺。痺者不仁之謂也。又曰人但知肺之灼。不知由於胃之蒸。人即知胃之熱。不知由於腸之寒。又曰是症忌用表散針刺。散則火毒佈於經絡。針刺則瘀毒縣入肌膚。收拾不易。必以養陰清肺爲準繩。讀至終篇。不禁有所惑焉。周君之作。殆爲養陰清肺而設。養陰清肺湯。本屬極善之方。以之治喉症。固有適宜之處。亦有未盡適宜之處。蓋白喉忌表一書。乃耐修子托名呂祖。立此方以救世。其用意之深。立法之善。莫可言喻。緣北方風氣剛燥。家居多用煤火。煤毒之氣入人口鼻。口鼻開竅於肺胃。肺胃受煤毒之氣鬱久卽現喉症。一家中一人有是症。餘人總不能免。甚而沿村闔戶。傳染甚速。醫用大辛大熱。(如羌葛麻桂細辛升麻等類) 抱薪救火。無怪其不能是愈。殊不知此等白喉。乃瘟疫中之一症。(南方爛喉痧情形雖不同大致亦然) 與六淫本有區別。養其陰。清其熱。探本尋源。養陰清肺之所由來也。至喉痺一症。乃纏喉鎖喉之類。近世却不多見。喉癰乃痺症中之輕者。有偏左而生。偏右而生。亦有生在帝丁之上者。無一定部位。以腫到上腭爲最重。無非風火痰氣摶結而成。初起一二日以辛涼散之。五七日後腫脹之勢甚大。此非釜底抽薪不可。一俟潰膿之後。氣結已散。膠痰已化。清其餘熱。自可全瘳。養陰清肺。似可不必扯入。若謂初起之症。一律禁用表藥。恐有未盡然者。自白喉忌表書出。各處醫病家奉爲不易之法。未免信用過深。拘泥太甚。人有強弱不同。地有寒暖不同。閩廣以竹葉石膏爲散。江浙以桑荷爲散。湘楚以辛柴爲散。豫皖以桂附爲散。山陝魯直以冬地爲散。雖不人人如是。大概總不出此範圍。因地制宜。不足爲怪。總之方無一定。用宜活法。膠執成見。則不可與言醫。甯報第二期。已約略言之。毋再贅。針科一法。失傳久矣。古人用針用砭。以補藥力之不及實有奇效之處。今人雖不逮古。間亦有效果者。余於此道本無研究。以情理度之實。症可用。虛症不可用。知其陰陽道路可用。不知者不可用。其有妄自稱大信口開河。禁止病者既用針不須再藥。問其陰陽不知也。問其虛實不知也。病者受其愚。二三次針不愈。待五七次後。變成他症致死者。實繁有徒。以余目中所見。聊綴數語以書其後。

藥物學

中西藥學匯參

鄭肖巖

草類

黃芩

中國學說

本經云主治諸熱。黃疸。腸澼洩痢。逐水。下血閉。惡瘡疽蝕火瘍。別錄云療痰熱。胃中熱。小腹絞痛。消穀。利小腸。女子血閉淋露下血。小兒腹痛。甄權云治熱毒骨蒸。寒熱往來。腸胃不利。破擁氣。治五淋。令人宣暢。去關節煩悶。解熱渴。 大明云下氣。主天行熱疾。疔瘡排膿。治乳癰發背。 元素云涼心。治肺中濕熱。瀉肺火上逆。療上熱。目中腫赤。瘀血壅盛。上部積血。補膀胱寒水。安胎。養陰退陽。 李瀕湖云治風熱。濕熱。頭疼。奔豚熱痛。火欬。肺痿。喉腥。諸失血。

日本學說

黃芩漢醫頗珍重之。稱爲有清涼解熱利尿之効。豬子氏因漢醫珍重黃芩。苦不明其理由。高橋學士。發見一種結晶性物質。然於治療上無特殊之作用。黃芩果爲有効與否。暫時尚爲一疑問而已。

鄭肖巖案黃芩本經名腐腸。列于中品。清上用枯者。卽本經所謂腐腸。別錄稱爲空腸。及內虛是也。清下用實者。卽陶宏景所云內實者名子芩。及綱目所謂條芩。唐本草稱爲㹠尾芩是也。孜玉楸子長沙藥解有云。味苦 寒。入足少陽膽經。足厥陰肝經。清相火而斷下利。泄甲木而止上嘔。除少陽之痞熱。退厥陰之鬱蒸。傷寒論黃芩湯。治太陽少陽合病。自下利者。以太陽而傳少陽。少陽經氣內遏。必侵尅戊土。而爲嘔利。利泄胃陽。則入太陰之臟。利亡脾陰。則傳陽明之府。少陽以甲木而化相火。易傳陽明而爲熱。甘草大棗補其脾精。黃芩芍藥泄其相火也。他如小柴胡湯用之。治往來寒熱。胸脇鞕滿。大柴胡湯用之治發熱汗出。心下痞鞕。半夏瀉心湯用之。治嘔而發熱。心中痞滿。生薑瀉心湯用之。治乾嘔食臭。心下痞鞕。甘草瀉心湯用之。治水穀不化。心下痞鞕。附子心瀉湯用之。治惡寒汗出。心下痞濡。大黃黃連瀉心湯用之。治關上脈浮。心下痞濡。蓋因少陽之經。從頭走足。下胸貫膈。由心下而行兩脇。經鬱遏。內攻戊土。胃氣被賊。脹滿不運。外逼少陽之經。結塞不開。是以心脇痞滿。結微則濡。結甚則鞕。少陽經鬱。相火上炎。黃芩清少陽之相火。以泄痞鬱之熱也。葛根黃芩黃連湯用之。治喘而汗出者。澤漆湯用之。治咳而脈浮者。清相火之刑辛金也。乾薑芩連人參湯用之。治食入卽吐者。清甲木之尅戊土也。金匱要略。鼈甲蒸丸用之。治瘧病結爲癥瘕。清少陽之鬱火也。大黃䗪蟲丸用之。治虛勞內有瘀血。清厥陰之燥熱也。當歸散用之。治妊娠諸病。清風木之鬱蒸也。黃土湯用之。治便後下血。清風木之疎泄也。黃芩能泄相火而清風木肝膽鬱熱之證。非此莫除。然甚能寒中。故厥陰傷寒脈遲而反與黃芩湯撤其熱。脈遲為寒。今與黃芩湯復除其熱。腹中應冷。當不能食。今反能食。此名除中。必死。小柴胡湯腹中痛者。去黃芩加芍藥。心下悸小便不利者。去黃芩加茯苓。此皆仲祖之聖法。是能於本經言外別有會心也。後世如劉元素言黃芩之用有九。瀉肺熱其一也。張潔古言黃芩瀉肺火。治脾濕。朱丹溪言黃芩治上中二焦火。李東垣言枯芩治肺火。條芩治大腸火。成無已言黃芩苦而入心。泄痞熱。各家雖本經驗而言。究不如仲祖之善用黃芩而神妙不測。彼日本漢醫僅知黃芩有消涼解毒利尿之功。其識見尚淺。若高橋學士發見一種結晶性物質。是徒恃化學為標準。故云於治療上無特殊之作用。吾人讀神農本經。於傷寒金匱二書。尤須研究。仲聖去古未遠。其用藥加減之法。可垂教萬世。若泥守物質。萬難明其理由。又豈僅黃芩之一物乎哉。

山楊柳

羅端毅

山楊柳。一名賊袴帶。生山間。狀如柳。葉對生。莖青（但無如柳之高大。且柳葉不對生爲別）根白。長數尺。形似桑根。白皮。放口中嚼爛。無臭無味。嚼後片時。喉舌間有辛辣灼熱之感覺。吾台竊賊。被捕拷打後。遍身腫痛。或積血不行。該賊往山間。採取此品。用根皮酒水各半煎服。其腫痛俱消。且常佩此根皮。纏繞腰間。預防被補拷打。可隨時嚼下。或敷傷處。以解積血之患。蓋名賊袴帶者。以此爲來歷也。凡遇跌打損傷積血之症。鄉俗均以爲不傳之靈藥。服後均獲良好之結果。時有所聞也。又治水腫大便閉結等症。甚有奇效。如陳姓婦患水腫。延醫診治。愈治愈腫。致全身腫脹。眼無餘縫。有人告伊用此根白皮煎服。未及三時。瀉下惡血甚多。明日腫退如平人。一王姓者。年近花甲。大便秘結。約貳月餘。服藥有時效。有時不效。亦用此物。每次二錢許。大便果瀉。服一次則瀉一次。不服則不下。如是連服十餘天。漸漸和通而愈。此二症係鄙人親自閱歷。非傳聞也。右上所述之症。受此藥治愈者。聞風入耳。不可勝數。由此觀之。治跌打損傷之効。可與三七同功。瀉水之速。不下於大戟甘遂。通便之力較勝於大黃芒硝。可謂神且奇矣。

按查本草諸書所載之柳。有數種。如楊柳。蒲柳。檉柳等。楊柳葉狹而長。蒲蒲葉圓而尖。欅柳葉細如絲。觀其形狀。與楊柳似同而實不同。即諸柳所出之地。或生州澤河河旁。並無生於山間之說。吾台以此物狀如柳。故名山楊柳。然亦同類而異種耳。特誌數言以供同志之研究

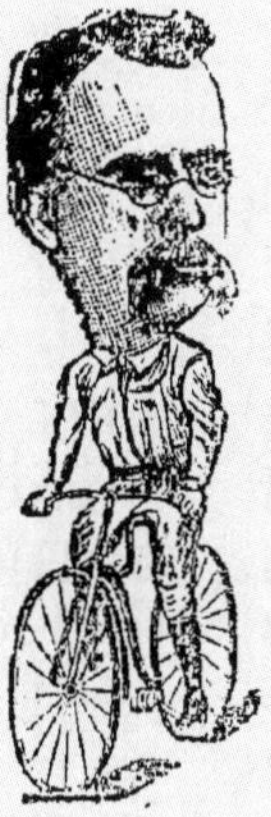

收上月現存　三十七角

仝上　一百五十文

郝靜仙君入會費　一元

蔣識儒君入會費　一元

楊梅汀君會費郵票　二元

龔桂生君常年費　一元

錢杏蓀君常年費　一元

陸屏侯君常年費　一元

陸夢熊君常年費　一元

俞消生君常年費　一元

李雲卿君常年費　一元

楊鐵珊君手會費證書八五元

錢存濟君證書　二角

龔桂生君：書　二角

錢杏蓀君：書　二角

陸屏侯君：書　二角

陸夢熊君：書　二角

俞消生君：書　二角

李雲卿君：書　二角

張書堂君：書　二角

蔣識儒君：書　二角

金鳳石君：書郵票　二角

沈桂莘君：書郵票　二角

朱醴泉君：書郵票　二角

楊梅汀君：書郵票　二角

余伯陶君月捐　二十元

顏伯卿君四五月捐共十二元

朱堯臣君月捐　伍元

毛玉書君月捐　二元

應鶴峯君月捐　二元

馬逢伯君月捐　一元

柯春喬君月捐　一元

鮑承良君月捐　一元

俞騰夫君月捐　一元

沈葆聯君月捐　一元

張頌清君月捐　一元

杜靜仙君月捐　二十角

陳久香：月捐　拾角

周青士：四五月捐拾角

吳介臣：：：捐拾角

傅春波：四五月捐拾角

沈仲裕：月捐　伍角

診察所號金　五十三角

兌　二千六百八十文

洋壹伯十五元八角

共收進小洋壹伯七十三角

錢二千八百三十文

付房租　二十元

租廚　壹元

仝上　伍角

薪水　二十九元

津貼四五月醫藥報廿元

余伯陶上年墊欵十五元

還上年會章一千本九元

印捐簿江西證書十六元

仝上　六角

診察所會員號金卅二角

郵費大洋　四元八角

同上　十三角

報紙　六角

雜用　二元

同上　四十六角

同上　壹千七百六十文

兌　二圓

大洋壹伯十八元八角

共付出小洋　一伯零八角

錢一千七百六十文

現存　大洋三十二圓

小洋六十五角

錢一千零七十文

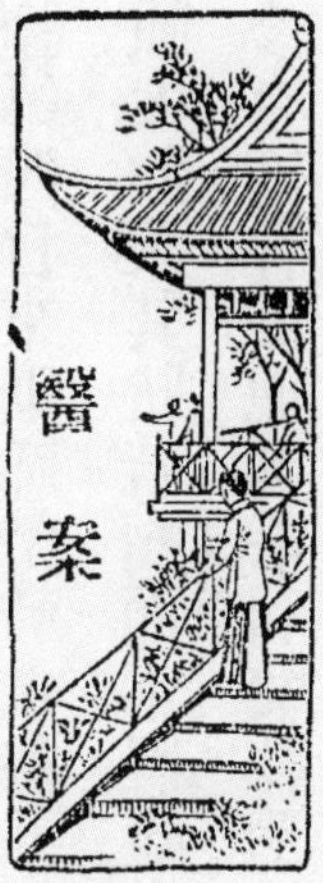

喉科病手術之成績

袁桂生

喉科諸病。於醫學中雖獨占一科。而實含有外科之性質。故其治法。亦有施用手術之一途。蓋癰發於背於腹與身外各部。皆謂之外科。而發於喉者。則爲喉科。名稱雖殊。其理則一。矧咽喉爲飲食呼吸之大關。地僅方寸。不能容物。一旦發癰。腫勢驟逼。呼吸難通。脫於此時而不急施手術。放去毒血。以開其閉。則不數時而腫塞愈甚。口噤難開。呼吸全閉。有如縊鬼之以繩繫喉。緊束其鎖扣而死矣。然則喉科之需用手術。視外科爲尤要矣。且喉科之手術。簡而易行。祇有刀刺或針刺而已。詳見喉科紫珍集等書。今年春鎮江喉痧爲患。沿門闔戶。其中喉痧最多。而喉癰亦不少。其輕者尚可以藥力消散。而重者則大須刀刺放血。甚有須刺數次者。茲略舉其成績如左。

山巷張某。年三十許。病喉。小舌左旁腫。寒脹痛不已。口難大張。以刀刺出紫血甚多。腫頓鬆。幷以藥物療法。兩日全愈。

鴻泰糖棧郭君。年二十餘。正月二十三日來診。檢視其喉。腫脹欲塞。湯水難下。以刀刺腫處出血。明日痛愈甚。口不能張。視之則刀刺之處已平。而其下面則腫爛也。遂用藥物療法。一日退。四日愈矣。

支水巷滑姓婦。年五十餘。四月十五日由葉子實先生介紹來診。咽喉左畔腫大。壅塞。小舌擠向右偏。呼吸困難。湯水不能下咽。先用刀刺腫處。放出毒血。復以藥物調治。三日而痊。

太保巷王姓婦。年三十餘。四月十七日來診。喉腫欲塞。左畔腫尤甚。語聲不清。以刀刺出紫黑血一小杯許。喉腫頓鬆。語聲亦較清。復與吹藥服藥而去。詎三日均未來復診。第四日來則腫勢較前益甚。言語益不能出聲。檢視其喉。則小舌之內。兩旁均腫大如栗。其狀若瘤而下懸。餘處亦稍腫脹。悶難堪。呼吸欲閉。問之則在儆醫院診治後。有戚薦某喉科醫診治。連診三日。以至於斯。今不得已。復來求救。乃恍然其不來復診之故也。遂於腫懸之處。左右各刺二三刀。出毒血甚多。明日復診則又脹悶如故。腫勢亦如故。仍用刀刺出血而鬆。午後晚間均來復診。均仍脹悶。余亦均仍用刀刺。不變方針。計前後共刺五次。脹悶始不復作。雖餘腫未消。而嚥物如常。能進粥一碗餘矣。遂漸愈。

萬家巷張文卿君夫人。三十歲。五月初十日來診。咽喉兩旁腫塞。湯水不能下咽。雖口津亦能嚥不脹。塞非常。口有穢氣。蓋其兩旁既腫塞。而其下復破爛有膿也。遂於兩旁腫處。以刀刺出紫黑血塊甚多。旋即覺鬆適。復與吹藥煎藥。調治兩日而痊。

以上各條。皆其病勢最重。出生入死之症。其他輕病。亦間有用針略刺出血者。不暇枚舉。讀者意會焉可也。

上海采芝堂

監製大悲救苦玉雪丹

此丹耑治傷寒天行疫癘時氣傳染一歲之中一方之內男婦大小病患相似謂之瘟疫並治中風中邪癰疽瘡瘇熱毒盛霍亂絞腸急痧暴症命在呼吸不及延醫服藥及自縊弱水魅魘卒死心頭尚有微溫或癲邪狂走狀類心瘋或誤中食毒藥毒一切跌撲損傷瘀血在裏百虫蛇犬所傷毒氣內攻但用此丹內服外敷應手神效百發百中有起死回生之功又治婦人月閉鬼胎小兒驚𤵸客忤等症每用一丸重者酌加小兒半丸滾水化開送下本堂揀選道地藥料擇天醫療病良辰於淨室中誦大悲寶懺一永日虔誠修合應驗如神並將療病服法略詳於后

惟是藥本昂貴俱皆珍品購者珍藏幸勿穢褻　或善良君子族送濟人其功德豈有限量哉　虛勞孕婦忌服

一治傷寒時行瘟疫寒熱頭痛胸悶髀酸一二侯身熱不解神昏譫語開水化服一丸如身熱不盡再進一丸立有奇功

一治痰厥不省人事用陳胆星五分冲開水化服一丸

一治肝氣厥逆不省人事用生石决明二兩煎湯一茶盃化服一丸或開水化服可亦

一治小兒痘時痧用西河柳五錢煎湯化服一丸如未透足再進一丸輕則

一治癰疽發背腦疽疔毒一切無名腫毒外用上牛漆一兩汁調藥半丸敷

內之用開水或生甘草三錢煎湯化服半丸大症一丸未成即消

一治爛喉痧症痰涎壅塞口禁身熱命在頃刻急用開水化藥一丸徐徐灌下立刻回生再進一丸即愈

一治一切咽喉急症服之立痊或用藥三錢煎湯化服亦可

一治小兒急慢驚風身熱嘔乳驚悸抽搐便青用鈎藤一錢煎數沸去查量兒大小和服半丸或一丸作四次服之立效如渣內赤子胎驚不乳用藥一丸分作四塊研極細末安在乳頭上小兒吃乳同下之立愈

藥彙新編

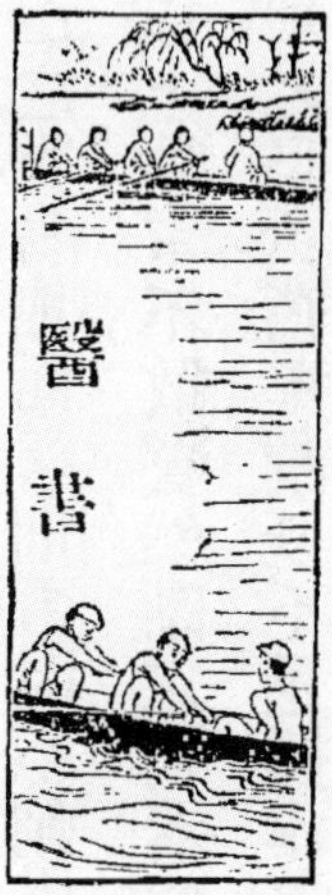

禎鎭

緣起

嗟乎。藥之優劣眞僞。關乎人之生命安危。熟謂可不研究者乎。夫古之醫藥合轍。因爲關係之大責任之重。無逾于此。今勿論今之名醫。不識普通藥。卽藥業中人講求道地。互相研究者。幾如鳳毛麟角。何也。緣近來尙形色而不求道地者。久矣。卽有其人。昔日所罕見矣。猶憶藥材號十餘年前。尙有藥彙一書。不知著自何人。書內稱英國爲紅毛國。印度爲大呢國。舛謬甚多。大譜著在百餘年前。華洋尙未互市之時。曾幾何時。滄海已變桑田。昔新今舊。不適現世所用。況彼時學業者。必手錄一册。如學校之抄講義。然且素無刻本。輾轉互抄。魯魚亥豕。訛字甚多。不堪卒讀。茲且詳于行號規例。而略於產地之良窳今鄙人欲與海內外諸君共同研究。希望近世賢達之士。不吝金玉隨時賜教。非惟鄙人之幸亦醫藥學前途之幸福也。庶幾賡展絕學。天然國產。不致淘汰於美雨歐風之旋渦中也

凡例

一編輯者鑒于研究藥材性質講求產地良否。為我醫藥界當務之急。故拉雜編就。以資研究而樹先聲。

一編輯者年輕無學。對于各種藥材見聞甚淺。誠心探訪藥界先進耆老諸公。以及產地之山販水客。隨訪隨錄。集腋可以成裘。不敢掠美。謹特誌明。

一閱者諸君如有心得指示一切。乞隨時賜示指正。無任歡迎

一藥材銷處各有習慣不同。或此處銷甲種而不銷乙種。對于甲種極其歡迎。於是乎有崇甲抑乙之弊。易地而言則否。因不銷甲而專銷乙也。則釀成崇乙棚甲之舉。

一輯者鑒於以上積習。不敢貿然斷定何者為良何者為劣。草率之責。咎實難辭

一吾藥材產地之良否。舊藥彙既不足據。本草亦不適用。藥之優劣。全憑耆老先覺。

口頭傳授。難免誤述之處。還祈閱者賜正爲幸。

一倉卒之間。不能分門別類。請閱者諒之。

一輯者實鮮藥物學知識。所抱宗旨在于樹研究藥材之先聲。所以拋今日之磚。成日後之玉。

一通信處由神州醫藥學報社專交。

一藥之性質有寒熱溫冷。浮沉升降。有毒無毒。以及五味五氣。輯者無醫學知識。不敢班門弄斧也。

黃連

苗似茶叢。經冬不凋。有種植野出之別。野出較種植者良。八九月出新。產地甚夥。首推蜀省我眉山野出爲極品。維甚難採覓。其形龍頭鳳尾。綠蘆黃皮。蘆軟刺硬。剖之如菊花形。金黃色。空心者。頂道地。雲南馬邊。蜀之打箭爐。以及貴州產者。其形與上相同。維蘆硬刺少。統名雲連。亦曰川連。又稱水連。亦佳。四川石柱廳種植者名味連形如鷄爪。故曰鷄爪連。嘉定府管高廟場產者。名嘉連。又名刁枝連。植後五年一出

臭丸臭水等件只憑藥本批售請爲試驗並印刷通布俾衆週知以符保存國貨之宗旨等語敝會當卽派調查員調查據調查員報告稱防疫散祛瘟丹兩種氣味輕清和藹最爲適用吾國防疫救疫之法必藉芳香乃能除穢所以至寶紫雪牛黃丸等類多用片腦引邪外達活人無算若臭丸臭水氣味相反與吾國人體質或不相投趨新若鶩之儔每多取用未見功效徒見漏巵良可痛也又查西法所謂八種急性傳染病者除（別司托）外尙無對症之藥他如（虎列拉）（窒扶斯）（腸窒扶斯）等治法（甘汞）峻瀉爝火無光（樟腦依的兒）雖治霍亂解轉筋只有行氣之功幷無回陽之力此固各醫書醫報之所載並非本調查員等之敢妄逞臆見也各等語據此防疫散祛瘟丹兩種既可裨益衛生又可暢售國貨凡屬熱心志士及明哲保身者何樂而不用乎敝會爲增助工商界發達起見既經調查確實得有效驗合亟傳單通佈以興實業以揚國光是則敝會所切盼焉

滬瀆消息

甬商茂昌成川莊專辦藥材開設已數十年前因清理帳務督停貿易今諸君就緒

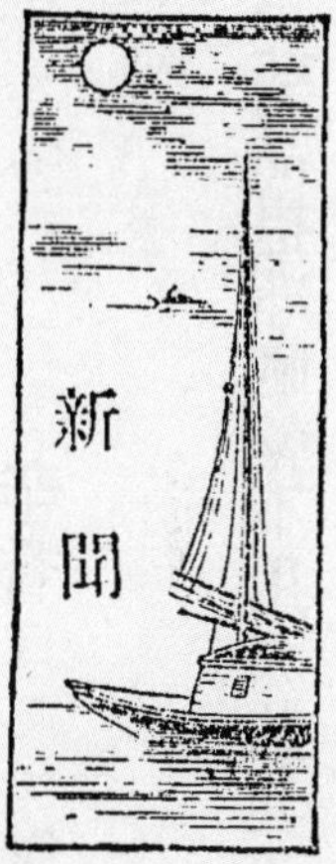

各省新聞

全閩醫藥學會新發明之防疫藥料

興國貨　塞漏卮

拯救同胞　倡明醫藥

福州近月以來疫氣流行傳染甚速人民死亡不鮮全閩醫藥學會同人發明一種祛瘟丹防疫散活人無算茲錄其說明書如下

祛瘟丹說明書

天行瘟疫乃四時不正之氣或因人類居處不潔致醞釀而發微生之物人體最易感觸此氣者莫如呼吸器無形受之由肺胍管散布諸器官故其死甚速近年最危

險之症謂之鼠疫卽黑死病其微生物之傳染更劇若不預防中其毒者誠難救藥殊可憫也所以本醫院開全體大會公同研究將素所經驗之藥品虔製此丸隨身以供呼吸器之作用如遇有傳疫瘟病初起乍寒乍熱頭暈神迷舌苔白滑者是腦之神經已受影響可先將此丸杵碎以百沸湯冲服而後延醫治療卽免不及之慮誠爲居家旅行常備之要藥茲特將氣味性質及功用等作表列後俾知此丹利益之功能庶不負本會防疫之意旨

藥品	氣味	性質	功用
一取化生動物	辛溫	走竄(水液土精質)	禦毒護心
一取芳草苗實	辛香	輕揚(植物細胞質)	逐穢濁殺蟲
一取礦物	辛溫	堅墮(硫磺質)	散瘀活血祛溼殺蟲
一取質液	辛香	疎散(木炭水)	散風除溼定痛殺蟲

配製

揀選精良藥品提淨晒乾不用火焙共研細末用蒸溜水泛丸每粒重一錢二分

用法

當用綫綱裝丸隨身携帶時時鼻聞其氣使呼吸器暢適路行逢有穢濁暫閉呼吸俟越數武以丸嗅之如遇有傳染百沸湯冲化服之

防疫散說明書

吾國人煙過密滯滃不淸陰濕之氣南省尤甚際此春夏之交蘊熱化熱毒氣上升人體涉虛受之最易本醫院會同研究製此防疫散以爲居家所必需之品常於房內陰濕之處臥床之下及墻邊鼠穴任意拋撒而　其毒或廳庭設爐焚煙使微生物於空氣中無形之消滅庶可免染疫之患誠預防之要法也

全閩醫藥學會醫院啓

福建保存國貨公會之通告

陽歷五月廿三號准全閩醫藥學會醫院函稱近日城台疫症甚多患者多屬不救此乃陰陽愆伏之所由生也敝會召集中西各會員研究五種藥品以爲防疫救疫之用著有效驗其中防疫散祛瘟丹二種最爲發達氣味良好不傷腦氣實更勝於

土皮如鱗甲。色肉黃而帶紅。尙佳。其餘蜀之雅洲產者。曰雅連。峨山產者。名峨連。略次。南川金佛山產者。名金山連。蘆長連少。亦次。現日本亦有產。形同以上各種。惟肉色均淡黃。而帶白。尙容易辯別。更次。

山奈

葉苗若生薑。正月下種。七八月出新。切厚片晒乾。廣東潮州府揭陽縣產者。色白而肥大佳。海南縣產色黑而皺縮。惟氣味較之揭陽產者。濃厚香馥。惜乎所甚微乎。福建亦產。更次。

九香虫

產於蜀中山澤間近水處。或溪邊河濱。亂石叢中出。新在于大雪小雪節前後。捕捉時。須俟大霧乃伏而不動。如霧散則飛去矣。其體光亮。首尾皆全者。爲良。

重新開張甬經理洪思棠君滬經理顧蓉舫君檢經理洪鼎三君該經理諸君長袖善舞蜚聲商界今得分別任事重整旗鼓將來獲利之豐可操券期矣

據甯波訪事人云裕全隆牲記川莊前亦清理帳務經營一切姑緩進行惟該莊股東俱皆殷實生意頗稱發達故不願中止極意組織有捲土重來之氣象

本埠某藥號接重慶來電據碧口地方四月杪某藥材棧不戒於火一時風勢狂烈延燒房屋數百間焚燬藥材當歸大黃二物二千餘件之多他種亦復不少誠浩刦也

近有友自營中來道及該處市景疲敝各業貿易清淡不堪從中以藥業更甚爲近數年來所未有現當米珠薪桂時事多艱商業又復不振試問個中人更將何以謀生計乎

英租界湖南路新創胡慶餘堂藥號專售丸散膏丹現已開張交易聞尚另建房屋擴充規模與杭州本號相仿彿滬上爲通商大埠自中外互市以來稱爲第一處該號擇地爲良分設來此將來靈丹妙藥遠及於歐美諸邦其聲名洋溢當不僅在中

國矣

四馬路葉樹德堂藥舖因營業推廣不敷所用在該處相近地方自造高大房屋刻已工竣開市觀望一新利市三 可爲該號預卜矣

上海飲片同業爲聯絡同行起見在 馬路甯波同 會內附設公會逢月朔望常會一次其宗旨在研究改良討論進步不以私害公不以 亂眞使同業中人人知藥品爲人生性命攸關當若何保存道德心共相勸勉想見該業中實事求是爲難能而可貴殊深欽慕

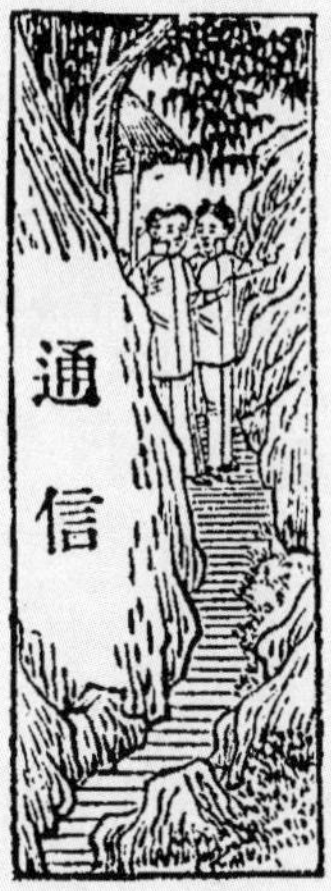

●診驗疑質

蘇雨田

敬啓者。十年前鄙人初問世時。有同新和烟店學徒。自樓門口跌下。身未落地。兩足倒掛梯級。經人放下。除門牙碰微痛外。餘無他苦。惟有頭目髮際以上。周圍腫起。按之棉軟。如癰將潰然。延鄙人往診。切其脉。沈細而濇。面皮唇舌皆潔白無華。頗似瘀停氣滯之象。奈讀書頗少。未曾見過。遂以不識病名爲辭。奈店東係鄙人同族。諄諄求治。又難固郤。不得已將其理由。逐細研究。其身倒掛。氣必逆行。氣逆而血必逆。痰本如水。就下而流。亦因之下注。及至立起。氣無形易降。血與痰有形難降。家人見其棉軟。畏而不敢搓揉。使其散去。以致停蓄皮膚撐起。勉以化氣活血消痰通絡爲主。方用桂支。木香。當歸。赤芍。紅花。桃仁。半夏。前胡。婁皮。枳實。橘絡。絲瓜絡等味。伏思顛

通信 二

頂最高。藥力難達。速效難期。於是令煎濃汁。將辮折開。長髮挑起。用筆蘸藥汁。塗其髮根及辮盤以外軟處。乾則再塗。自日晡塗至天明。平復如故。後二年鄰佑李姓子。與羣兒戲。被稍長者揪其辮。按諸地。聳臂久立。經人解開。頭亦棉軟。與前診之學徒無異。其母泣而求診。鄙人仍以前方。令其如法塗之。次早亦消。雖經兩驗。究無成法。未敢自以爲然。久欲就正高明。以决然否。今幸海內一家。較學相長。用特縷陳顛末。

質之

同志諸大方家。然歟否歟。抑有未盡善歟。願

諸君明以

教我

神州醫藥總會紀事

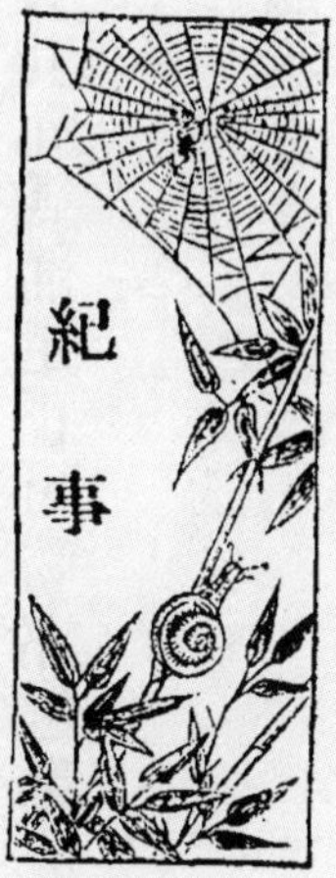

前晚八時在寶安里事務所開會首由余君伯陶宣讀江西棠陰支會公函內稱擬辦醫藥學校請煩察核可否云云次各評議討論醫校章程及辦法略謂本會專門醫校課程尙未釐訂完妥必須審查詳愼當呈請政府批准庶可通佈全國以資統一而利改良所有堂陰支會擬辦醫藥學校一節准其斟酌地方情形先行開辦可也次崇仁黃祖培君蒞會擔任聯絡醫藥兩界組織崇化支會次沈葆聯君提議全國各醫生處方時所開之藥宜書普通名目勿寫別名深恐一藥之舛性命立見危殆務所重生命而勿好奇異也次蕪湖胡馥生君偕病人張姓到會並呈病狀一則請各會員研究發病之原因變症之狀態及經過之時期當由在座諸君詳細診察

酌議方案交付張姓照服搖鈴散會已鐘鳴十下矣

全閩醫藥會紀事

答汀州連城李醒公問痘疫療法書

會員陳紀西呈稿

痘本先天胎毒其寒熱虛實辨症立方古有專家亦難盡述茲據李君醒公函稱汀州連城痘疫流行死者不少所發之痘多屬黑色鄙人世習幼科不得不贅此研究責任但未得詳細病情殊難定論姑就所陳略擬兩種治法以待高明所采用黑者爲毒色也黑者又爲腎色也如一出便黑顯係天行時毒中入血分血凝毒閉不得成漿而成壞症以解毒活血湯加減主之冀其血行毒化或可成漿其治法一也如見點起至五六日或七八日當灌漿時期變爲黑陷者此元氣不足急以保元湯加味主之冀其元氣補足正可勝邪送毒成漿其治法二也兩種治法是否有當請公決之

解毒活血湯方

連三錢紫胡二錢葛根二錢生地五錢當歸錢半赤芍三錢桃仁八錢紅花五錢川朴一錢甘草二錢

附加減法見點三日後去紫葛加西島葡萄紫草茸熱象多加犀角或羚羊

保元湯方

人參三錢或以潞黨太極高麗代之炙耆三錢炙草一錢

附加味法寒象多加肉桂鹿茸吐甚加丁香瀉甚加白朮

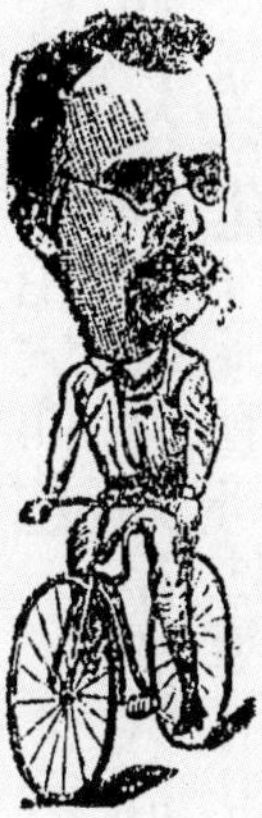

上海童葆元堂

觀音大士救苦靈膏

一治無名腫毒癰疽發背單蛾雙蛾喉痛風痰風痛腹中血塊塊以痞及跌打傷損均貼患處惟頭風痛者貼印堂穴太陽穴疔毒外貼內服腸癰貼肺俞穴

一治鼓脹傷寒病瘧疾時疫腸胃作痛便瀉便閉夢遺白濁以及婦人赤白帶下等症均貼肚臍丹田穴卽愈

一治癆瘵等病貼夾脊穴尾閭穴肚臍咳嗽吐血貼前後心窠處痰盛氣擁以膏藥捲收寒鼻孔惟癱瘓將膏藥用銀針刺洞數十個貼患處卽愈

一治小兒疳症貼肚臍疳口貼牙牀急慢驚風氣喘痰延貼肚臍上再以膏藥捲塞鼻孔卽愈

一治膈病痢疾貼胃口穴肚臍目疾貼太陽穴牙痛貼牙牀卽愈

此膏靈應非常萬病可治然病難盡　貼者自爲斟酌用之用此　者能齋戒尤效

人身背脊骨長三尺分作二十一節又上三節係頭頸骨不在其內　肺俞左右兩穴在背脊骨第三節下橫量開一寸五分　後心窠穴在背脊骨第五節夾脊穴在背脊骨第十一節　尾閭穴在背脊骨第二十一節　印堂穴在山根之上兩肩中間　太陽　在兩額角眉稍尖頭　胃口穴在肚臍上五寸　丹田穴在肚臍下一寸三分　孕婦不必忌貼

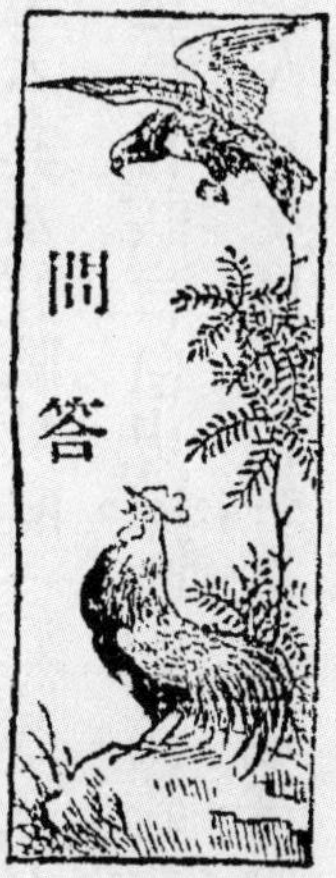

問一　　崇肯葵

靈樞云八尺之士。皮肉在此。外可度量切循而得之。死可解剖而視之。其度量切循與解剖。是否單憑目力檢察。暨精神推測。抑別有見隱顯微之器具。賚其研究。因年遠而失傳歟。鄙人見聞不歸。未敢臆斷。願明達者博攷諸籍以敎導之。（證明此問題不限於醫藥書籍）

問二

暑與溫熱均寒之對面文字此三者有無分別

問三

風爲鼓動之氣。屬木。從虫凡聲。熱爲炎蒸之氣。屬火。從執火。溼爲潤澤之氣。屬土。

問答　一

問答二

從滋土形。寒爲凜冽之氣。屬水。從寒水貌。此四字均與本氣相孚。惟屬金之燥氣字從火操聲。易云火就燥。又云燥萬物者莫熯乎火。則燥字屬火明矣。且金之本氣。雖與溼氣相反。以燥稱之。似未叶合。是否亦魯魚亥豕之類歟。間淵博諸君。有編輯醫藥典之舉。金氣稱燥。有無錯誤。願傳攷以訂正之。

答一

檢行篋中。得余前游毛哩時日記。有足與包君二問相發明者。茲摘錄其語。稍加潤色。以質包君。

黃眉孫

答 西人用陽歷。中人用陰歷。西女月經與中女月經。是否有別。

攷毛哩時在印度海之西。寒熱與中國相反。初屬法國。英奪取之。故其地多法人。語法國土音。余初至其地。適左隣盲白史種人。(土音稱盲白史。非洲黑人也。)遂一盤羊肉飯至。云其女娃隣故時。(娃隣土音言月。攷時土音言紅。)今宴親朋。祇屬唐隣。故送此也。是日該盲白史家。吹銅笛。雜夷鼓番樂。喧鬧竟日。余詳問久居毛地者。乃至該種黑人。其女月經初至。必設筵奏樂。使共知其女可以配人。誠一大笑話耳。余承父業店中用黑人數名做粗活幷做紙煙呂宋煙煙粉等項與黑人共處數年亦能通其語說病情足見其言娃隣故時與中國言月經無異每月一至中女與西女似無分別然陽歷有二十八日三十二日不等行經之期必不能對準某月某號也夫中國女人有前月月小後月行經即後期一日者此唯血氣極和平乃能不爽時刻其或早一日遲一日亦習爲常事西女亦然似非有異甚或先期數日後期數日兩月一至一月兩至此有病時則然中與西亦無彼此之判耳顧或論今日西人多纏細腰其經血得毋略爲停滯余曰不然纏腰與纏足相同皆無關於經血也憶癸卯冬月余店所僱用之黑人其妻忽行經而腰腹大痛懇余治之余取通經丸令月服四只以去瘀生新經淨後余取白鳳丸命彼月服十只兩月之後其病若失嗣後黑人之妻服役於白人之家其主母亦患此疾請余診之余照前次治法聞亦見愈足見行經之病無黃人白人黑人之分也所以不用湯藥而用丸藥者因毛埠西醫妒忌中醫丸藥列有藥引與症候相對則彼無從藉口耳斯皆實事並非虛談敢質高明以爲然否

問答　四

答西醫用金鷄納治瘧中醫用信石治瘧皆靈驗一熱一寒其效果相同是何理由

毛埠海風甚烈。所食之水少見太陽。故其水甚冷。而土又甚燥。大雨滂沱。雨停即土乾。如故。此西人評為發生瘧疾最多之原因也。華人至此。多患瘧疾。其中有蟲。不可不辨。此蟲之發生作用。西醫詳言之。茲故不贅。所以金鷄與信石。性質寒熱雖不同。而為殺蟲之毒品則一。其靈驗在此。其理由亦在此。仲景學說。雖不言治蟲。而其方多死蟲之品。葉天士方案中。用烏梅桃仁蜀漆干姜黃連蜀椒檳榔辰砂麝香者。屢見疊出。此與用信石同有確驗者也。第就金鷄納與信石比較。信石質毒。能截瘧除哮。兼叶風痰。但性寒涼。為墜下之品。而金鷄納更毒。西醫有輕量重量致死量之不同。且性大熱。為堵截之品。每次所用。不得過一分以上。余在毛埠數年。見西人用金鷄納加瀉藥。治愈瘧疾。固不乏人。其不愈者。每致胸膈閉悶嘔吐氣喘。則因燥熱之性堵截太過所致也。若用信石。則性寒下墜。可使瘧毒由大小便同出。似較金鷄納為勝。余在毛埠治瘧。雖用金鷄納截斷。仍令服小柴胡數劑。愈後遂不再發。蓋西藥則遏其流。中藥則清其源。以金鷄納治瘧可即見其殺蟲之力。故功效速。以仲景法治瘧。并足絕其生蟲之機。故功效緩。卒之功效速者。其蟲旋死而旋生。故疾多再發。功效緩者。其蟲潛消於無跡。故病不復生也。至於金鷄納與信石寒熱不同。殺虫則一。理由在此。然歟否歟。敢更質之同事諸君。

問二

包識生君鑒閱

貴報問答欄內有疑難問題可以隨時通訊奉詢藉資討論大增智識嘉惠後學啓開迷途世界同胞咸歡迎耳愛卿一弱女耳從小肄業於師範學校課餘之暇輒研究醫學以重衛生今有問題三則急欲明教想君才識超羣必蒙指示方針乞登入來函門可也

(一)男子白濁有濕熱下注者有與妓女交媾毒氣浸入膀胱者有交媾時忍精不洩者病源不一治法亦異牟利之徒用霸藥升提初雖見效然餘毒未清來日方長後患甚深如穲僊派不外乎分利水道養陰清熱或用萆薢分清飲或用六味地黃

丸固本丸然此項藥劑見效緩往往一年半載其白濁尙不能盡而病人纏綿於牀第之間不勝其苦每見延久成損之慮然西醫治法大異外用注射器以淸水道內服一二味丸藥其濁卽止試問中醫治濁之藥以何劑爲最速爲妥穩愈後不出他病者尙乞宣布以開茅塞

（十一）吾國祝由科號稱神醫近世以來日見衰落如夕陽之向斜幾不復見於世界矣旣以如神之醫術應宜蒸蒸日上詎意衰敗乃爾且其治病也或用符或用呪語跡近邪術並非實地經驗況此次張園傍邊之某教雖極危篤之痾亦能治愈聞得治愈之人不勝其數況人之將死俗言天數而彼以九死一生之人偏能立起沉痾旣係受命於天豈非有洩天機是使吾人所不解者然而邪術有如是之大其理由安在試詳言之

（十二）君包識生也命名不可爲不美然於醫界中有此三字名義好像店家掛牌隱寓自己能幹鈎名沽譽彷彿有眞眞識生無死的本領毋論何病均能識生乎君雄才辯駁固勝人一等語云筆下雖有千言胸中毫無一策未識君之經驗如何笑言

奉詢幸勿介蔕以上三則問題務須一一答復如默而不言不算爲好男兒也敬請
暑安　　王愛卿女士拜啓

答愛卿女士　　包識生

愛卿女士大鑒展誦華箋並蒙過譽感愧何似鄙人一村野庸俗之徒胸無學鋒無文惟丁此時艱聊盡醫藥界一份子之職以附海內名達之後今辱承女士下問又復强逼答復不得不將疑難問題三條奉答女士然筆近遊戲幸勿見罪爲感

答一　世之患白濁者不第男子女子亦有之也但女子之子宮口大毒氣易洩男子之尿管口細毒氣難消故男子多易患濁而女子少患濁也然濁症之由來皆由賣淫女子之罪過而亦男子自作孽也試觀患濁之人皆因靑樓傳染而來若正當之婚姻並未聞有患濁者何則蓋靑樓妓女每日必有數客以之交媾交媾後男子之精與女子之液化生一種酵質之毒物其毒質未盡時更有與之交合者其毒質必傳染於男子之精管精管發炎必患白濁之症也若毒氣重者且成下疳梅毒焉若正當夫婦之交合男女皆無毒氣者雖交合時如何忍精亦無白濁之患也然白

濁之治法與淋症更別淋症多由溼熱水道壅塞祇須分清飲等通利可愈若花柳傳染之白濁其精管發炎而且腐爛尿出則如刀刺時流濁則斷非利水之藥可痊必用退熱防腐之藥也但近世淋濁混而爲一有毒與無毒亦不辦明病者亦以羞恥故諱言濁而曰溼熱也故濁症投以利水之藥宜乎其不效也若淋閉之病投以濁藥亦難獲效今將中西白濁之特効藥列後中醫治新濁用松子虎魄澄茄子芭蕉心有特效然總不及西藥舊濁用六味地黃丸八味丸固本丸固精丸等皆効西醫新濁用哥拜把登茄油特効然西醫舊濁不若中醫之藥爲善也然白濁一症不關乎天災全在乎人事若欲求正本清源之法及萬全之良方惟有女不賣淫男不貪色潔身自愛世上仍有患白濁症者吾不信也近觀世界花柳病之報告日本及巴黎之少年男女最甚吾華則以上海廣州患白濁者爲最多此無他淫風甚行而已矣

答二一　強弱貧富爲世界最不平等事貧人與弱國無論學術之如何精美人必目爲僞學邪說孫國及富者不要說其政策學術言論如何卽放一屁亦是香的觀夫

吾國與列强之比較可知中國之綢緞價廉而物美人人偏要說洋紗外國緞好中國高粱花彫亦價廉物美人又要說白蘭地有補卑酒有益衛生諸如此類甚多卽醫藥亦然明明西醫不能治之疾中醫能治之他偏要說中醫一無所用今　女士所問祝由科更有令人不能解者也夫吾國祝由科卽今之催眠術也施催眠術者必要其人服從其術必靈否則無效中國符呪亦要其人信服其法始效理故同也施催眠者口念如何受術者卽如何用符呪者病人如何符呪亦如何二者施用手法亦同也催眠術術有精不精者祝由科亦有靈不靈者其效驗亦同等也總之催眠術與祝由科皆心理作用而已其法出自外洋者必曰新發明的若中國的種種學術必曰邪術必曰迷信悲夫

答三　此條問題甚難答復說得好人家必曰鄙人吹牛皮說得勿好自己心裏又過不去實在無法只得將將就就說兩句可也　女士幸勿見怪鄙人姓包別人稱我必曰包氏某某然氏與死同音做醫生的人被人說做包死狠不好聽所以有幾個朋友將我原名質生改識生鄙人亦聽之而已呼我以爲牛我亦應之以爲牛呼

我以爲馬亦應之以爲馬而已非鄙人自作能幹命此名也若解得好亦不過姓包的人識得生理衛生生死而已亦並無如何鈎名沽譽之處然女士必如函內之解解鄙人之名則鄙人亦以女士解鄙人之名解　女士之名可矣按女士姓王名愛卿王者帝王也王愛卿者國王最愛之卿卿也女士得毋爲一國之王后乎質之女士是否如此解法女士聞之諒亦當捧腹不已也更蒙垂詢鄙人之胸中經驗如何鄙人胸中數年來確有經驗處茲將經驗之成績報告如下　胸中肺葉膨脹無隙可乘雖細若塵埃之物亦不能容腹中腸胃寬大每日飯量極佳餘外平平而已耑此奉復並請

閨安諸惟

原諒勿責

同志弟識生脫帽

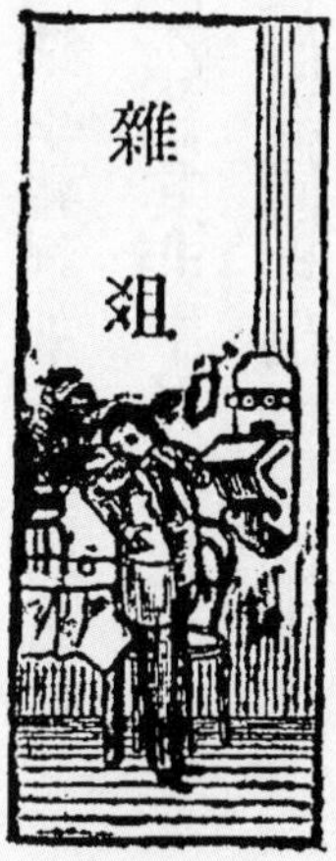

●醫零藥碎

蓮子

●讀神州醫藥學報之猶如

讀神州醫藥學報猶如晨鐘暮鼓

吾同道同業諸君處此歐雨美風劇進之時代宜如何奮發進行保存吾醫藥一席地而免國粹之淪亡幸醫藥報之大聲疾呼振聵發聾猶如晨鐘暮鼓

讀神州醫藥學報猶如嚴師益友

嚴師益友爲人生最難得者醫藥報兼此二難展卷誦讀如對嚴師如晤益友

讀神州醫藥學報猶如交換知識團

埋首十年不若週遊四方此言知識之由交換而得也醫藥報聚全國之醫藥界衛生家先覺名流鴻篇大著目迷五色接應不暇各抒偉論閱者可以交換

雜俎 二

知識

讀神州醫藥學報猶如慈航普渡

醫藥不改良之害及于生命歷來雖萬乘之君千金之軀亦因此而傷生也醫藥報能揭開種種之黑幕抱濟世的觀念有若慈航之普渡衆生也

讀神州醫藥學報猶如燃犀照海

醫生詐騙藥店作僞種種怪狀不畏强暴惟載諸報端以期悔改改醫藥報猶如燃犀牛角以照海怪

讀神州醫藥學報猶如法律辯論會

甲載學說乙論其非甲又辯足乙駁其惧反覆辯論眞理出也根據書典

……

不能偏執閱醫藥報即如觀辯論會爲

讀神州醫藥報報如週遊國內之演說團

開通知識莫妙演說然而偏及一隅不能普及天下舌敝唇焦聽者數百不若醫藥報之銷遍國內行省月銷數千份閱者數萬人之廣故猶如演說團之勢力焉

讀神州醫藥學報猶如藏書樓

坐擁書城家藏萬卷卒難遍讀不若醫藥報之節取精華摘錄卓識博探衆才發輝前賢之所未發明閱者可以拓眼界以增學識故曰猶如藏書樓

讀神州醫藥學報猶如衛生雜誌

政治家有恒言曰欲國之富强務必普及教育增進國民常識衛生學者常識一大份子也吾國積習販夫走卒不足責卽使士大夫不講求醫藥之如何平時既不保重一旦疾病叢生身臥牀褥若生命悉委之庸醫手危險孰甚醫藥猶如衛生雜誌各界諸君均宜案置一册所費微而甚收莫大之利益也

讀神州醫藥學報猶如覽會閑評

上月十六號余偕友人赴蘇省出品會觀覽目迷五色接應不暇美術也農工實業也工藝也余係門外漢不能道隻字之優劣維眼簾所見不覺悲從中來現一種可歎可恨之景象何也緣陳列之藥材餘一二尙佳外其餘處爛也虫蛀也捲碎也幾何斷碑殘碣猶目凄凉之概詢之監守者云是昔年南京勸業會之舊物贖無怪其然嗚呼諸君何放棄之甚耶

◉滑醫銘 仿劉禹錫陋室銘

頑石

醫不在精能滑則名脈不在按吹牛則靈斯世醫家惟我獨尊藥溫涼不懂方開虆木丁四方粘廣告來者盡送診可以取號金騙錢文無寒熱之分別無緩急之病形幾句湯頭訣一些無淘成病者去何醫之有

第二年第七期

●神州醫藥學報校勘記

醫藥危言　曰神農作本草而黃種漸興黃歧作素靈而黃種大盛厥後扁鵲仲景華陀輩以及唐宋元明清代有名賢作此保種保民之事業今日吾黃種人口號稱四萬萬有奇蕃盛甲於全球又曰吾道果爲殺人之道則中國人民至今日當無噍類何以有四萬萬之衆此足爲強種保民之鐵證縉甫按此等崇論宏議得未曾有妙在千眞萬確不是大言欺人竊謂吾中醫果被廢則一任西醫之所爲只顧營業不重生命陰騭果報全然不知此後中國人民必日形寡少無疑也幸而人心未死吾黨中又有如此人才具如此識力發如此崇論宏議以表明吾中醫之如此關係然則天之未喪斯文也可預卜矣

論中醫之學據象數西醫之學據物質　中庸未言及象數洪範中亦未言及平陂往復至孟子之言治亂尤與象數無關然作者自別有見解通篇英思偉論不可磨滅處頗多也

疑問五條　攷素靈類纂一書七字不妥當云素問靈樞統觀葉氏瘧疾篇七字亦不妥亦不絕用柴胡句不知何解恐有訛字

答蔣君疑問　第四答第十一行推字宜用吹字第五答圜字宜用垣字

三焦之商榷　第五行皺字宜改竅字

三焦結論　據郭君說三焦定是有形據包君之答詞三焦定是無形究竟有形乎無形乎參以愚見三焦蓋有形而無形者也何言之內經背腧篇曰肺腧在三焦之間心腧在五焦之間膈腧在七焦之間肝腧在九焦之間脾腧在十一焦之間腎腧在十四焦之間皆挾背相去三寸據此可知人身中非止一焦三焦外尚有五焦七焦九焦十一焦十四焦內經頻言三焦不備及諸焦者惡其字繁以三焦二字括之也三焦五焦七焦九焦十一焦十四焦猶言三節五節七節九節十一

節十四節諸焦之附於身猶各節之附於脊背以云有形所附之形卽其形以云無形則固不如心肝肺胃腸之確有條件也大抵人之體可分爲三曰頭曰身曰足人之身亦可分爲三曰上部中部下部上部自咽至胸中部自胸至腹下部自腹至少腹上焦居上中焦居中下焦居下或曰三焦列於十二官十一官有形何獨三焦無形曰此正吾道妙處吾道無板法以膻中配五臟以三焦配六府同而不同不同而同此錯綜變化之義也或又曰近人謂三焦有形以人身中之膈膜板油網油當之說可信否曰未可信膈是膈膜是膜板油是板油網油是網油數千年相傳之舊名詞豈能由我一朝而改換且膈也膜也板油也網油也明明非一種而混同稱之曰三焦於義亦未妥夫內經既以三焦配六府瀉而不藏謂之府若以油膜當之何能而瀉不藏受盛謂之府若以油膜當之何能受盛此予所以謂不可信也

答三焦之商榷　通體博引明辨足使有名無形之說深信不疑非學識俱優者不能愚意內經五味篇穀始於胃其精微者先出於胃之兩焦曰胃之兩焦是明以兩焦與胃倂而爲一也此亦足以証三焦之無形質之包君以爲如何

定價表

費須先惠空函恕寄
概收大洋銀毫加水

定價	一月一册	半年六册	全年十二册
項目	一月一册	半年六册	全年十二册
現款及匯兌	二角	八角	一元五角
郵票以三分之內者五份以上不收郵票			

郵費	一月	半年	全年
本國	一分	六分	一角二分
日本	一分	一角二分	二角四分
外國	三分	一角八分	三角六分

廣告	地位	一月	半年	全年
等第	地位	一月	半年	全年
特別	一面	二十元	一百元	一百六十元
特別	半面	十二元	六十元	一百元
普通	一面	十二元	六十元	一百元
普通	半面	七元	三十五元	六十元

聲明			
特別	告	論後正面概作特別	木刻電版
普通	白	後頁夾張俱是普通	費須外加

中華民國三年七月十五日
第二年第七期

版權所有

編輯者　神州醫藥學報社　上海三馬路小花園寶安里
編譯所　神州醫藥學報社
印刷所　神州醫藥學報社
總發行所　神州醫藥學報社

前清直隸候補知縣現充河
南省立第二校醫官時年五
十一歲

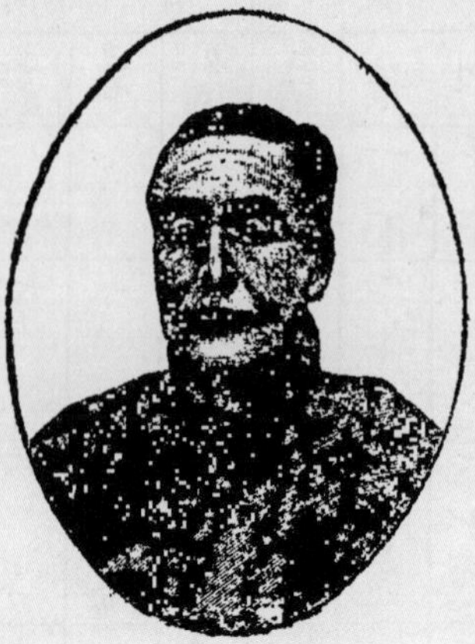

方城縣人現寓汴省相國寺
後街中間路南李誠久君之
玉照

五洲大藥房分設汴梁以來所售
藥料無不物美價廉久已膾炙人
口鄙人幼年酒後飲食失調致患
脾虛濡泄小腹膨脹胃口嘈雜等
症徧服藥餌迄未效驗今春購服
貴大藥房開胃健脾藥水未及
十一瓶夙疾頓除且飲食日增四肢
舒暢李東垣云五臟六腑之精氣
皆稟受於脾脾胃若虛百病易生
貴大藥房配製開胃健脾藥水
隱合東垣之旨諸同胞欲強健身
體當以培養後天為根本欲培養
後天當以開胃健脾藥水證效果
鄙人獲益匪淺世之患胃脾病者
請嘗試之自知　五洲大藥房之
藥品靈驗也

方城李誠久謹啓

價目
大瓶五角五分
小瓶三角五分

總發行所
上海五洲
大藥房各
埠分號均
有經售